全国医药类高职高专规划教材

供临床医学、护理、药学、检验、影像、口腔、康复、预防等专业用

# 医学心理学

主　编　齐俊斌

副主编　许燕　肖湘君　林国君

编　者　（以姓氏笔画为序）

王　霞　山西职工医学院

吕保良　郑州铁路职业技术学院

许　燕　首都医科大学燕京医学院

齐俊斌　桂林医学院

吴俊端　广西医科大学

李占则　赤峰学院医学院

肖湘君　桂林医学院

周湖燕　南昌大学医学院

林国君　曲阜中医药学校

唐清华　广西中医药大学

柴树鹰　长治医学院

郭春红　山东医学高等专科学校

银联飞　右江民族医学院

解　红　随州职业技术学院

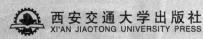

西安交通大学出版社

XI'AN JIAOTONG UNIVERSITY PRESS

**图书在版编目(CIP)数据**

医学心理学/齐俊斌主编. —西安:西安交通大学
出版社,2012.7(2021.8 重印)
ISBN 978-7-5605-4261-4

Ⅰ.①医…　Ⅱ.①齐…　Ⅲ.①医学心理学-高等职业
教育-教材　Ⅳ.①R395.1

中国版本图书馆 CIP 数据核字(2012)第 066745 号

| | |
|---|---|
| 书　　名 | 医学心理学 |
| 主　　编 | 齐俊斌 |
| 责任编辑 | 王华丽 |

| | |
|---|---|
| 出版发行 | 西安交通大学出版社 |
| | (西安市兴庆南路 1 号　邮政编码 710048) |
| 网　　址 | http://www.xjtupress.com |
| 电　　话 | (029)82668357　82667874(发行中心) |
| | (029)82668315(总编办) |
| 传　　真 | (029)82668280 |
| 印　　刷 | 西安日报社印务中心 |

| | |
|---|---|
| 开　　本 | 787mm×1092mm　1/16　印张　12.375　字数　264 千字 |
| 版次印次 | 2012 年 7 月第 1 版　2021 年 8 月第 8 次印刷 |
| 书　　号 | ISBN 978-7-5605-4261-4 |
| 定　　价 | 26.00 元 |

读者购书、书店添货,如发现印装质量问题,请与本社发行中心联系、调换。

订购热线:(029)82665248　(029)82665249
投稿热线:(029)82668803
读者信箱:xjtumpress@163.com

# 前　言

　　教育部关于《普通高等学校学生心理健康教育工作基本建设标准(试行)》中明确指出："高校应充分考虑学生的心理发展规律和特点,科学规范大学生心理健康教育课程的教学内容。"同时在《普通高校学生心理健康课程的基本要求》中提出："高校应当根据学生培养目标,结合本校实际情况,设计心理健康教育课程体系,课程教材使用优质教材。"这是新时期推进我国大学生心理健康教育工作科学化、教材规范化建设的指导性意见。

　　本教材的编写以教育部最新教学改革要求为依据,充分体现高职高专医学教育的特点和特色,在介绍医学心理学基本知识的基础上,通过典型案例分析,力图让学生通过阅读和系统学习,掌握医学心理学的基本理论,熟悉心理治疗、心理咨询的基本技能,在认识自我角色和了解患者心理的前提下学会正确处理医患关系,培养和提高医学生的心理素质,使其具备解决临床医学常见心理问题的能力,以适应新形势下医药卫生事业改革和发展的需要。

　　与其他同类教材相比,本教材具有以下特色:①体现高职高专教学特色,遵循"三基五性"原则,为培养应用型人才服务;②以专业培养目标为导向,以职业技能培养为要求,突出适用性;③穿插典型案例进行教学,提高课题讲解的形象性和生动性;④围绕助理执业医师和心理咨询师职业资格考试大纲的核心要点进行编写,具有实用性;⑤每章末配有目标检测,便于学生巩固知识。

　　本教材编写过程中,参编教师所在学校领导给予了多方面的支持,使得编写工作得以顺利完成,在此一并表示谢意。

　　参加本教材编写的10多位老师都有多年从事医学心理学的教学经验,但限于我们知识水平等的不足,本书还有很多不尽人意之处。在此,我们诚挚地希望使用本教材的老师和同学们对本书存在的疏漏或不足给予宝贵建议和意见。

主　编

2011 年 12 月

# 目　录

# 第一章 绪 论

 学习目标

【掌握】医学心理学的概念,医学心理学主要学派理论观点。

【熟悉】医学心理学的性质、研究内容。

【了解】医学心理学的研究原则、方法及临床意义。

## 第一节 医学心理学概述

医学心理学是一门古老而又年轻的科学。早在中国先秦儒家和古希腊哲学家的著作中已有丰富的医学心理学思想,但作为一门独立学科,医学心理学还是从近代发展起来的。1852年,德国哲学家洛采编著了第一本医学心理学著作,成为医学心理学诞生的标志。在现代医学模式转变过程中,医学心理学占有重要的地位,并逐渐受到广大医务工作者和医学科教工作者的重视和关注。

### 一、医学心理学的概念

医学心理学是沟通心理学和医学的桥梁。二者都以人为研究和服务对象,两门学科间有着紧密的联系。医学研究偏重研究人的生物方面,而心理学研究则偏重研究人的心理方面。然而,人的生理活动和心理活动是相互联系、相互影响的。医学心理学涉及范围广阔,研究者众多,且视角不同,因此在概念理解上亦存有差异。目前国内外广泛认同如下定义:医学心理学(medical psychology)是研究心理现象与健康和疾病关系的一门新兴交叉学科,它既关注心理社会因素在健康和疾病中的作用,也重视解决医学领域中有关健康和疾病的心理或行为问题。

案例 1-1

在美国堪萨斯州某地,有一个开朗而活泼的年轻妇女遭受着反复发作的偏头痛。她的生活混乱不堪。她不能参加任何社会活动,因为她无法预料突发的头痛何时又会再发生。她的家庭生活也崩溃了,她感到失去了自己的丈夫和孩子。但是,医院常规和非常规检查并没有发现任何器质性病变,药物仅能短暂缓解疼痛,她的心情是如此绝望,因为当头痛到来时,医学似乎不能为她提供任何帮助。

讨论:传统医学手段为什么治不好她的病? 她的病因可能是什么?

## 二、医学心理学的性质和研究内容

### (一)学科性质

医学心理学与心理学的其他分支学科(如教育心理学、社会心理学)一样,不仅有自然科学基础,也有社会科学基础。它属于自然科学和社会科学相结合的边缘性学科,同时也是一门理论与实践相结合的学科。医学心理学诞生的时间不长,属于正在形成中的医学与心理学交叉的学科。

#### 1. 交叉学科

医学心理学是医学和心理学相交叉的学科。就其医学属性而言,医学心理学与许多医学基础课程如生物学、神经生理学等有密切的联系和交叉,与内、外、妇、儿、眼、皮肤等各学科也有密切联系,与预防医学和康复医学也有广泛的联系。就其心理和行为科学属性而言,医学心理学几乎与所有心理学学科分支如普通心理学、教育心理学、实验心理学以及人类学等均有广泛的联系和交叉。

#### 2. 基础学科

医学心理学揭示人类心理或行为的生物学和社会学基础、心理活动与生物活动的相互作用,以及它们对健康和疾病的发生、发展、转归、预防的作用规律,从而为寻求治疗疾病、维护健康的手段提供了理论依据,也为整个医学事业的发展提供了心身相关的辨证科学思维方法。所以,医学心理学从内容上具有医学和心理学的基础学科属性。

#### 3. 应用学科

作为应用学科,医学心理学结合医学实践,将心理行为科学的理论和技术应用到医学相关的各个部门,包括医院、疗养院、康复中心、保健部门等,以帮助人们解决与健康有关的心理或行为问题,增进心身健康。

### (二)研究内容

医学心理学研究的是介于医学与心理学之间广泛的课题。它既是心理学的分支学科,也是医学的分支学科。从医学分支来看,医学心理学研究医学中的心理或行为问题,包括患者的心理或行为特点、各种疾病或疾病不同阶段心理或行为变化等;从心理学分支来看,医学心理学研究如何把心理学的理论、方法和技术应用于医学各方面,包括在疾病过程中如何应用有关心理科学知识和技术来解决医学问题。归纳起来,医学心理学研究内容主要包括:

(1)研究心理或行为的生物学和社会学基础及其在健康和疾病中的意义。

(2)研究心身相互作用关系及其机制。

(3)研究心理社会因素在疾病过程中的作用规律。

(4)研究各种疾病过程中的心理行为变化规律。

(5)研究如何把心理学知识及技术应用于人类的健康促进及疾病防治。

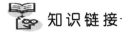知识链接

### 心理学分支学科

　　心理学已发展成为一门应用范围广泛的应用学科。心理学分支学科很多,包括比较心理学、构造心理学、机能心理学、普通心理学、认知行为心理学、行为主义心理学、心理统计学、发展心理学、工业心理学、管理心理学、劳动心理学、工程心理学、消费心理学、变态心理学、咨询心理学、健康心理学、生理心理学、教育心理学、社会心理学、运动心理学、法律心理学、民族心理学、群体心理学、审美心理学、实验心理学……

# 第二节　医学心理学的研究原则与方法

　　1879年,德国学者冯特(Wundt W)在德国莱比锡大学建立了世界上第一个心理学实验室,标志着科学心理学的诞生,使心理活动成为可以用实验方法研究的对象。

　　任何一门学科都是经过搜集资料、验证假说、界定概念的系统研究过程而逐渐发展起来的。其中方法学起着重要作用,通过科学的演示、记录、计算、比较、推理等方法,才能揭示认识事物的规律及性质。由于人的心理现象非常复杂,对其进行科学研究,不仅涉及科学研究方法学的基本原则,还必须运用多种方法,通过不同途径和侧重点来进行研究,相互验证。不同的研究方法各有其优点和不足,必须遵循心理学学科特点,根据研究目的、需要和条件等合理选择。

## 一、医学心理学的研究原则

　　鉴于医学心理学方法学具有特殊性,即基础理论的多样性、心理因素的主观性和研究对象的多学科属性,其研究必须遵循以下基本原则。

### (一)系统性原则

　　人体是高度复杂和非线性的系统,机体各系统在大脑上千亿神经细胞的统一协调指挥下进行着一系列复杂的相互作用,所以在医学心理学研究中,还必须注意在各个因素的相互作用中去认识整体,注意贯彻系统性原则,着重研究各个过程、状态之间的相互联系及其整合的机制。

### (二)客观性原则

　　客观性原则也就是遵循实事求是的原则,即根据心理现象的本来面貌来研究心理的本性、规律、机制和事实。研究人的心理活动,必须以可以观察并能检验的客观事实为依据。心理现象是一种客观存在的事实,它是和活动的外部及内部条件相互联系的。贯彻客观性原则,切忌根据实验者的主观愿望或猜测来分析人的心理,特别是患者的心理。

### (三)发展性原则

　　心理活动不可能静止或一成不变,它总是处于不断发展和变化中,因此,临床心理研究不

仅要注意其现实特征,还要关注其发展转化的特征,依照发展性原则来研究心理、行为的特点及其发生、发展的规律。

### (四)理论实际结合原则

医学心理学是一门既有理论又有实践的学科。其学科理论的多样性导致了研究和工作方法的多样性,所以要掌握好各种理论及各种研究方法。与其他学科一样,医学心理学研究的结果要用来指导实践。实践不仅是理论的源泉,也是检验理论正确与否的唯一标准,因此,在医学心理学研究中要遵循理论联系实际的原则。

## 二、医学心理学的研究方法

根据研究所使用的手段不同,可分为观察法、调查法、测验法和实验法;根据所研究问题的时间性质,可分为横向研究和纵向研究;根据所研究的对象多少,又可分为个案研究和抽样研究。在实际工作中,常常根据具体情况综合使用几种方法。

### (一)观察法

观察法(observational method)是通过对研究对象的科学观察和分析,探讨心理行为变化规律的一种方法。观察法分为自然观察法和控制观察法。自然观察法(naturalistic observation)是指在自然情景中对人或动物的行为作直接观察、记录和分析,从而解释某种行为变化的规律;控制观察法(controlled observation)是指在预先设置的情景中进行观察,总结规律。

观察法的优点是可以取得被试不愿意或者没有能够报告的行为数据,缺点是观察过程不易控制,容易导致结果失真。观察的质量在很大程度上依赖于观察者的能力,观察活动本身也可能影响被观察者的行为表现。观察法在心理评估、心理治疗和心理咨询中广泛使用。

### (二)调查法

调查法(survey method)是通过晤谈或问卷等方式获得资料,并加以分析研究的方法。

#### 1.晤谈法

晤谈法(interview method)是调查者与被调查者面对面,以谈话方式进行的调查。通过与被调查者面谈,了解其心理信息,进行资料记录和分析研究。由于谈话带有很强的目的性,谈话内容、谈话气氛具有可控性,所以它不同于一般的谈话,而是一门专门的技术。晤谈法在心理评估、心理治疗、心理咨询和病因学研究中应用最为广泛。

#### 2.问卷法

问卷法(questionnaire method)是指事先设计调查表或问卷,由被调查者当面或通过邮寄填写,然后收集问卷并对其内容逐条进行分析的一种方法。问卷法所得结果是否理想,取决于问卷的设计者对问题实质的理解程度及对问卷内容的把握程度,还取决于被试者的合作程度。问卷法适用于大样本的施测。

调查法的优点是简单易行,信息容易大,不受时间和空间的限制,不需要任何复杂的设备,在短期内获得大量自我的报告资料。缺点主要是调查法结果的可靠性受被调查者影响大,不合作态度会降低研究效度。

### (三)心理测验法

心理测验法(psychological test method)是运用标准化的心理测试材料,对心理活动进行测试和评定的方法,在医学心理学临床和研究工作中经常应用。常用的有智力测验、人格测验、职业咨询测验等。其特点是具有高信度、高效度、样本大、有代表性、有标准化的操作程序。优点为精确、定量、无损伤;缺点为患者如不真实反应或不按心理测试规范实施,易导致结论错误。

### (四)实验法

实验法(experimental method)是在对某一变量进行系统操作的条件下,观察这种操作对个体的心理、行为或者生理活动的影响规律的一种研究方法。实验法通常运用自变量和因变量来说明被操作的环境因素和观察记录到的心身变化,同时还应严格控制中间变量的影响。实验法可分为实验室实验、现场实验和临床实验。实验法是最严谨的科学研究方法,具有指标客观、数据精确的特点,但由于人的心理活动过于复杂,许多条件难以控制。

### (五)横向研究与纵向研究

**1.横向研究**

横向研究是指对相匹配的实验组、对照组被试,以其同一时间内的相同变量为研究对象,所进行的比较分析研究。该研究方式常用于医学心理学的研究,其最关键的前提是比较的被试必须具有可比性。

**2.纵向研究**

纵向研究是指对同一批研究对象在一连续时间段内作追踪性研究,以探讨某一现象的发展规律。该研究方式依据研究的起止时间分为以下两种。

(1)回顾性研究(retrospective study)　指以当前为终点,综合使用多种研究方法追溯既往的研究方式。此方式较多采用交谈、访问、查阅记录等方法收集资料和数据,分析和评价既往诸多因素对当前事件的影响。其缺陷是所得结果易受被试所报告资料的真实性、准确性程度的影响。

(2)前瞻性研究(prospective study)　指以当前为起点,综合采用多种研究方法追踪至未来的研究方式。前瞻性研究虽具有很高的科学研究价值,但因其难度较大,对研究者的知识结构、学术水平的要求较高,目前应用尚不普遍。

### (六)个案研究与抽样研究

个案研究(case study)是对特殊病例进行深入细致调查研究的一种研究方法,包括收集被试的历史背景、测验材料、调查访问结果,以及有关人员做出的评定和情况介绍。这种方法在心理干预中经常使用,主要用于了解和帮助有心理问题或障碍的患者,并在此基础上进行调查,做出诊断,设计治疗方案,并对治疗效果进行评估。亦可用于少见案例如狼孩、猪孩、无痛儿童等心身问题的研究。

个案法的优点在于研究对象少,便于进行全面、系统及深入的研究,某些个案研究结果可以揭示有关现象的普遍意义。缺点为个案研究缺乏代表性,属于非控制性观察,因此做出结论时需特别慎重。再者,研究者的主观偏见会降低个案研究的效度。

抽样研究(sampling study)是针对某一问题通过科学抽样所作的较大样本的研究。其调查研究对象往往针对某一个群体,抽样研究的关键是取样的代表性。

总之,现代医学心理学研究中,应采用多种方法综合进行研究。实验法是研究机制的重要方法,而测验法是临床研究中重要、客观的方法。

# 第三节 医学心理学主要学派理论观点

医学心理学发展至今,有多种心理学理论流派影响着其发展。医学心理学实际上是心理学理论和技术在医学中的应用。医学心理学的基本理论几乎包括所有的心理学理论。这些理论在医学领域运用过程中不断发展、逐步完善,指导着医学心理学的实践。

## 一、精神分析理论

精神分析理论(psychoanalysis)又称心理动力理论,萌生于 19 世纪末 20 世纪初,由奥地利精神科医生弗洛伊德(Freud S)所创立,其理论来源于临床观察。精神分析理论是现代心理学的奠基石,它不仅影响着临床心理学领域,对于整个心理学界乃至西方人文科学各个领域均有深远的影响。其基本内容包括以下方面。

### (一)潜意识理论

弗洛伊德的潜意识理论是精神分析理论的基石。他把人的心理分为潜意识、前意识和意识三个部分,这三个层次被他形象地比喻为漂浮在大海上的一座冰山:意识是冰山露在海平面上的小小山尖,潜意识则是海平面下面那看不见的巨大部分,而介于海平面上下随着波浪的起伏时隐时现的那部分为前意识。

潜意识(unconscious)又称无意识,是指无法被个体感知到的那部分心理活动。它包括人的原始冲动、本能活动和被意识遗忘的童年经历、被压抑的愿望等,是各种精神活动的原动力。

意识(conscious)是指被个体觉察到的心理活动,包括那些由外界刺激引起的、符合社会规范和道德标准、并能够通过言语交流或表达的心理活动。它是人们能注意到的那部分心理活动,如感知觉、情绪、意志、思维等,只有符合社会规范和道德标准的观念才能进入意识领域。

前意识(preconscious)介于意识与无意识之间,包括当前未注意到、需经他人提醒或自己集中注意才能进入意识领域的心理活动。它是意识和潜意识之间的缓冲区,潜意识的心理活动要到达意识领域,首先要经过前意识的审查、认可。

精神分析理论认为意识、潜意识和前意识在个体适应环境的过程中各自发挥着作用。潜意识在个体心理活动中具有潜在指向性,支配着人的一生;意识调控着个体与外界的相互活动。如果被压抑到潜意识中的各种欲望和观念,不能进入到意识中,就会出现许多心理、行为或躯体方面的病态。潜意识是精神分析理论的主要概念之一。

### (二)人格结构理论

弗洛伊德把人格结构分为三个层次,即本我、自我、超我。

本我(id)代表人的生物性本能和欲望,是与生俱来的,也是人格中最原始的领域,位于潜意识的最深处,遵循"享乐原则",追求本能欲望的及时满足和紧张的立即释放。弗洛伊德认为婴儿的人格结构即属于本我。

自我(ego)是现实化的本能,个体出生后在与现实接触中由本我分化、发展而来,大部分存在于意识中,少部分存在于潜意识中。自我代表着理性和审慎。一方面,自我的动力来自于本我,即为了满足本我的欲望和冲动;另一方面,自我要在超我的要求下顺应外在的现实环境,采取社会所允许的方式指导行动,保护个体的安全。自我遵循"现实原则",调节和控制本我的活动。因此,自我是人格的执行部门,也是人格结构中最重要的部分,它的成熟水平决定个体的心理健康水平,属于成人的思考方式。

超我(superego)是人格的最高层次,是人格结构中代表良心或道德力量的结构部分,它是长期社会化过程中将社会规范、道德观念等内化的结果,相当于个人的良心、良知、理性和修养,故大部分存在于意识领域。超我遵循"至善原则",诱导自我使之符合社会规范,使个体向理想努力,达到完善的人格。凡不符合超我要求的活动都将引起良心的不安、内疚甚至罪恶感。

弗洛伊德认为本我、自我和超我之间相互联系、相互作用,自我在本我和超我之间起协调作用,促使两者之间保持平衡,人格得到正常发展;如果本我和超我的冲突达到自我无法调节时,就会产生自我的焦虑,引起各种精神障碍和病态行为。

**(三)人格发展观点**

弗洛伊德强调个人早期生活经验影响人格的发展。他把人格发展分为五个阶段:1岁前为口唇期,口唇区域为快感的中心;1~3岁为肛门期,主要从自身控制大小便中获得快感;3~6岁为性器期,生殖器成为快感的中心,开始注意到两性之间存在性器官的差别;6~12岁为潜伏期,儿童的性力受到压抑,将兴趣从自己的身体转向外部活动如学习、游戏、交友等;12~20岁为两性期,随着性生理发育成熟,兴趣转移到异性身上,此时性心理发展也趋于成熟。弗洛伊德认为,人格发展的每个阶段若产生冲突、过渡不良,或未得到及时解决,都可能形成人格障碍或心理疾病。

精神分析理论对现代心理学作出了划时代的贡献,精神分析疗法亦被认为是现代心理治疗的开端,其理论已成为一个宏大的理论和实践体系,其潜意识理论是最重要的发现。但精神分析理论也存在一定局限性,如缺乏实证性,大多来源于精神病患者的观察,与正常人的情况有较大区别;过分强调性本能的压抑是人格发展不健全和心理疾病的主要原因,过分强调潜意识冲突的作用,忽略了社会环境、文化对人格发展的影响。在弗洛伊德之后涌现了各种新精神分析学说,代表人物有荣格、阿德勒等,他们在保留弗洛伊德基本理论的基础上,进一步完善和丰富了精神分析理论。

 **案例 1-2** ————————————————————————————

一男性研究生,28岁,困惑于这样一个问题,就是他特别怕切黄瓜,无论是在学校,还是在家里,只要看到有人切黄瓜,他就情不自禁地紧张、害怕,能躲就躲过去,否则他会哆嗦起来,从旁边艰难地走过。

讨论:试用精神分析理论分析其问题发生的原因及机制。

## 二、行为主义理论

行为主义理论(learning theories of behavior)是美国心理学家华生(Watson JB)1913 年创立的。该理论注重研究所观察到的、并能客观加以测量的刺激和反应——行为,强调个体行为的习得性,认为人类的行为都是后天习得的,环境决定人的行为模式,无论是正常的行为还是病态的行为都是学习得来的,同时亦可通过学习或训练的方式改变个体的不良行为。其主要理论有经典条件反射、操作条件反射、社会观察学习理论。

### (一)经典条件反射

19 世纪 20 年代,苏联生理学家巴甫洛夫(Pavlov IP)进行了著名的条件反射实验研究。在实验中,他用非条件刺激(食物)作用于狗使其产生唾液分泌反应,同时给予中性刺激(铃声)强化,经过一段时间结合后,铃声已经成为食物的信号,即已转化为条件刺激,以后单独使用铃声刺激,也能引起唾液分泌,即建立了条件反射。因此,经典条件反射即是某一中性环境刺激(如铃声等)反复与非条件刺激(如食物)相结合的强化过程,并最终成为条件刺激,引起了原本只有非条件刺激才能引起的行为反应。条件反射是在非条件反射的基础上经学习而获得的,是习得行为,由大脑皮质建立的暂时神经联系实现。此外,巴甫洛夫指出条件反射具有如下特点:①强化,指环境刺激对个体行为产生促进的过程;②泛化,指与条件刺激相类似的刺激亦可引起条件反射;③消退,指当非条件刺激长期不与条件刺激结合时,已经建立起来的条件反射会消失。

### (二)操作条件反射

美国心理学家斯金纳(Skinner BF)通过实验创立了操作条件反射理论。斯金纳的经典实验是在实验箱内安装杠杆,老鼠学会通过按压杠杆获得食物。该实验表明:当行为反应(例如按压杠杆或回避)出现后总能获得某种刺激结果(例如食物或撤销电击)时,个体就会学会对行为反应的操作,此即操作条件反射。其行为受行为结果的控制,而不是先行刺激的控制。常见的操作条件反射有正强化、负强化、消退与惩罚。操作条件反射强调行为结果在控制行为中的重要作用,认为人类的很多正常或异常行为都可能因操作条件反射而形成或改变。

### (三)社会观察学习理论

美国心理学家班杜拉(Bandura A)提出了社会观察学习理论,认为人可以通过对社会生活中的模型行为的观察和模仿,学会这种新的行为。人的社会规范性行为、道德、价值观、服装、发式都是通过这种社会学习内化而形成的。

行为主义理论对心理学发展产生了两方面的持久影响:其一,行为主义理论把心理学家的注意力从内在的意识转到了可观察的行为;其二,行为主义理论把心理学的目标转到了行为的预测和控制上,使行为的预测和控制成为现代心理学的主要目标之一。行为主义理论也存在一些局限性和不足,其实验对象动物的单一学习机制难以全面地解释人类的复杂行为;行为主义理论忽略了人的认识的作用。

## 三、人本主义理论

人本主义理论创建于 20 世纪 60 年代,由美国学者罗杰斯(Rogers C )和马斯洛(Maslow A)

创立,被认为是现代心理学中除精神分析学派、行为主义学派之外的第三大学派。其观点主要强调人的自主作用,认为人有强烈的自我实现的愿望,主张心理学应重视人的价值与尊严,研究人的基本人性,如自我成长、需要、价值观、爱、天赋潜能、自我实现等。

马斯洛提出的需要层次论认为,人类行为的心理驱力不是性本能,而是人的需要。需要好像一座金字塔,由下而上依次是生理需要、安全需要、归属与爱的需要、尊重的需要和自我实现的需要。人在满足高一层次的需要之前,至少必须先部分满足低层次的需要。

罗杰斯和马斯洛共同提出的自我实现说认为,每个人都有争取自我实现和自我理解的动力,具有维护自我健康和控制自我命运的潜能。当人们的期望过高,所追求的需要得不到满足、达不到自我实现时,就会有失落和挫折感,出现焦虑、委屈、颓丧、消极和抑郁,从而导致心理障碍的产生。

以往心理学理论往往过于强调心理上的"问题",而人本主义则关注人性的积极方面,第一次将人性与价值提到心理学研究的首位。人本主义的出现,为人们提供了一个全新的观点。一些研究者受其影响,开始把注意力转向创造性、快乐及身心健康问题,奠定了当代积极心理学研究的基础。其不足是过于强调人性中生物因素的自然主义倾向,缺乏实证检验与支持而受到批评。

## 四、认知理论

认知心理学是心理学领域的又一个新的分支学科,它是由许多心理学家共同努力发展起来的学说,奈瑟(Neisser U)于 20 世纪 60 年代末所写的《认知心理学》一书被看做是该学派的开端。认知心理学反对行为主义只重视研究外显的行为而忽视意识,再次把意识视为心理学研究的主要内容。其基本观点为:人不是被动的刺激物接受者,人脑中进行着积极的信息加工过程。此加工过程就是认知过程,即在感觉的基础上,进行编码、译码、存储和提取,也就是知觉、记忆、思维、推理、概念形成、创造性、解决问题等过程。

认知心理学认为,认知是情绪和行为反应的中介,人的情绪、情感、动机和行为取决于人的认知,强调认知对人的整个心理活动的重要作用,人的各种心理障碍与认知曲解有关。因此,矫正不良认知是治疗各种心理障碍的关键。

## 五、心理生理学理论

心理生理学是心理学的又一个重要分支,由美国著名生理学家坎农(Cannon WB)和前苏联生理学家巴甫洛夫所创立,后加拿大生理学家塞里(Selye H)和美国沃尔夫(Wolff HG)等人发展了这一学说。该学说认为,心理因素对人类健康和疾病发生的影响,必须通过生理活动作为中介机制。心理生理学重点研究各种心理活动的生理机制,尤其是心身关系、心身交互影响等,代表了心理学及疾病研究中的生理学研究方向。许多生理学家、心理学家的研究成果为心理生理学的发展奠定了基础,如坎农—巴德的情绪学说、塞里的应激理论、沃尔夫的心理应激理论以及恩格尔的心理应激观点等,都从实验中论证了心身是统一的,心理因素对人类的健康和疾病产生的影响必须经过生理活动作为中介机制,即通过神经系统、内分泌系统和免疫系统以影响全身各系统、器官、细胞、细胞器、分子的结构和功能。

心理生理学研究采用严格的实验设计、客观的测量手段和可靠的数例统计,能准确揭示心身之间某些本质联系。其越来越丰富的研究成果及相应的有关理论和方法,有助于阐明多种疾病特别是心身疾病的发病机制,并为诊断、治疗、康复和预防提供科学依据。但由于人的心理活动是生物-社会和其他因素交互作用的产物,用心理生理学完全解释心理现象和心身关系显然是远远不够的。

# 第四节　学习医学心理学的意义

目前,随着社会进步、经济发展、医学模式和健康观的转变,人们对健康的期待水平也在不断提高。一方面,生活方式的改变、生活节奏的加快、价值观的变化以及种种社会变革,使人们面临越来越多的压力和心理问题。另一方面,物质生活的改善,使人们更加注重生活质量,追求精神上的安定。在这样一种社会和医学背景之下,医学心理学在各方面的重要作用愈加凸显,人们对医学心理学的需要亦越来越迫切。本节主要从四个方面来阐述学习医学心理学的意义所在。

## 一、生活需要

人的一生中,不可避免地会出现一些问题,包括各种心理冲突、挫折以及各种困境,如婚姻家庭问题、个人发展、情感危机、急重疾病、慢性疾病等。随着物质生活日益丰富和提高,人们开始注重生活质量和生活内涵,这就需要我们学会如何面对压力接受现实,懂得如何应对困境处理问题,了解健康不仅是躯体没有疾病,更是心理的愉悦,是对社会的良好适应以及与环境的和谐共处。

## 二、医学需要

医学科学在发展,医学模式在转变,医务人员需要有服务的新理念新思维。现代医学模式要求医务人员不仅会用生物的、化学的和物理的诊断方法,还要掌握心理评估、心理治疗与心理咨询等医学心理学常用的研究方法和临床应用技术。只有如此,才能了解患者的心理状态、认知特点和文化因素与疾病的关系,才能从生物-心理-社会医学模式上去理解和解释疾病现象,制定相应的防治措施。

目前,医学心理学已涉及医疗领域的各个部门,包括医院、防疫机构、公共卫生系统、社区卫生保健部门、康复中心、学校和企事业单位的保健部门,涉及医疗的各个具体环节。从正确看待患者具有的各自不同的心理行为特点,妥善处理医疗行为过程中所涉及的各种人际关系,到有效地治疗因为疾病伴发的各种心理行为改变,防治心身疾病,改善不健康的心理,再到全社会对疾病的预防、控制和对突发事件的紧急处理,这些都需要应用大量丰富的心理学知识。

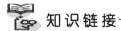 知识链接

**生物-心理-社会医学模式**

1977 年,美国精神病学家和内科学教授恩格尔(Engel GL)在《科学》杂志上发表论文《需要一种新的医学模式——对生物医学的挑战》,严厉批评了生物医学模式的"还原论"和"心身二元论"的局限,呼吁修改或摈弃,同时建立一种新的模式,即建立在系统论和整体观之上的生物-心理-社会医学模式( biopsychosocial medical model )。他相信,一个健康和疾病的全面观点,应该包括生物学、心理学和社会学的相互作用。这一建议立即得到世界卫生组织的赞同。

## 三、成长需要

学习医学心理学首先受益的是自己,自己明白了才能去帮助别人。我们每个人都不是完人,都要经历压力、挫折,都要通过学习才能成长。学习医学心理学可以让我们科学地理解心理现象,了解自己,正确地评价自己和他人,确定人格特点,较好地进行自我分析和自我调节,发展积极品质,克服消极品质。学习医学心理学亦可以提高自身的心理素质,培养良好的心理品质和健全的人格,掌握适应和应对心理问题的方法,把握和调节自己的情绪,提高自己的社会适应能力。因此成长离不开心理学。

## 四、和谐社会需要

随着人们对精神层面的追求越来越高,心理健康已成为幸福感的一个重要指标。心理健康与身体健康同样是构建和谐社会的要素。心理和谐是一种能力,是一种力量,要注重促进人的心理和谐,加强人文关怀和心理疏导,引导人们正确对待自己、他人和社会,正确对待困难、挫折和荣誉。面对急剧的社会变迁引发的心理问题,需要积极推进心理疏导机构建设,加强人文关怀和心理疏导,促进人的心理和谐,塑造自尊自信、理性平和、积极向上的社会心态。这些,都离不开心理学。

 **学习小结**

医学心理学是研究心理现象与健康和疾病关系的一门新兴交叉学科,它既关注心理社会因素在健康和疾病中的作用,也重视解决医学领域中的有关健康与疾病的心理或行为问题,同时具有基础学科和应用学科的性质。

医学心理学的研究内容主要有五个方面:研究心理或行为的生物学和社会学基础及其在健康和疾病中的意义;研究心身相互作用关系及其机制;研究心理社会因素在疾病过程中的作用规律;研究各种疾病过程中的心理行为变化规律;研究如何把心理学知识及技术应用于人类的健康促进及疾病防治。

医学心理学的研究原则是:系统性原则、客观性原则、发展性原则、理论实际结合原则;研究方法有:观察法、调查法、心理测验法、实验法和个案法。

医学心理学主要学派理论观点有：精神分析理论、行为主义理论、人本主人理论、认知理论和心理生理学理论。

学习医学心理学的意义：生活需要、医学需要、成长需要、和谐社会需要。

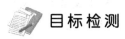 **目标检测**

## 一、选择题

1. 医学心理学是（　　　）

    A. 德国哲学家洛采首先提出的

    B. 心理学与医学相结合的一门交叉学科

    C. 研究心理现象与健康和疾病之间的关系

    D. 以人作为研究和服务的对象

    E. 以上都是

2. 任何心理问题都是由于错误的学习获得的病态反应定型，这种说法属于（　　　）

    A. 人本主义理论　　　　B. 行为主义理论　　　　C. 精神分析理论

    D. 心理生理学理论　　　E. 认知理论

## 二、简答题

1. 医学心理学的研究内容是什么？

2. 医学心理学的研究方法有哪些？

3. 简述精神分析理论、行为主义理论、人本主义理论的主要观点。

## 三、案例分析

一女性，28岁，职员，在单位很难与同事搞好关系，常和别人发生冲突。怕别人议论自己，怕别人说自己精神不正常，也怕别人说自己干什么都不行。经常和别人吵，但心里很自卑，觉得别人都比自己强，别人都看不起自己。与别人吵，一方面是自己脾气一上来就控制不住；另一方面是为了争面子。在家里父母及妹妹都对自己很好，自己常发脾气，家人也都能原谅。

分析：试用认知理论及人本主义理论进行分析。

# 第二章　心理学基础

 学习目标

【掌握】心理现象的内容和心理的实质;各种心理现象,如感觉、知觉、记忆、思维、想象、注
　　　　意、情绪情感、意志、气质、性格的概念;思维的特征和记忆的过程;情绪的形式和
　　　　状态;意志行为的特征和意志品质的内容。

【熟悉】遗忘的规律;情绪情感对健康的影响;影响个性形成的因素和标志;自我意识。

【了解】气质和性格的类型;情绪情感的作用;记忆力、意志的培养。

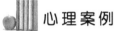 心理案例

　　1974年,李某出生在一个特殊的家庭中,父亲聋哑,母亲痴呆,出生后不久父母就离异,她
跟随着母亲改嫁到一个山村的养猪人家。家住村子最南端,四邻不靠,很少与村民来往。继父
对李某漠不关心,母亲也不能对她正常抚养。她饿了就跟小猪一起吃猪奶,长大一点就和猪一
起抢食,并常与大猪、小猪睡在一起。

　　发现李某时,她已经9岁,多位著名专家为她进行了全面检查。结果表明:她的身体发育
多项指标均在正常范围内,但大多接近低值,染色体正常,先天疾病筛查全部阴性。心理学检
查明显异常:不辨男女,不知颜色,不分大小,不懂高低,词汇极为贫乏,情绪极不稳定,没有羞
耻感,不懂礼貌,孤独冷漠,不与人交往。智商测试为39,属于重度智力缺损。

　　政府为了挽救李某,免费为其进行治疗和教育,让她上幼儿园、进弱智班,与正常家庭一起
生活。三年后,再对她进行测试,她的智商已经提高到68,能生活自理。1996年,22岁的李某
回到了家乡,她的社会交往能力接近正常人的水平,现已结婚生子,孩子心身发育正常。

　　思考:李某从"猪"到人的过程说明了什么问题?

# 第一节　概述

## 一、心理现象

　　心理学(psychology)是研究心理现象发生、发展规律的科学。人类的心理现象就是人们
时刻体验着的心理活动,是心理学的研究对象。世间百态,形形色色,心理现象是世界上最复

杂而又奥妙的现象之一。恩格斯将心理现象誉为"地球上最美丽的花朵"。

心理现象（mental phenomenon）是指个体生命活动中的高级表现形式。依据心理现象发展逻辑与内在联系分为共性的心理过程和人格（个性）两方面。

人类的一切生命活动都伴有心理现象。比如，眼睛看到颜色，耳朵听到声音，鼻子闻出香臭，这就是感知觉。感知过的事物在脱离了刺激物作用之后，能够留下痕迹，有些痕迹必要的时候能再现出来。例如，原来听过的话、看过的画等仍会"历历在目"，这就是记忆。人不仅能通过记忆将经历过的事物回想起来，而且还能对记忆的信息，凭借人类特有的语言进行整理，寻找内在联系，发现规律，这就是思维。通过记忆信息，人类还能构想出自己从未经验过的事物形象，这就是想象。感知觉、记忆、思维、想象等都属于对客观事物的认识活动，都是为了弄清客观事物的性质和规律而产生的心理活动，我们把这种心理称为认识过程。

人是具有复杂情绪情感的高级动物，不仅能认识客观世界，还能依据对客观世界的认识，产生喜、怒、哀、乐等丰富的内心态度体验，这就是情绪情感过程。人类不仅能被动感知客观世界，而且还能主动探索、改造客观世界。人类自觉选择行动目标，克服困难，实现预期目的，这就是意志过程，是人类所特有的一种心理活动。认识过程、情绪情感过程和意志过程三者之间相互联系、相互影响。心理过程是人类的共性心理。

在人类发育成长过程中，遗传、家庭环境、社会环境、教育及个人经历等都深刻地影响着一个人的生理和心理。个体之间心理活动存在差异，这种个体差异被称为人格，包括个性倾向性、个性心理特征和自我意识三方面。

## 二、心理实质

心理的实质是什么？这是心理学要解决的一个根本问题。历史上对这个问题有许多不同看法。有的把心理看成是至高无上的灵魂活动，是产生宇宙万物的本源；有的把心理与物质看成是相互平行、独立存在的实体；有的把人和动物的心理等同起来，忽视了人的社会性本质。上述各种观点都不能正确揭示人的心理实质。现代心理科学认为，心理是脑的功能，心理是人脑对客观现实主观能动的反映。

### （一）心理是脑的功能

#### 1. 脑是心理的器官

心理由什么器官产生？古代人们把心脏当做精神活动的器官，把精神活动称为心理活动。在汉字中，很多与精神活动有关的字都带有"心"部，如思、想、念、怒等，与思考有关的词和成语也都带有"心"字，如心眼、心机、心事、心理等，都是和这种观点相联系的。

到18世纪前后，科学的发展使人们逐渐认识到"脑是心理的器官"。

（1）心理是物质进化的结果　物种由低向高不断进化。当动物发展到具有神经系统时，就出现了初级心理现象。到无脊椎动物阶段，开始有了特定的感觉，这是最简单的心理现象。到脊椎动物阶段，脊髓和脑构成了脊椎动物特有的中枢神经系统，动物心理也发展到了更高一级的知觉阶段。当脊椎动物进化到哺乳动物，哺乳动物进化到灵长类的类人猿时，就达到了动物心理发展的最高阶段——思维萌芽阶段。人类从类人猿进化出来以后，随着劳动和语言的发展，人脑得到了高度的发展，成为一种结构上极为复杂、功能上极为丰富的物质。在此基础上，人的心理达到了抽象思维的水平,产生了心理活动的最高形式——人类意识活动。高度发展的人的心理正是在高度发展的人脑这一物质基础上产生的。

(2)心理的发生、发展与脑的发育完善紧密相连 脑的发育是个体心理发展的物质基础。随着脑的发育和复杂化,心理也相应发展。出生时,虽然已经具备了特有的解剖生理机制,但只有随着脑的发育成熟,心理活动才会丰富起来。新生儿脑重量平均为390g,神经细胞仅为胞体,此时心理活动只有简单的感觉。出生后9个月脑重已达660g,神经树突的数量和轴突的长度不断增加,神经髓鞘开始形成,心理有了很大发展,开始理解言语并有模仿行为,有明显的注意力和初步的记忆力,情绪也有积极和消极之分。7岁幼儿的脑重约1280g,神经纤维的髓鞘化基本完成,自我控制能力增强,形象思维进一步发展,社会性情感、自我意识逐渐形成。12岁少年脑皮质细胞的功能已经发展到相当水平。与此对应,这一年龄阶段儿童的心理水平也从感觉阶段发展到表象阶段,从形象思维阶段发展到抽象思维阶段。

**2. 心理是脑的功能**

临床研究和临床实践已经反复证明,任何脑部的损伤,在其生理功能发生变化的同时也会发生心理变化。脑部受损部位和受损程度不同,所表现出来的心理变化亦不同。因此,在医学工作中,对影响脑生理和功能的因素,也一定会对人的心理活动产生影响。

**(二)心理是脑对客观现实主观能动的反映**

客观现实是不以人的意志而存在的东西,如山川河流、花草树木、生产力水平、文化教育、政治制度等。客观现实是心理活动的源泉和内容,最简单的感知觉离不开客观现实:人对颜色感觉是不同波长的光作用于视觉感受器的结果,味道是水中的某些物质分子作用于味觉感受器的结果。离开客观现实,感知觉不会产生。复杂的思维、想象、情感、意志和性格等,也都是在反映客观现实的感知觉的基础上,逐渐形成和发展起来的。

**1. 心理是脑对客观现实主观的反映**

心理是脑对客观现实的反映,但这种反映并不是机械的反映,而是主观的反映。每个人的知识经验、兴趣爱好、目的动机、态度体验不同,对客观现实的反映也不一样。不同的人对同一事物,以及同一个人在不同情况下对同一事物反映都不一样。如,同样是树,不同的人会有不同的心理反应,农民觉得它可以遮阴或做建筑材料;哲学家则慨叹"毁树容易成材难"的人生哲理;诗人则吟出"唯有垂杨管别离"诗句。所以我们称人对现实的反映为主观反映。

**2. 心理是脑对客观现实能动的反映**

人脑对客观现实的反映,不像动物那样消极被动地去适应环境,人能积极主动地改造现实。人的心理活动对自己的行为,对实践活动有巨大的指导和调节作用。心理反应具有选择性,人对客观现实的反映是根据主体的需要、兴趣、经验、任务而有选择地进行的,面对同样的客观事物反映什么,人具有能动作用。能动性反映是人类所特有的心理活动。人类的生存进化、人类社会的进步和发展,都是人与自然环境、社会环境相互适应、协调,并根据人类需要不断改造环境的过程。

**(三)人的心理在实践中发生发展并接受实践检验**

人的各种心理活动都是在后天社会环境中形成和发展的,从不成熟到成熟,从低级到高级。新生儿只有从遗传获得的本能行为,在与成人的交往中,逐渐学会了说话,在游戏活动中学会了交友,在学习活动中学会了书写,发展了抽象思维,在个体的社会化过程中形成了个性。实践活动是客观事物与主观反映联系的纽带,人的心理不仅在实践活动中发生和发展,而且还要受到实践活动的检验。通过实践的检验,不断地调整自己的行动,使其符合客观规律,并不断校正错误的反映。人的心理正是在不断检验和校正的过程中向前发展的。

# 第二节　认知过程

　　认知过程(cognitive process)又称认识过程,是人们获得知识和应用知识的过程,也就是信息获得和加工的过程。人脑通过认识过程反映着客观世界的事物及其关系,从而为人们认识环境与改造环境提供依据。认知过程包括感知觉、记忆、思维和想象。

## 一、感知觉

### (一)感觉

#### 1.感觉的概念

　　感觉(sensation)是人脑对当前作用于感觉器官的客观事物的个别属性的反映,如鼻闻香、臭,舌尝酸、甜、苦、辣,皮肤感受软、硬、热、凉、疼痛等。没有客观事物的直接刺激,就不能产生感觉。感觉是感受器、传入神经和大脑相应区域共同活动的结果,其中任一部分受到影响都会影响感觉的产生。但是,感觉只能反映作用于感受器的客观事物的个别属性,不能反映事物的整体属性及其关系。因此,仅靠感觉还不能知道所反映的事物是什么。

　　感觉是一种最简单的心理现象。它是"意识与外在世界的直接联系",是认识的起点。从这个意义上讲,感觉是一切知识和经验的基础。离开了对客观世界的感觉,一切高级的心理活动都难以实现。

　　感觉与知觉是紧密联系在一起的。除新生儿外,正常成人的纯粹的感觉形式是少见的,多数以知觉的形式出现。因此,感觉和知觉时常被共同称为感知觉,如一个人早晨出门感觉冷,产生一种"天气冷"的感知觉。

#### 2.感受性的变化规律

　　感受性是指感觉器官对刺激的敏感程度,感受性高低用感觉阈的大小衡量。感觉阈是指刚刚能引起感觉的最小刺激量。感受性高低与感觉阈大小成反比关系。感觉阈越小,感受性越高,相反,感觉阈越大,感受性越低。感受性的变化规律有以下几点。

　　(1)感觉适应　感受性因刺激物的持续作用而发生改变的现象称为感觉适应。感觉阈说明感觉器官的敏感性,但感觉器官的敏感性是随着刺激物的持续作用变化的。大多使感受性降低,如温觉、嗅觉和视觉的明适应等;有的使感受性提高,如视觉的暗适应;有的感受性变化不明显,如听觉;有的感受性很难适应,如痛觉。

　　感觉适应可以减少外界干扰及不必要的能量消耗,有利于减轻心身负担,集中注意力;但也可使机体降低警戒,从而损害健康。

(2)感觉的相互作用　在一定条件下,各种不同的感觉可能会发生相互作用,从而使感受性发生变化。如强烈的声音刺激可使牙痛更厉害,而紧握双拳、用力咬牙会使疼痛减轻一些;喝苦水之后再喝白开水会觉得有甜味;食物的温度、颜色会影响对食物的味觉等。

联觉是指一种感觉引起另一种感觉的心理现象,是感觉相互作用的一种特殊表现形式,如红色使人产生温暖的感觉,令人兴奋;浅绿色使人感到凉爽,令人轻松平静等。

(3)感受性的发展和补偿　人的感受性不仅能在一定条件下发生变化,而且可以不断发展。有计划的训练可以使人的某些感受性提高,如航空机械师能够精细地觉察机械异常声音,染色专家能够拥有极高的颜色分辨能力,烟、酒、茶品尝技师的嗅觉和味觉感觉性的完善程度也是一般人难以相比的。当一个人的某种感觉受到损伤之后,在社会生活与实践活动的影响下,相关未受损伤的感受器的感受性可以大大提高,这种现象称为感觉补偿,如盲人的听觉、触觉,聋哑人的视觉、振动觉,其感受性均明显提高。

### (二)知觉

#### 1.知觉的概念

知觉(perception)是人脑对当前直接作用于感觉器官的客观事物的整体属性的反映。如某一物体,人用眼睛看到黄的颜色、弯圆条的形状,用手触摸,表面光滑,用鼻子嗅,有清香的水果气味,用嘴尝,有特殊的甜味。当人脑把这些属性综合起来,就形成对该物体——香蕉的整体形象。

知觉是在感觉的基础上产生的,但不是感觉的简单相加。知觉是以感觉信息为基础,在知识经验的参与下,经过人脑的加工,对事物作出解释的过程。如果没有知识经验的参加,就不可能有对客观事物整体形象的知觉。

#### 2.知觉的特征

(1)整体性　知觉的对象总是由许多属性组成的。在观察对象时,人们总是把对象作为一定的整体来反映。如我们在看一个苹果时,不是分别看苹果的大小、颜色、形状、气味等,而是把苹果作为一个整体形象来感知。

(2)理解性　在以往知识经验基础上,大脑才能对客观事物产生整体反映。人们在知觉事物时,总是用已有的知识经验去理解它、解释它。如图2-1,墨点画的是什么,起初往往看不出来,而如果被告知这是一只狗时,狗的图形就会立即成为你的知觉对象,你就觉得这确实像一只狗。一个人的知识经验越丰富,对客观事物的知觉就越快速、越准确、越深刻。如专业水平越高、经验越丰富的医生,对患者的知觉越全面和深刻。

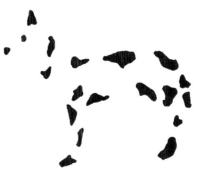

图2-1　狗的墨迹图

(3)选择性　一般情况下,全身所有感觉器官同时感受到的对象是多种多样的,但人脑总是有选择地把某一事物作为知觉对象,而把其他事物作为知觉的背景。一个人的兴趣、爱好、需要和文化等都影响着感知的选择,如看同一个电视节目,每个人感知的结果各不相同。

(4)恒常性　知觉条件在一定范围内改变时,知觉的映象仍然保持不变,这就是知觉的恒常性。例如,我们看着一个人从前方10米远的地方走到5米远,虽然此人在我们视网膜上的映像大小已经改变,但我们仍然感知他是没有什么变化的同一个人。知觉的恒常性主要是过去经验的作用,对知觉对象的知识经验越丰富,就越有助于保护感知对象的恒常性。如一个经验丰富的医生对疾病的知觉比没有经验的医生要深刻得多。

## 二、记忆

### (一)记忆的概念

记忆(memory)是人脑对过去经验的识记、保持和再现(再认和回忆)的心理过程,也是人脑对外界输入的信息进行编码、储存和提取的过程。感知觉是反映当前直接作用于感官的对象,记忆则是反映过去的经验,是比感知觉更复杂的心理现象。记忆将心理活动的过去和现在连成一个整体,使心理发展、知识积累和个性形成得以实现。

### (二)记忆的分类

#### 1.根据记忆的内容分类

(1)形象记忆　指以感知过的事物形象为内容的记忆。事物的形象可以通过视觉、听觉、触觉、味觉和嗅觉而获得,而在大脑中形成记忆反映。

(2)运动记忆　指以过去做过的动作或运动作为内容的记忆。运动记忆一旦形成,保持的时间较长,如游泳、骑自行车、做体操等。

(3)情绪记忆　指以体验过的情绪或情感为内容的记忆。

(4)逻辑记忆　指以概念、判断、推理等为内容的记忆。这种记忆所保持的不是事物的具体形象,而是反映事物的本质或规律性的符号信息。

#### 2.根据信息加工方式和储存时间分类

(1)感觉记忆　又称瞬时记忆,指外界刺激对感觉器官的刺激停止后,刺激物的映像仍然持续极短时间才消失的记忆。感觉记忆中信息未经任何加工,按刺激原有的物理特征编码,具有鲜明的形象性。感觉记忆的容量较多,但保持时间极短,仅约0.25~1秒。

(2)短时记忆　短时记忆是感觉记忆和长时记忆的中间阶段。其特点是信息以知觉的形式保持,保持时间一般不超过1分钟,信息储存量有限,一般不超过$7\pm2$个组块。短时记忆中的信息经复述可以进入长时记忆,如果不复述则随时间而自动消失。

(3)长时记忆　长时记忆指信息保存时间较长的记忆。短时记忆的信息经过重复和加工,可以转变为长时记忆,其信息是以储存的形式保持,保持时间较长,可长达几小时,甚至终生难忘,且信息储存量极大。长时记忆的信息受其他因素影响时,可以产生遗忘。

### (三)记忆的过程

根据输入信息的存储过程,记忆分为识记、保持和再现三个过程。

#### 1.识记

识记是外部信息输入大脑并进行编码的过程,也是个体获取经验记住往事的过程。根据有无目的,识记分为无意识记和有意识记两种。

无意识记是指事先没有预定目的,没有经过努力的识记。人的许多知识经验都是通过无意识记积累起来的,如日常生活经验、故事等多是无意中记住的。符合个人兴趣和需要的事物容易形成无意识记。由于无意识记具有偶然性,因而不能很好地获得系统的知识。

有意识记是指事先有明确的目的,有计划并经过一定努力的识记。如日常课程学习、技能培训等。有意识记在学习、工作中具有重要的意义,是系统掌握专业知识的主要手段。

### 2.保持

保持是指将感知的事物、体验过的情感、做过的动作、思考过的问题等,以一定的形式储存起来的过程。保持是动态过程。随着时间的推移,保持的内容会发生数量和质量的变化,从而体现了大脑对记忆材料的主动加工功能。由于每个人的知识和经验不同,加工的情况不同,保持的变化也不同,这种变化一般表现在质和量两个方面。

### 3.再现

再现是指对已经储存在大脑中的信息的提取过程。按程度不同,再现分为再认和回忆。

再认是指对过去识记过的事物,当它再度出现时仍能认识。再认依靠与事物有关的线索进行提取。如事物的个别特点,当时识记事物的情境等。

回忆是指头脑中重新浮现出过去经历过的事物和形成的概念。回忆根据是否有一定的目的,可分为有意回忆和无意回忆。如知识、技能考核是有意回忆,触景生情为无意回忆。所掌握知识经验是否成体系,是否经常应用,是否进行了积极思考,影响着回忆的速度和准确性。

再认和回忆没有本质的区别,只是程度不同,再认比回忆简单容易。通常能回忆的都能再认,能再认的不一定能回忆。

### (四)遗忘

#### 1.遗忘的概念

遗忘是指对已经识记过的事物不能再现或错误再现的现象。遗忘与保持是完全对立的过程。根据程度不同,遗忘分为永久性遗忘和暂时性遗忘。不重复学习就不能再现的,称为永久性遗忘;只是一时不能再认或回忆,在适当条件下还可能恢复的,称为暂时性遗忘。

遗忘是生活中常见的现象。善于遗忘有时还是很重要的生活法则,如对不幸的遭遇和痛苦的经历就无需长久记忆,但工作、学习中的知识和技能,我们需要增强记忆,防止遗忘。

#### 2.遗忘的规律

(1)遗忘速度先快后慢　德国心理学家艾宾浩斯(Ebbinghaus H)对遗忘规律的研究表明,识记后最初一段时间遗忘快,随着时间推移和记忆材料的减少,遗忘便逐渐缓慢,最后稳定在一定水平上。

(2)遗忘与材料的性质和数量有关　一次识记材料越多,遗忘速度越快;识记材料越有意义、生动,遗忘速度越慢;对知识理解越深,遗忘越慢。真正被理解的知识几乎可以达到终生不忘。

(3)遗忘具有选择性　自己感兴趣和需要的材料不易遗忘。如爱好医学的学生,对人体结构的名词、自己特别喜欢的人和事,都很难遗忘。

(4)材料的"骨架"不易遗忘　遗忘时,材料的细节部分容易先忘,而"骨架"不易遗忘。

根据遗忘规律,我们可以采取有针对性的措施,有效防止遗忘,增强记忆效果。及时复习就是最有效的防止遗忘手段,可以事半功倍。培养兴趣,加强理解,合理用脑,都能在一定程度上提高记忆力。

# 三、思维

## (一)思维的概念

思维是人脑对客观事物间接的和概括的反映。间接性和概括性是思维过程的主要特征,它是借助语言实现的人的认识过程。从反映的内容看,它可以揭示客观事物的本质特性和内部联系规律;从反映的形式看,它是对客观事物间接的概括的反映;从反映的时间看,思维不仅能反映当前事物,而且可以处理过去储存在记忆中的信息,甚至可以思考未来。

## (二)思维的特征

### 1.间接性

间接性是指人脑对客观事物的反映不是直接的,而是根据已有的知识经验,对当前事物或现象进行观察,并以此为媒介,从而推导出前因后果或内部规律的反映形式。如临床医生通过望诊、听诊诊断疾病,人际交往中通过观察表情了解对方的内心世界,气象人员根据气象预报未来的天气情况等,都体现了思维的间接性。

### 2.概括性

概括性是指人脑反映的不是个别事物的特征,而是反映同一类事物的共同特征、本质特征和事物之间的规律性联系和关系。

## (三)思维的分类

### 1.根据思维方式不同分类

(1)动作思维 思维以动作为支柱,依赖实际操作来解决具体问题。2岁前幼儿掌握的语言很少,动作思维是其主导的思维方式。如护士为解决输液过程中液体不滴问题,就需要边思考边动手操作。

(2)形象思维 思维活动依赖具体形象和已有表象解决问题。2～6岁儿童是以形象思维为其主导思维方式。如布置环境时,首先头脑中有多种图像在构思,然后选择一种最佳方案,包括实施过程中不断调整完善,这些都离不开形象思维。

(3)逻辑思维 又称语词逻辑思维,思维依赖抽象概念和理论知识来解决问题。抽象思维发展较晚,是儿童发育到形式运算期后出现的一种高级思维形式,是人类思维的重要形式。成年人通常是以逻辑思维为主导方式,如护理制订护理计划,需将医学、心理学和护理学理论结合起来进行思考,设计出各项护理措施和评价方法。

通常情况下,成年人进行思维时,很少单纯运用一种思维方式,往往是三种思维方式联合起来解决问题,不同情况下,某一种思维占优势。

### 2.思维其他分类方式

根据思维的方向不同,可分为聚合思维和发散思维。根据思维的主动性和独创性不同,可分为习惯性思维和创造性思维。

## (四)思维的过程

思维是在头脑中对事物进行分析、综合、比较、抽象、概括的过程。分析,就是把事物融化分解为个别的部分或特征;综合,是将事物的多个部分或特征组合为整体;比较,是通过对比确定不同事物或特征的异同;抽象,是从事物的许多特征中找出共同的本质特征;概括,是根据事物共同的本质特征去认识同一类事物。通过思维,人们可以对事物进行理解和认识,寻找出内在联系和规律。如病理学上对炎症现象进行思维,概括出红、肿、热、疼、机能障碍为一切炎症的共同本质特征。

## 四、想象

### (一)想象的概念

想象(imagination)是人脑对已有的表象进行加工改造形成新形象的过程。如人脑中的"嫦娥奔月"、"大闹天宫"等都属于想象的产物。

想象会给人超现实的感觉,其实想象同其他心理活动一样,也是人脑对客观现实的反映,是一种创造性的反映形式。

感性材料是想象的基础。想象中的表象不管它离奇到什么程度,都是在感性材料所形成的感性表象基础上产生的,如"孙悟空"是作者把头脑中的人和猴子的表象经过加工构思后,重新组合创造出来的新的具有反叛精神的典型形象。

实践活动是推动想象的原因和动力。作家的故事和人物构思、工程师的蓝图设计、科学家的创造性活动等,都是社会实践推动的结果。人的想象内容及水平都要受社会实践的制约,如古代可以设想出"齐天大圣"的七十二般变化,但设想不出"变形金刚"。没有原因和现实基础的想象是不存在的。

### (二)想象的种类

#### 1.无意想象与有意想象

无意想象是指一种没有预定目的、不自觉的想象,如看到山峰,想象它像某种动物。梦是无意想象的极端情况。有意想象是指根据一定目的,自觉进行的想象,如建筑设计师设计前的构图、文学家对故事人物形象的构思等。

#### 2.再造想象和创造想象

再造想象是指根据词语描述或图表描述,在人脑中产生新表象的过程。如工人看建筑图纸,指战员看军用地图,读者欣赏文艺作品时的想象等,都属于再造想象。再造想象在生活中具有重要意义。借助再造想象,可以更好地吸取别人的经验,有助于人们生动形象地交流思想,可以丰富人的情感体验。

创造想象不是依据现在描述,而是运用头脑中储存的感知材料作为素材,经选择、加工、改造而形成的新形象。创造想象是创造性活动的重要组成部分。离开了创造想象,创造性活动无法进行。无论是艺术家以形象思维为主,还是科学家以抽象思维为主,他们的创造性活动都离不开创造想象,都是思维活动与创造想象的有机结合。

## 五、注意

### (一)注意的概念

注意(attention)是人的心理活动对一定对象的指向与集中。指向性和集中性是注意的两个基本特性。注意的指向性是指心理活动或意识在哪个方向上进行活动。指向性不同,人们从外界接受的信息也不同。注意的集中性是指注意时的心理活动或精神的紧张程度。当心理活动或意识指向某个对象的时候,它就会在这个对象上集中起来,即全神贯注起来。例如,医生在做复杂的外科手术时,他的注意高度集中在患者的病患部位和自己的手术动作上,与手术无关的其他人和物,便排除在他的意识中心之外。

### (二)注意的分类

根据注意是否有目的以及意志努力的程度,把注意分为无意注意、有意注意和有意后注意三种类型。

#### 1.无意注意

无意注意是指没有预定目的,无需意志去努力的注意,是一种被动、不受意志控制的注意。例如学生正在听课,进来一个人,大家便不由自主地把头转向进来的人。

#### 2.有意注意

有意注意是指有预定目的,也需要意志努力的注意,这是一种主动的注意。它是一种主动地服从于一定目的任务的注意,受人的意识自觉调节和支配。比如学生做作业就需要有意注意。要保持有意注意,需要加深对目的任务的理解,或依靠间接兴趣的支持,并需要坚强的意志,以和干扰作斗争。

#### 3.有意后注意

有意后注意是指有目的,但无须意志努力的注意。有意后注意是注意的一种特殊形式。它同时具有无意注意和有意注意的某些特征。培养有意后注意关键在于发展对活动本身的直接兴趣。有经验的老师在课堂上常常通过生动有趣的例子和各种学生参与的课堂活动来促进学生的有意后注意。

### (三)注意的品质

#### 1.注意的广度

注意的广度又称注意的范围,是指单位时间内能清晰地把握对象的数量。在十几分之一秒时间内,正常成人能注意到4~6个毫无关联的对象。

#### 2.注意的稳定性

注意的稳定性是指注意能较长时间保持在感受某种事物或从事某项活动的特性。保持的时间越长,表明注意的稳定性越好。注意集中时间长短与个体差异、兴趣和状态有关,同时与训练有关。一般人的注意集中时间为10分钟左右,但经过严格训练的外科医生可以集中注意在手术部位达数小时之久。

#### 3.注意的分配

注意的分配是指在同时进行两种或两种以上活动的时候,把注意指向不同的对象。在实际生活中常要求人们的注意能够很好地分配。例如护士需要一边和患者交谈,一边对患者进行检查,一边记录。

#### 4.注意的转移

注意的转移是指个体有目的地、主动地把注意从一个对象转移到另一个对象。注意转移的速度主要取决于注意的紧张性和引起注意转移的新的刺激信息的性质。通常原注意的紧张性越高,新信息越不符合引起注意的条件,注意转移就越困难。

# 第三节　情绪和情感过程

## 一、情绪情感的概念

### (一)情绪情感的定义

情绪情感(emotion and feeling)是人对客观事物和对象的态度体验,而不是态度本身。情绪情感的产生是以客观事物和对象是否满足人的需要为基础的,客观事物是产生情绪情感的源泉。情绪情感具有两极性品质,具体表现为肯定性与否定性、积极性与消极性、紧张性与轻松性、激动性与平静性等。对那些满足人需要的对象,就引起各种肯定态度,产生满意、高兴、喜悦等情绪;对那些妨碍需要得到满足的对象,就会引起各种否定态度,产生痛苦、忧愁、憎恨等情绪。

### (二)情绪与情感的区别

情绪与情感是两个既有联系又有区别的概念。二者都是人对客观事物的态度的体验,但二者又有一定的区别。

#### 1.产生条件不同

情绪是生理需要是否获得满足所引起的较低级的简单的体验,如由于饮食需要的满足而引起的满意、危及生命时引起的恐惧等。情感是与人的社会性需要相联系的高级而复杂的体验,如人际交往中彼此遵守道德的需要而产生的友谊感。因此,情绪是低级的,是人类和动物所共有的,而情感是人所特有的,受社会历史条件的制约。

#### 2.持续时间不同

情绪带有情境性和不稳定性的特点,当某种情境消失时,情绪也随之减弱或消失;而情感具有稳定性和长期性的特点,比如朋友间的友谊是一种比较高级的情感,不会因情境的变化而随之消失。

#### 3.表现形式不同

情绪较为强烈,冲动性大,具有明显的外部表现,如狂热的欣喜、强烈的愤怒等。情感具有深刻性和内隐性,较少有冲动性,外部表现不明显,如深沉的爱、高尚的道德等,往往深深地藏在内心深处。

## 二、情绪情感的类别

### (一)情绪的基本形式

现代心理学一般把情绪划分为四种基本情绪,又称原始情绪。

#### 1.快乐

快乐指愿望得以实现,需要得到满足之后,紧张解除时的情绪体验。快乐的程度取决于愿望满足的程度和目的与愿望突然达到的程度和意外程度。快乐程度可以从满意、愉快到欢乐、大喜、狂喜。

### 2. 悲哀

悲哀指与失去所盼望、所追求的东西和目的有关的情绪体验。悲哀程度与失去对象的重要性、价值大小和个性特征有关,可分为遗憾、失望、难过、悲伤、极度悲痛。

### 3. 愤怒

愤怒指由于事物或对象再三妨碍和干扰,使个人愿望不能满足或产生与愿望相违的情感时的情绪体验。愤怒程度取决于干扰的大小、违背愿望的程度和个性特征。根据程度可分为不满意、生气、愤怒、大怒、暴怒。

### 4. 恐惧

恐惧指由于缺乏准备,不能处理、不能摆脱某种可怕或危险情境时所表现的情绪体验。引起恐惧的关键因素是缺乏处理、摆脱可怕情境的能力。

### (二)情绪状态

依据情绪活动发生的强弱程度和持续时间,可以把情绪状态分为心境、激情和应激三种基本状态。

### 1. 心境

心境是指一种比较持久而又微弱的情绪状态,具有弥散性和不具有特定指向的特点。如一个人兴致勃勃时,干什么事都乐滋滋的,而灰心丧气时,又会见花落泪,对月伤怀,干什么都无精打采,都属于这类情绪状态。

心境对工作、生活、健康具有很大影响。良好的心境,有助于积极性的发挥,提高工作和学习效率,有利于健康,反之则影响身心健康。

### 2. 激情

激情是指一种短暂而强烈的情绪状态,暴发时具有具体的指向性的生理反应和外部表现。如暴跳如雷、呆若木鸡、面如土色、欣喜若狂等,都属于这类情绪状态。

激情状态时意识范围缩小,理智性降低,容易说过头话,干出格事。但激情也有积极一面,比如见义勇为、奋不顾身、路见不平拔刀相助等。

### 3. 应激

应激是指发生出乎意料的紧急事件时,所引起的极度紧张的情绪状态。应激状态下常伴有一系列生理反应,如血压升高、心率加快、呼吸急促,内分泌也发生明显改变。

应激状态时心理上会出现意识范围变小。有的人急中生智,当机立断,更有效地集中精力应付突变;有的人则惊慌失措、草木皆兵;也有的人做一些重复、刻板、无效的活动。应激具有积极和消极作用,一般应激能使精力旺盛,思维快速,动作敏捷,应对更有效,及时摆脱困境。但强烈而又持久地应激,会过多地消耗机体能量,容易发生疲劳,甚至击溃一个人的保护机制,使人的抵抗力降低,是导致疾病发生的重要因素。

### (三)情感

情感是人在社会化过程中,受社会文化影响慢慢形成的,是人所特有的高级社会情感,有着调节人社会行为的作用。情感包括道德感、理智感和美感。

### 1.道德感

道德感是个人用社会道德标准评价自己或他人行为时,所产生的一种情感体验。当自己或他人的行为符合道德标准时,就会产生满意的道德体验,如幸福感、荣誉感、赞赏感、热爱感等;反之则产生不满意的道德体验,如憎恨、厌恶、忌妒等。

道德感和道德意识、道德行为紧密联系,它是一个人品德的重要组成部分。道德感受社会文化和社会制度的制约。不同的历史时期,不同的社会制度,产生不同的道德标准。

### 2.理智感

理智感是指人在智力活动过程中,认识和追求真理的需要是否满足而产生的情感体验。理智感主要包括好奇心、新异感、探究感、自信感等。它与人的求知欲望、科学探索等有密切联系。

人的认识活动越深刻,求知欲望越强,追求真理的兴趣越浓,则理智感也越深厚。理智感不仅产生在认识活动过程中,反过来,其对认识活动不断深化、思维任务的解决具有指导作用。

### 3.美感

美感是人根据个人审美标准,对客观事物和对象评价时所产生的情感体验。美感包括自然美、社会美和艺术美。自然美是人们欣赏自然景物时产生的一种美好情感体验,如高山大海、潺潺小溪、绿叶鲜花等;社会美是人们对社会风貌、生活方式、社会制度产生的一种美好情感体验,如动人事迹、人际和谐、政治文明等;艺术美是人们在欣赏评价各类艺术品时产生的一种美好的情感体验,如巧夺天工的雕塑、引人入胜的绘画、扣人心弦的乐曲等。

美感是人对审美对象的一种主观体验,是审美对象是否满足自己审美标准的体验。每个人的审美标准不同,与审美对象的关系不同,产生的美感也不相同。

## 三、情绪情感与健康

情绪情感是人精神活动的重要组成部分,在人类的心理活动和社会实践中,有着极为重要的作用,并且影响人的心身健康等。

### (一)情绪情感的作用

#### 1.情绪情感对工作效率的影响

情绪情感对工作效率的影响具有两极性。积极的情绪情感能够提高人的活动能力,充实人的体力和精力;消极的情绪情感能够抑制人的活动能力。但心理学家的研究表明,消极情绪不一定在所有时候都会降低工作效率。根据焦虑程度与学习效率的相关性研究结果,认为情绪和工作效率的关系是:适中的焦虑程度能发挥人的最高学习效率,过分焦虑或焦虑程度很低都不能取得很好的学习成绩。通常认为的只有在身心放松的状态下才能发挥最佳工作效率的观点,现在看来是不科学的。

#### 2.情绪情感对人际交往的影响

社会属性是人的本质属性。每个人都要与成千上万的人进行交往,交往中的每个人都有自己的愿望和需要,并且总是希望得到满足。与在彼此交往中获得满足相联系的内心体验称为人际情感,这种情感直接影响人与人之间交往关系的亲近程度。

人际情感分为良好人际情感和不良人际情感。良好人际情感如理解感、尊重感、忠诚感等，它对人际关系的进一步发展具有促进作用。不良人际情感如自卑感、恐惧感、猜疑感等，它对人际关系有很大的阻碍作用。能否形成良好人际情感，受双方知识水平、人格特征、生理条件、价值观念等因素的影响。

### (二)情绪情感与健康

情绪具有明显的生理反应，直接关系到心身健康，同时所有心理活动又都是在一定情绪情感基础上进行的，因而情绪成为心身联系的纽带。

#### 1.负性情绪可导致疾病

负性情绪影响人的正常生理功能和心理反应。如焦虑、抑郁、悲伤等负性情绪过多、过强、持续时间过长，会导致或诱发、加重疾病。临床上常见的高血压、冠心病、癌症、糖尿病、哮喘、偏头痛等 80 多种疾病，都与不良情绪有密切关系，这些疾病称为心身疾病。此外，过多负性情绪可能导致心理障碍，如抑郁症、焦虑症、神经衰弱，甚至引起精神分裂症等疾病。

#### 2.正性情绪可增强免疫力

正性情绪如高兴、满意等，能使人免疫力提高，有益于人们的健康。心理调适和心理治疗已经成为现代防治疾病的重要方法。它通过转变人的消极情绪为积极情绪，调动人的心理功能，来达到预防和治疗疾病的目的。经常保持良好心境，不但患病少，而且往往能够长寿。我国调查显示，在长寿人群中，他们情绪的主要特点是：知足常乐，自甘淡泊，不图名利，胸襟开阔，心情舒畅，助人为乐。

可见，负性的情绪可以致病，而正性的情绪可以治病。医学心理学研究的许多问题，包括疾病的心理病因、心理诊断、心理治疗、康复心理、护理心理等都涉及情绪问题，因而情绪研究在医学临床上具有重要的理论和实际意义。

# 第四节　意志过程

## 一、意志的概述

人不仅能认识世界，在头脑里形成各种映象、观念、思想，对客观对象产生不同的态度体验，人还能有意识、有目的、有计划地改造客观世界。人在实现一定目的的活动过程中，并非都是一帆风顺，往往会遇到一些困难，这时候就需要克服困难，凭毅力和决心去实现自己的目标。在实践过程中，自觉地确定目的，有意识地根据目的调节支配行动，克服困难，实现目标的心理过程，就是意志(will)。

意志表现在人们的实际工作、学习过程中。它充分体现了人心理活动的主观能动性，是人类珍贵的心理品质。

## 二、意志的过程

意志的过程是指意识对行为积极能动的调节过程。一般分为制订计划和执行计划两个阶段。

（一）制订计划

制订计划对意志行动起定向、导向作用，包括动机斗争与目的确定、行动方法与策略的选择。

**1.动机斗争与目的确定**

人的行动总是由一定动机引起的，并指向一定的目的。动机是激励人去行动的原因。在行动开始，人的动机是多样的。在运动斗争过程中，需要权衡各种动机的力量，反复比较利弊得失。当某种动机通过斗争居于支配地位时，动机斗争才告结束。行动目的是意志行动所要达到的目标和结果。行动目的总是由一定的动机产生的。在行动的前面有目标吸引，在行动的后面有动机推动，因而使行动获得更大的动力。如一个人有了健康的需要，进一步转化为锻炼的动机，在动机的推动下开始选择运动项目等，随后才可能导致锻炼行动，通过行动达到目标。

**2.行动方法与策略的选择**

目的确定以后，还需要选择达到目标的有效方法和策略。方法与策略的选择，对行动目的的顺利实现关系重大。好的方法策略，能达到事半功倍的效果，反之则事倍功半，甚至导致失败。方法与策略的选择主要受知识水平、道德修养和实践经验等影响。好的方法和策略，既要考虑主观必要性，又要考虑客观可能性；既要考虑个人效益最大化，又要考虑是否符合道德、法律等因素。

（二）执行计划

**1.克服困难执行决定**

行动计划制定后，执行计划，采取有效行动，这是达到目的的关键。在执行过程中，可能会遇到各种困难：已经放弃的动机还会重新出现，新产生的诱因也会起干扰作用，不利的主客观因素也会带来心理上的压力和身体上的疲劳，挫折和失败也会增添畏难情绪等。因此，执行决定，克服障碍，往往需要更大的意志努力。

**2.修正计划实现目标**

意志坚强不等于顽固和执拗。执行计划的坚定性，决不意味着刻板的行动。当客观环境和条件发生变化时，不是要蛮干，而是需要实事求是，适时调整计划，继续前进。只有坚定性和灵活性相结合的意志品质，才能推动人们有效地克服困难，最终实现目标。

## 三、意志的品质

意志品质是指一个人在实践过程中所形成的比较明确的、稳定的意志特点。评价一个人意志品质的优劣，主要看其意志活动的社会价值。判断其意志力的强弱，则主要看其意志表现程度。意志品质包括自觉性、果断性、坚韧性和自制性。

（一）意志的自觉性

自觉性是指人的行动有明确的目的性，具体表现在意志过程中确定目的的自觉性，行动服从目的的自觉性，行动过程中克服困难的自觉性，行动结束时自我评价的自觉性。因此，意志的自觉性贯穿意志行动的全过程。这种品质反映着一个人的坚定立场和信仰,是产生坚强意志的源泉。

与自觉性相反的特征是盲目性和独断性。盲目性表现为没有主见,容易接受他人的暗示和影响,轻率地改变或放弃自己的决定。独断性表现为固执己见,一意孤行,其行动往往违背事物的发展规律而导致行动失败。这两个情况都是对自己行动的目的和意义缺乏明确而深刻的认识,均为缺乏自觉性的表现。

**(二)意志的果断性**

意志的果断性是指善于明辨是非,当机立断地采取和执行决定的品质。意志的果断性是以充分收集信息、正确认识为前提,以深思熟虑和大胆勇敢为基础的。具有果断性的人往往善于捕捉时机,不迟疑,不退却,及时行动。如临床医生在处理急救患者时,要能依据患者病情,及时做出初步诊断,快速处理疾病,并随时根据病情变化进行调整,这样才能使患者转危为安。

与果断性相反的品质是优柔寡断和草率决定。优柔寡断表现为不善于克服矛盾的思想和情感,在各种动机、目的、手段之间迟疑不决,患得患失,错失良机。草率决定表现为面对问题不假思索,盲目冲动,贸然行事,不考虑后果。

**(三)意志的坚韧性**

意志的坚韧性是指在执行决定的过程中,能坚持到底,顽强地克服各种困难的品质。具有坚韧品质的人,表现为目标专一,不为一时的冲动、困难和痛苦而改变方向,始终朝着目标前进,在行动上表现出坚强的毅力,具有克服困难、勇往直前、百折不挠的精神。

与坚韧性相反的是动摇和顽固执拗。动摇表现为在执行决定的过程中,常因遇到困难就动摇自己的决心,甚至放弃自己的目标,这种人常立志、无常志,做事朝秦暮楚、见异思迁、虎头蛇尾,甚至半途而废。顽固表现为在执行决定的过程中,已经发现自己所设的目标无法达到,但仍固执己见、执迷不悟、一意孤行,其结果只有是失败,受到客观规律的惩罚。

**(四)意志的自制性**

意志的自制性是指在执行决定的过程中,善于控制自己的情绪,约束自己言行的品质。具有这种品质的人,在遇到困难的时候能坚持不懈,自觉地调整自己的言行,在面对各种诱惑的时候能约束自己的言行,自觉控制自己的不良情绪。

与自制性相反的品质是任性。任性表现为不能控制和约束影响目标实现的情绪、愿望、动机、兴趣等。一个任性的人,常受情绪等心理过程支配,面对诱惑缺乏自律,影响其意志行为,因而难以达到目的。

以上四种意志品质是相互联系、相互影响的。意志品质受世界观、理想和信念的制约,并与人的认知、情感和修养等有着密切关系。

## 四、意志与健康

意志过程影响着健康促进和疾病防治。行为方式和心理状态是影响健康的重要因素。健康行为和不良习惯的形成都与意志过程具有密切联系。所有健康行为都是在正确认识的基础上靠意志养成的,相反,不良习惯往往是错误认识或意志品质缺乏的结果,如吸烟、酗酒、吸毒、网络成瘾、缺乏运动、生活不规律等,都是意志品质不完善、缺乏自律的结果。

患者的治疗效果相当程度上依赖于患者自身的意志品质,如糖尿病患者的饮食控制、运动治疗和药物保证等;高血压患者规律用药,自我放松调适等;肥胖症患者的饮食控制和运动减肥等。疾病的防治效果与意志品质有密切联系。

# 第五节　人格

## 一、人格概述

### (一)人格的概念

人格(personality)一词,原意是指舞台演员所戴的面具,用以表示不同行为方式和性格特征的角色。关于人格的概念,说法很多,尚无统一准确的解释,我们可将其理解为:人格是表现在一个人身上的那些经常的、稳定的、本质的心理特征。

### (二)人格的特征

#### 1.整体性

人格是人整体精神面貌的表现,是一个人各种倾向性和心理特征的有机结合。这种整体性首先表现为人格内在的统一,使人的内心世界、动机和行为之间保持和谐一致;其次,人格只有在心理过程中才能体现出来,没有心理活动也就没有人格特征和人格倾向性。

#### 2.个别性与共同性

人格是千差万别的,虽然某些特质相似,但各种特质的搭配、组合以及程度上的不同就构成了个体差异。个别性除了受遗传因素影响外,也反映了它在形成过程中的各种印记。共性存在于个性之中,这种共性往往是在一定的群体环境、社会环境、自然环境中逐渐形成的,它制约着个人的个别性特点。

#### 3.生物属性和社会属性

巴甫洛夫说,人格是"先天和后天的合金"。人格是在先天遗传物质的基础上,在人类社会环境的影响下形成的。因此,每个人的人格类型中都存在着他所成长的社会环境的"烙印"。

#### 4.稳定性和可变性

人格是人在长期社会实践中经常表现出来的行为特征,具有相对稳定性。人格的稳定性,把人与人从心理面貌上区别开来。这种稳定性是相对的,在环境、疾病、生活经历的重大影响下,人格特征也会有程度不同的变化。

### (三)人格的形成

人格不是生来就有的,而是在个体生物遗传的基础上,在后天社会环境影响下,通过实践活动逐步形成和发展起来的。

#### 1.生物因素

生物因素是人格形成和发展的自然基础,包括遗传、神经体液、体态容貌等因素,智力、气质等都与生物学因素存在密切关系。但生物因素仅为人格形成提供了潜能,后天学习、经验以及环境条件等是潜能得以显现的必要条件。正如鸡蛋为成为小鸡提供了可能性,但鸡蛋能否成为小鸡,小鸡能否健康成长,还受很多外界环境条件的影响。

### 2.环境因素

环境因素是人格形成和发展的决定因素。环境因素主要是指社会因素,包括家庭、学校、社会环境等。

家庭为人格形成提供了第一环境,因此家庭的经济条件、社会地位、人际和谐、父母教育方式等都会对子女人格形成产生巨大影响,尤其是父母对子女的态度和教育方式影响最大。良好的亲子关系,民主平等的态度,有利于子女形成自尊、自信、友好等性格;反之,过分溺爱、放任自流、封建家长式的教育,会妨碍子女健全人格的形成。人格形成的过程中,在学校时间相当长,因此学校教育内容、教学方式、班级气氛、师生关系和教师的管理方式等,对人格的形成和发展都有着深刻的影响。社会是一个人成长的大环境,社会风气、社会文化、政治制度和经济水平等都对人格的形成和发展产生重要影响,如电视、网络、电影、名人言行等都起着潜移默化的作用,若其内容健康向上,有助于良好人格的形成。

### 3.自我教育

尽管许多环境因素是相似甚至是相同的,但每个人人格差异还是很大。这除了上面两个原因外,个人特殊的经历、实践、学习,个人的主观能动性也起着非常关键的作用。如有的人在艰苦的条件下,不抱怨,不放弃,自强不息,靠自我努力塑造出良好的人格。

## 二、人格倾向性

人格倾向性是人格的主要特征之一,它是人行为活动的基本动力,主要包括需要、动机、兴趣、爱好、理想、信念和世界观等。

### (一)需要

#### 1.需要的概念

需要(need)是个体和社会生活中必需的事物在人脑中的反映。它通常在主观上以一种缺乏或丰富感被体验着。人的一切行为都是为了满足未满足的需要而发生的。人的需要是无止境的,当原有需要满足后,新的需要就会产生。因此,需要不止,行为的动力不止。

#### 2.需要的分类

人的需要是多方面、多层次的。分析角度不同,需要的分类也不同。马斯洛需要层次理论是其中非常重要的一种分类方式。马斯洛认为,人的需要从低层次到高层次依次是:生理需要→安全需要→归属和爱的需要→尊重需要→自我实现需要。生理需要是最基本的需要,自我实现需要是最高级的需要。当较低层次的需要得到某种程度满足后,才会有动力追求更高层次的需要。

马斯洛还认为,不同年龄阶段需要的主题是不同的:婴幼儿主要是生理需要占优势,青少年时期尊重需要逐渐强烈,成人后自我实现需要开始占优势。

（二）动机

**1. 动机的概念**

动机（motivation）是激起人去行动或抑制这个行动的愿望和意图，是推动行为的内在心理因素。人的任何意志行动都是由一定的动机引起的。动机是由需要引起的。有了对某种事物的需要，就激起人们产生一种想满足需要的愿望。需要和外界刺激是动机产生的两个必要条件。当人的主观愿望和客观刺激条件相结合，变成指向行动并推动行动的一种心理驱动力时，需要就变成行动动机。

动机具有行为启动功能、导向功能和强化功能。动机越强烈，对所需对象的指向性和行为产生的可能性越大。但人的意志过程对行为的发生具有很强的调控作用。

**2. 动机冲突**

一个人会有许多的需要，会形成许多动机，构成复杂的动机体系。多种动机之间相互交错，有些会发生冲突。动机冲突有双趋冲突、双避冲突和趋避冲突三种基本形式。

（1）双趋冲突　是指两个目标对某个人具有相同强度的动机，但条件所限只能选择一个，形成"鱼与熊掌不可兼得"的矛盾心理状态。如一位门诊患者，面临既想住院治疗，又不想放下单位工作时的心理状态。当一个人遇到双趋冲突时，如果能分清轻重缓急，就容易解决这种冲突，否则就会让自己很纠结。

（2）双避冲突　是指两个事物是某个人都不愿意接受的，但条件所限必须接受一个，才能避免另一个，形成"前怕狼，后怕虎"的矛盾心理状态。如一位临床患者，既担心手术风险，又担心药物副作用，但病情要求他必须在手术和药物治疗之间作出选择时的矛盾心理。

（3）趋避冲突　是指某个人对一个事物，既想得到其"好"的一面，又不想面对其"坏"的一面，形成"想吃鱼又怕腥"的矛盾心理状态。如一位临床患者，很想通过手术彻底清除病灶，又担心手术创伤和风险。

工作、生活中出现动机冲突，是经常要面对的正常现象。学会应对动机冲突是一个人成熟的重要标志。动机冲突可以造成个体心理不平衡、不协调，若这种状态持续时间过长，强度过大，可引起心理障碍，影响心身健康。

## 三、人格心理特征

人格心理特征（individual mental characteristics）是指个人身上经常表现出来的本质的、稳定的心理特征，主要包括能力、气质和性格，其中性格是人格的核心。

（一）能力

**1. 能力的概念**

能力（ability）是指直接影响人的活动效率，促使活动顺利完成的人格心理特征。人的能力总是在活动中形成和发展，并在活动中得到体现。能力是人要完成某种活动的必要心理条件，但不是完成活动的全部心理条件。如保证护理操作质量，除与技术能力有关外，还与职业道德、责任心等有密切关系。

**2. 能力的分类**

人的能力可以从不同的角度进行分类。了解能力的分类，对认识人的能力差异，进行有针对性的能力开发有重要意义。

(1)一般能力和特殊能力　一般能力是指在多种活动中表现出来的基本能力,主要包括感知力、观察力、记忆力、思维能力和想象力等。它与个体的认识活动密切相关。特殊能力是指在某些专业和特殊职业活动中表现出来的一般能力的某些特殊方面的独特发展,如数学、音乐、文学、艺术等。一般能力与特殊能力是密切相关的。特殊能力都是在一般能力的基础上发展起来的,在活动过程中实现统一,离开具体活动,既谈不上一般能力,更谈不上特殊能力。

(2)模仿能力和创造能力　模仿能力是指人们通过学习知识,观察别人活动,按照原有模式进行活动和解决问题的能力。人们在学习活动中的认知、记忆、熟练操作能力多属于这种能力。创造能力是指产生新的思想和新的产品的能力。一个具有创造力的人往往能打破思维定势、传统观念、行为习惯,在平常的现象和事物中发现新的关系与联系,提出新的思想,创造出新的产品。模仿能力与创造能力是两种不同的能力。模仿只能按现成的方式解决问题,创造则能提供新的方式和途径。模仿与创造相互具有密切关系,人们常常是先模仿然后才能进行创造。

(3)实际能力与潜在能力　实际能力是指人们经过学习、训练和实践锻炼之后,已经达到的实际水平和能力程度。平时的考试、比赛、工作水平等,都是在评价"到目前为止已经达到的能力水平"。潜在能力是指人们将来有机会学习或接受训练时,可能达到的水平和程度。潜在能力只有在适宜的环境条件下,通过主观努力才能转变成实际能力。

(二)气质

**1.气质的概念**

气质(temperament)是指个体不以活动目的和内容为转移的典型的、稳定的心理活动的动力特征。它主要表现为个人心理活动的速度和稳定性(如感知觉的速度、思维的灵活度、注意力集中时间的长短等)、心理活动的强度(如情绪、意志的强度等)、心理活动的指向性(如倾向于外部反应或内部体验等)。

气质特性主要由生物学素质决定,俗话说"江山易改,禀性难移",指的就是气质具有不易改变的特点。研究发现,把同卵双生儿分别放在两种不同的生活环境和教育条件下培养,他们还仍然保持相似的气质特点,变化不大。但也不是绝对不变,后天的生活过程和教育以及实践活动,对气质也会产生积极或消极的影响。

**2.气质类型**

依据气质的表现所划分的类型叫气质类型。历史上有许多学者对人类气质类型进行研究,其中最有影响的是古希腊著名医学家希波克拉底的体液学说,他把人的气质分为四种类型:多血质、黏液质、胆汁质和抑郁质。这四种类型的各自特征如下。

多血质的人具有反应迅速,情绪发生快而多变,动作敏捷,有朝气,活泼好动,喜欢与人交往,注意力容易转移,兴趣易变化等特征。

胆汁质的人具有精力旺盛、坦率、刚直、情绪易冲动的特征。他们的心理过程和活动都笼罩着迅速而突发的色彩。

黏液质的人具有稳重、安静、踏实、反应迟缓、情绪不易外露、注意力稳定但不易转移、忍耐力强等特征。

抑郁质的人具有情感体验深刻、善于察觉细节、外表温柔、怯懦、孤独、行动缓慢、对事物的反应有较高的敏感性等特征。

现实生活中,典型的属于某一气质类型的人并不多,很多人是综合类型,或某一类型比例多一些。

**3.气质的实际意义**

(1)气质类型没有优劣之分　气质主要表明一个人心理活动的动物特征,不涉及活动的内容。任何气质类型都有积极面和消极面,它不决定一个人能力的大小和成就水平。任何气质类型的人都能成才,在不同领域内的杰出人物中,可以找出不同气质类型的代表。如中国历史上四位文学巨匠就分别属于四种气质类型:李白为胆汁质,郭沫若为多血质,茅盾为黏液质,杜甫为抑郁质。每种气质类型的人都可以发挥气质优势,也需要控制不利因素。

(2)气质与职业选择　气质类型虽然没有优劣之分,但不等于说它对职业没有影响。研究表明,某些气质特征往往为一个人从事某种职业提供了有利条件。有些职业对人的气质特征提出了特殊要求。如黏液质和抑郁质的人较适合持久而细致的工作;多血质的人比较适合武警人员,需要有处理突发事件的能力。

(3)气质与健康　很早就有人注意到气质和人的身心健康有密切关系。孤僻、抑郁、情绪不稳定、易冲动等气质特征不利于心身健康。

**(三)性格**

**1.性格的概念**

性格(character)是指一个人在社会实践活动中形成的对自己、对他人、对客观现实所持的稳定态度,以及与之相适应的习惯化的行为方式。性格是人格的核心,最能反映一个人的生活经历,体现一个人的本质属性,是人与人相互区别的主要心理特征。

人的性格是在生物学素质的基础上,在长期社会实践中逐渐形成的,性格标志着某个人的行为方向及其行为结果,它可能对个人或社会是有益的,也可能是有害的。因此,性格有好、坏之分,具有道德评价的意义。

**2.性格的类型**

许多心理学家试图划分人的性格类型,但由于性格的复杂性和理论观点不同,至今没有统一的分类标准。常见的性格分类方式有以下几种。

(1)按心理倾向分为外倾性与内倾性　外倾性的人感情外露,自由奔放,善交际,活动能力强,不拘小节,但也有轻率的可能;内倾性的人处事谨慎,深思熟虑,喜欢读书和思考,但往往顾虑多,缺乏实际行动,交际面狭窄,适应环境比较困难。

(2)按心理过程分为理智型、情绪型和意志型　理智型的人理智占优势,易用理智衡量并支配和调节言行;情绪型的人情绪占优势,行为举止易受情绪左右;意志型的人意志占优势,其行动目标明确,有较强的自制力,行为坚定。

(3)按个体独立程度分为独立型和顺从型　独立型的人不易受外来事物的干扰,具有坚定的信念,能独立地判断事物、发现问题和解决问题,在紧急情况下表现沉着镇静,喜欢把自己的意志和意见强加于别人;顺从型的人倾向于以外在参照物作为信息加工的依据,独立性差,易受暗示,容易不加批判地接受别人的意见,应激能力差,在紧急情况下容易表现惊惶失措。

## 四、人格与健康

健康不仅是没有疾病和虚弱,而且是指生理、心理和社会适应的完好状态。人格异常和社会适应不良属于不健康的范畴,塑造健全的人格是健康促进的重要内容。

心理学研究都已经证明,人格类型与心身健康关系密切,许多心身疾病都有相应的人格特征。如 A 型行为类型表现为争强好胜、竞争意识强、时间紧迫感强、敌对意识强,易患冠心病、高血压等心身疾病。美国卫生部研究院发现,A 型人格特征与过去公认的高胆固醇、吸烟和高血压并列为心脏病四个危险因子。此外,某些疾病也可以改变一个人的人格,如脑部感染性疾病、脑外伤、脑肿瘤、脑萎缩,均可引起明显的人格改变。

同样,人格与心理疾病也是互相影响、互为因果的。一方面,人格对心理疾病的发生、发展、转归和预后等各个环节都可能发生作用;另一方面,心理疾病也会影响甚至改变一个人的人格特征。

## 五、自我意识

(一)自我意识的概念

自我意识(self consciousness)是指个体对自己作为客体存在的各方面的意识。它是一个人对自己感知觉、情感、意识和人格的意识,对自己与客观世界关系的意识,对自己所处人际关系的意识,对自己心身状态的意识。因此,自我意识担负着个人的内心世界的梳理工作,在内部与外部世界之间起着协调作用。

(二)自我意识的构成

**1. 自我认识**

自我认识是对自己的洞察和理解。自我认识是了解自己的过程,它是内部进行自我梳理,内部和外部世界协调的基础。"人贵有自知之明",表明正确自我认识的困难和重要。自我认识包括自我观察和自我评价。

自我观察是指自己对自己的认知、情感、意志及人格的观察,并对所观察的情况进行初步分析。自我评价是一个人在对自己观察基础上,对自己的心理过程、人格、行为以及人际关系等的判断和评估。正确的自我评价是自我调节的重要条件,过高或过低的自我评价都会造成个人的适应困难。

**2. 自我体验**

自我体验是指自我意识在情感上的表现,包括自尊、自信、自爱、自卑等。自我体验是在自我评价基础上形成的。自尊是最重要的自我体验,自尊心不足就形成自卑;自尊不仅影响自我调节的力度,也影响个性的发展和个人能力的发挥。

**3. 自我调节**

自我调节是指自我意识在意志行动上的表现。在自我意识的基础上,个体在社会化过程中,正确评价主客观的差异,力求使自己的行为符合社会准则,激发自我控制的动机。在行动中运用自我分析、自我鼓励、自我监督等激励手段,对行为进行反复调节,最终实现良好的社会适应。

**学习小结**

　　心理学是研究心理现象发生、发展规律的科学。心理现象包括共性心理(心理过程)和个性差异(人格)。共性心理包括感知觉、记忆、思维、想象和注意,个性差异表现为人格倾向性、人格心理特征和自我意识。

　　感觉是人脑对当前直接作用于感觉器官的客观事物的个别属性的反映,知觉是人脑对当前直接作用于感觉器官的客观事物的整体属性的反映。感觉和知觉是心理现象的低级形式。记忆是人脑对过去经验的识记、保持和再现(再认和回忆)的心理过程。思维是人脑对客观事物间接的和概括的反映。想象是人脑对已有的表象进行加工改造形成新形象的过程。思维与想象是心理现象的高级形式。注意是人的心理活动对一定事物的指向和集中。注意分为无意注意、有意注意和有意后注意。

　　情绪情感是人对客观事物和对象的态度体验,而不是态度本身。情绪状态有心境、激情和应激三种,情感包括道德感、理智感和美感。

　　意志是指在实践过程中,自觉地确定目的,有意识地根据目的调节支配行动,克服困难,实现目标的心理过程。意志品质包括自觉性、果断性、坚韧性和自制力。

　　人格是表现在一个人身上的那些经常的、稳定的、本质的心理特征。人格包括人格倾向性、人格心理特征和自我意识。人格倾向性是人行为活动的基本动力,主要包括需要、动机、兴趣、爱好、理想、信念和世界观等。人格心理特征是指个人身上经常表现出来的本质的、稳定的心理特征,主要包括能力、气质和性格,其中性格是人格的核心。自我意识是指个体对自己作为客体存在的各方面的意识。自我意识包括自我认识、自我体验和自我调节。

 **目标检测**

**一、选择题**

　　1.以下属于良好意志品质内容的是(　　　)

　　A.自制力　B.想象力　C.思维能力　D.任性　E.武断

　　2."横看成岭侧成峰,远近高低各不同",形象地说明知觉的(　　　)

　　A.整体性　B.恒常性　C.理解性　D.选择性　E.抽象性

　　3.以下对性格的描述不正确的是(　　　)

　　A.性格是个体稳定的态度　　B.性格是个体习惯化的行为方式

　　C.性格有好坏之分　　　　　D.性格不受遗传影响　　　　E.性格不容易改变

**二、简答题**

　　1.试述心理的实质。

　　2.如何理解知觉的特征?

　　3.试述人格的特征。

　　4.试说出意志行为的特征和意志品质的内容。

### 三、案例分析

在电影和小说中,我们时常会看到白马王子和灰姑娘之间动人的爱情故事,最后常常会有这样的描述:"从此王子和灰姑娘过着幸福的生活!"

分析:请依据本章心理学知识分析王子和灰姑娘婚后的生活会很和谐吗?

# 第三章 患者心理与医疗行为中的人际关系

## 学习目标

【掌握】患者角色的概念;常见的患者角色转变问题;医患关系的概念;医患关系的基本模式及医患沟通技巧。

【熟悉】求医行为的分类;不遵医行为发生的原因。

【了解】患者求医行为的影响因素;特殊患者的心理特点。

## 心理案例

2008 年,73 岁的贺某因高血压病情加重住进医院,3 个儿子加上 3 个儿媳每天下班后轮流到病房照顾老人。病情好转后,医生通知贺某可以回家静养了,贺某却一直称自己"不舒服"不肯出院。儿子们便请求医生给母亲做检查。经过详细检查后,医生发现老人并无其他严重疾病,可以出院回家休养,但老人却坚持认为自己有病,需要住院。原来平时儿女们工作忙,没时间探望贺某,贺某生病后儿女不得不抽出时间轮班照料,贺某说:"住院多好啊,孩子们都经常来看我。""我生病住院了,孩子们来看我的次数多了,我觉得生活才有滋味。"

思考:如何理解贺某的行为?

人患病后,不仅出现生理与病理变化,而且会产生一系列心理问题。虽然不同患者的心理反应和心理需求不同,具有个性,但也会有一些共性的、规律性的心理特征。对医患角色及心理特征的理解,有助于医务工作者正确认识和分析医疗过程中的医患行为,从而为形成和谐的医患关系及正确处理医疗行为中的人际关系奠定基础。医疗行为中的人际关系是指在医疗行为中所发生的人与人之间的关系,涉及医务人员、患者及其亲属,以及社会的其他人员,而医生和患者的关系是其核心。这就需要我们了解医患双方的角色要求和心理特征。

## 第一节　患者心理

患者是一种特殊的社会角色,是医疗活动的主要对象,由于患病事件的出现,患者的心理过程、社会关系和社会行为都会发生变化。作为医患关系中的主导者,医务人员有必要考虑到疾病对患者造成的心理影响对疾病的诊断治疗过程可能发生的作用,充分调动其积极因素,并尽量避免消极因素的发生。

## 一、患者的基本心理特征

人患病后,心理活动也会发生一系列的改变,患者的心理活动归结起来有以下几个共同特点。

### 1.焦虑、恐惧

焦虑和恐惧是患者最先出现也是常见的情绪反应。患者的焦虑程度取决于患者对疾病的了解以及对疾病的治疗措施和想象中的疾病后果的担心程度,可以表现为心率加快、血压升高、失眠、头痛、注意力不集中、坐立不安、犹豫不决等生理和情绪反应。恐惧多见于急性病、危重病和手术患者。当患者认为疾病对自己的生命安全造成威胁或可能产生严重后果时,就会产生恐惧。

### 2.被动性依赖,行为退化

一旦进入患者角色,部分患者变得被动、依赖、顺从、情感脆弱、行为退化等,希望获得家庭和社会的支持,亲朋好友的关心照顾。患者意志力、独立性减退,感情脆弱,娇气,经常呻吟、哭泣等。

### 3.自尊心增强,产生孤独感

患病后总认为应当受到别人的关怀和照顾,对亲人及医务人员的要求不自觉的会偏高,如果这种要求得不到满足就会感觉到被忽视。对亲情的需要不能得到有效的满足,加上患病使人离开熟悉环境,各种信息获得减少,与医务人员的接触交谈的时间也不多,都会造成并加重患者的孤独感。

### 4.疑心加重

对疾病的担心,对有威胁性的特殊检查的可靠性和安全性的怀疑,对医生的不信任,对治疗手段的不理解等很多原因都可以引起患者的多疑。患者对于别人的言行特别关注,看到医务人员或家属小声说话就疑心与自己病情有关,处处疑心,惶惶不可终日。

### 5.其他

患者还可以表现主观感觉异常、抑郁、情绪易激动、习惯性心理反应等。

 **知识链接**

### 患者的习惯性心理

"习惯性心理"是指在客观环境发生变化时,人的心理活动并不完全能迅速地适应,中间需要一个过渡阶段。例如,一个人刚刚跟家人吵了一架,这时电话响了,他刚接起电话时就会带着怒气,因为他的习惯性心理还处在发怒阶段。同理,患者往往在刚刚患病时出现不服从医嘱、固执己见等情况,因为他还没有从健康人的心理活动中转变过来,还不能马上接受患病这个事实;刚刚病愈出院的一段时间,他也总感到"这儿不舒服,那儿不对劲",在康复期间总显得要求过多,以致使医生感到不快。以上就是"习惯性心理"造成的。

## 二、患者的角色

角色(role)是借用舞台上的用语,本意指在戏剧表演中,演员在舞台上的言谈举止要符合所扮演者的身份和社会地位。角色一词比较形象地反映了行动中人和人的关系,是社会行为和社会规范的具体体现。社会角色即社会身份。人患病以后进入患者角色,也就有了患者身份。尽管人的职业、地位、信仰、生活习惯、文化程度各异,所患疾病和病情也不尽相同,但患者角色相同。

### (一)患者角色的概念

患者角色又称患者身份,是指被医生和社会确认的患病者应具有的心理活动和行为模式。当一个人患病后,通过患病和康复的过程,与家庭、社会、医务人员之间产生互动。人们期待他有与患者身份相应的心理和行为,即担负起"患者角色"。

### (二)患者的角色特征

1951年美国社会学家帕森斯(Parsons T)提出了患者的四种角色特征。

#### 1.免除或部分免除社会职责

根据疾病的性质和严重程度,相应减轻他平时承担的社会责任。如急危重症患者可在较大程度上免除母亲、妻子、工作等社会角色,而如果疾病很轻,社会期望患者不免除或只部分免除社会责任。

#### 2.不必对疾病负责

因人对疾病本身无法控制,同时患病后患者不能靠主观意愿治愈,而只能处于一种需要得到帮助的状态。所以,患者对于患病并因此而解脱社会义务的状况是无责任的,不应责怪患者为什么得病,而应对患者提供必要的帮助。

#### 3.寻求帮助

患者有寻求医疗、护理帮助和情感支持的权利和义务。

#### 4.恢复健康的义务

生病不符合社会的愿望和利益,社会希望每个成员都健康,以承担应有的责任和角色。患者自身也需要为恢复健康而努力,积极配合医疗、护理工作、尽快康复。

由此可见,患者角色既有从常态社会职责中解脱出来的权利,又有积极求助于正规化医疗技术部门的帮助、配合医疗护理工作、尽快康复的义务。

### (三)患者角色转变

患者角色转变是指个体承担并发展一个新角色的过程,是一个失去原来的社会心理平衡并达到新的社会心理平衡的艰巨适应过程。当个体被诊断患有某种疾病时,其原来已有的心理和行为模式以及社会对他的期望和责任都会随之发生相应的变化。患者角色转变主要有以下几种类型。

#### 1.患者角色适应

患者角色适应指患者基本上进入患者角色,与患者角色的"指定心理活动和行为模式"相符合,表现为比较冷静,客观地面对现实,关注自身的疾病,配合医务工作,主动采取必要的措施减轻病痛。患者角色适应的结果有利于疾病的康复。

### 2. 患者角色缺如

患者角色缺如指已经患病的个体未能进入患者角色,不能按照患者的角色行事,不享受患者权利,也不履行患者义务。多发生在由常态角色向患者角色转变时,或发生在疾病突然加重时,表现为患病后不承认或没有意识到自己是个患者,否认自己有病或否认病情的严重程度,拒绝认同患者角色。那些自信心很强、自认为能把握自己的人往往不愿意扮演患者角色。当疾病会影响工作、学习或婚姻等情况发生时,一些人会处于现实矛盾中而不愿承担患者角色,例如某公职干部患心脏病住院治疗,医生嘱咐要绝对卧床休息,结果该患者觉得医生小题大做,不但不肯卧床休息,还四处走动,与病友们谈笑风生,其实是因为自尊心强而没有进入患者角色。

### 3. 角色冲突

角色冲突指患者在角色转变中,不愿或不能放弃原有的角色行为,与患者角色行为相互冲突的表现。同一个体常常承担着多种社会角色,个体在适应患者角色过程中与其病前的各种角色发生心理冲突,从而焦虑不安,烦恼,甚至痛苦。非患者常态角色的重要性、紧迫性以及个性特征等是影响患者进入患者角色的重要因素。例如一个单亲妈妈患病,医生要求其住院治疗,但是家中孩子小,无人照顾,这个妈妈就会非常焦虑,犹豫要不要住院治疗,这是妈妈的角色和患者角色发生冲突造成的。

### 4. 患者角色异常

患者角色异常指患者对疾病缺乏正确的认识,受病痛折磨而感到悲观、失望,产生焦虑和恐惧等心理,导致行为异常,如对医务人员进行言行攻击,自残甚至自杀等。

### 5. 患者角色强化

患者角色强化指患者适应了患者角色,安于已适应的患者角色而不愿重返常态角色的现象。角色强化多发生在由患者角色向常态角色转变时。由于产生了对疾病的习惯心理,患者依赖性加强,自信心减弱,对自己的能力表示怀疑,对承担原来的社会角色恐慌不安,不愿重返原来的生活环境。部分患者在患病期间某种特殊需要得到满足,而一旦恢复常态角色将失去这种满足,因此不愿恢复常态角色,常表现为自觉病情还未好转或严重程度超过实际情况,不愿出院或出院后小病大养,不肯恢复社会角色。

### 6. 患者角色减退

患者角色减退指已进入角色的患者,由于家庭、工作环境的变化对其提出新的角色要求,而使患者从患者角色中退出,表现为不顾病情而从事力所不及的活动,对病、伤的考虑不充分或不够重视,而影响到疾病的治疗。例如,一位患病住院治疗的母亲,在病情稍好转后,不顾医生和家属阻拦坚决要求出院,原因是儿子快考大学了,需要她照顾。这就是母亲的角色和患者角色发生了冲突,造成患者角色减退的表现。

对于以上各种患者角色变化,医务人员要予以重视,勿使医疗、护理、关怀、安抚等行为成为不利于患者角色转变的负面因素。

## 三、患者的求医与遵医行为

### (一)求医行为

求医行为是指当人们发现自己身体不适或处于疾病状态时,向医疗机构或医务人员寻求帮助的社会行为。

**1. 求医行为的分类**

(1)主动求医行为　这是通常的求医行为。

(2)被动求医行为　一些特殊人群,如婴幼儿、精神疾病患者或处于休克、昏迷等无法做出求医决定并实施求医行为的患者,必须由家长、家属或他人帮助才能去求医。

(3)强制求医行为　当患某些特殊疾病(主要是对社会人群有严重危害的传染性疾病)时,一旦发现,不管患者是否愿意,应给予强制性治疗。

**2. 影响求医行为的因素**

(1)对疾病或症状的主观感受　人们在求医之前一般有一个"自我诊断"的过程,"自我诊断"认为有病,才去就医。专业人员从专业立场去理解疾病,总希望患者观点与自己一致,而实际情况是看法常常不一致。有的人明明有病却认为自己没病,不去就医;还有的人明明没有病,却怀疑或担心自己有病,或者为了某种原因诈病,主动要求解除当前社会角色的责任,给自己和医疗机构带来一些不必要的忙乱。

(2)症状体征的性质和程度　人们通常根据有无症状或体征来判断自己是否生病以及疾病严重程度及紧急程度。转瞬即逝的轻微症状通常被视作无意义的,不会引起求医行为;急性病患者求医率较高,而慢性病患者求医率较低;症状对人身心功能的干扰程度越大,越容易发生求医行为。

(3)心理社会因素　求医行为与心理体验、社会文化背景、经济条件等情况有关。求医行为是一种具有社会意义的决定,一旦采取求医行为,便等于向社会承认自己是一个患病的人。有些人不愿意社会把他们看成患者,所以有病不求医;一些精神病患者或信仰某种宗教到迷信程度的人,会否认自己有病,不肯就医;在某些国家,疾病将使人丧失职业、丧失社会地位、丧失成功的机会,这就使一些人不敢求医;有些人因为对于医生或诊断过程有恐惧心理而不愿就医;另外,个人或家庭经济因素、医疗费用过高、居住偏远地区就医不方便等,也是造成不求医行为的原因。

**(二)遵医行为**

患者的遵医行为是指患者为了预防、治疗疾病而与医嘱保持一致的行为,如遵医务人员嘱咐按时服药、治疗、调节饮食和生活等。患者的不遵医行为是指患者不遵照医生的处方或医嘱进行治疗的行为。不遵医嘱的形式多样,表现为自己改变服药剂量,减少服药天数或次数,甚至自行停止服药;不按要求进行饮食调节、复诊;不执行或改变其他医嘱计划等。

**1. 不遵医行为的原因**

(1)患者对自己的疾病有不同的看法,医生不能说服患者改变其看法　这主要是患者对医生不够信任所造成的。医生性格的主观武断、不容分辩或优柔寡断、朝令夕改、追求大量不必要的实验检查或对检查和开药过于简单、夸夸其谈、不担风险等,都可能引起医患关系不良,造成遵医嘱率下降。

(2)治疗措施对患者要求过高　如果要求患者改变工作习惯、改变生活方式、改变饮食和嗜好,并要求其持之以恒,患者必须付出很大的努力才能做到,如肥胖症、糖尿病的饮食控制,许多患者即使了解治疗措施的意义,也因难于办到而不遵医嘱。

（3）治疗措施过于复杂　同时使用的药物种类过多，服用方法又不一样。特别是病情复杂，诊断不明时，医生倾向于给患者用多种药物。此时，患者往往不遵医嘱服药。有研究发现，要患者做的越多，做不到的就越多。

（4）对治疗措施的作用信心不足　慢性疾病患者，往往过去看过不少医生，吃过多种药物，疗效不显著，虽然继续来看病，但只是抱着"试试看"的打算。当治疗效果不明显时，患者往往不积极执行医嘱。

（5）医生对注意事项交代不清楚　医生对服药方法的指导语不明确，使用的是一些专业的名词术语，解释过于简单或过于繁琐，或者医生没有作必要的讲解，以致患者未弄清楚或错误地理解了医嘱，不懂装懂，因此不能正确执行医嘱。

此外，还有患者方面的原因，如：老年患者容易健忘，年轻患者容易忽略病情，急性患者症状缓解以后就会放松警惕，慢性病患者治疗过程中，没有见到明显效果之前容易产生心理懈怠，这些人都可能自动停止执行医嘱。文化水平较低、经济条件较差的患者或者孤僻、固执、多疑个性的人，不执行医嘱的比例较高。

**2.提高遵医嘱的方法**

（1）提高患者对医务人员的满意度　从管理制度、业务水平、服务态度、医德修养、医疗环境等各个方面提高医务人员的素质和工作效率。患者对医务人员越是感到满意，就越倾向于遵医嘱办事；患者越是感到医务人员服务态度不好、工作马虎草率，便越倾向于不严格按照医嘱执行，甚至完全拒绝医嘱内容。维护患者尊严，做好与患者的沟通和交流，给予患者情感支持等，也是提高患者满意度的重要措施。

（2）提高患者对医嘱的理解、记忆和执行程度　当医务人员告诉患者诊断、预后和医嘱具体内容时，要明确提醒患者医嘱内容的重要性，必要时对医嘱内容进行解释，直至患者完全理解。患者执行医嘱期间，应该经常检查督促执行情况，使患者听得懂、记得住、做得到。

# 第二节　医疗行为中的人际关系

**案例 3-1**

## 护士无言

某患者因骨折入院，手术顺利完成后被送回病房。病房护士根据术后医嘱对患者进行补液治疗。约数分钟后，患者出现全身瘙痒并发热，当班护士闻讯立即带着体温计赶到患者病床前进行观察，此时患者口唇发绀。当班护士意识到可能是因输液导致了病情变化，便停止输液，返回治疗室要求同班护士通知当班医生抢救患者，并立即回到患者身边，给患者吸氧、做心电图监护和换输其他药液等必要的急救处理。经医生及护士积极抢救，患者病情有所好转。但1周后，因其他并发症，患者病情恶化。

　　这位当班护士是已有十几年护龄的护理师,性格较为内向,在当天的抢救过程中,原本就少言寡语的她始终一言未发,特别是在患者家属多次催叫医生时,当班护士仍未将医生正在抢救的情况告诉患者家属。患者家属对当班护士的沉默寡言非常气愤,认为患者的病情恶化是由于当班护士没有及时通知医生而造成的,要求追究当班护士为主要责任者,并要求医院辞退该护士。然而,包括当班护士在内的许多人认为,在整个抢救过程中护士的护理操作和处理都是正确的,回不回答患者及家属的问题并不重要。况且她自己也积极参与了抢救,做了大量的工作。所以,当班护士不应承担任何责任。由此引发医患纠纷。

　　讨论:如何看待这位护士的表现?

# 一、人际关系与医疗行为

　　人际关系是指人们在物质交往和精神交往过程中形成和发展起来的人与人之间的各种关系。医疗行为中的人际关系是指医疗行为中以医疗方和患者方为基础所建立起来的关系,涉及医务人员、患者及其亲属以及社会其他人员,其中医患关系是核心。

　　医疗行为中的人际关系可分为两种情况:职业关系和非职业关系。职业关系即医务人员在进行职业行为时和患者及其亲属所发生的关系,如医生对患者施行手术,护理人员对患者进行护理,患者及其亲属对医务人员的治疗和护理的依从性等。非职业关系是指除了以诊断和治疗疾病为主干建立起来的职业关系外,医务人员、患者及其亲属建立起的、职业活动以外的、一般的人与人之间的关系。如有的医务人员与患者及其亲属成为职业活动过程中的朋友、恋人、夫妻,或成为从事其他社会活动的伙伴等。医患之间无论是"亲密无间"还是相互仇视,都不利于职业行为的顺利进行。所以,处理好医疗行为中的人际关系是医疗行为得以顺利开展的重要前提。仅重视医疗技术而忽略人际关系,会给医患双方带来不可估量的损失。

# 二、医生的角色及其心理特征

　　医务人员角色与患者角色对应,也是一种社会角色。虽然在不同的社会背景或不同的历史时期,医生的角色在内容方面有一定的差别,但总的说来,医生角色的内容大致包括以下几个方面。

## (一)医生角色的责任

　　医生角色的责任包括三个方面:①诊断和治疗的责任,这种责任既可以针对个体的,也可以是针对整个群体的;②预防和保健的责任,预防是对患者可能发生的疾病作出各种提前反应,而保健责任除了对群体进行健康教育外,也包括对个体进行躯体和心理的保健工作;③为社会提供安全感,这是医生这个行业存在的重要价值之一,医生的存在为群体的健康和生命提供心理上和现实中的安全保证。

## (二)医生的权利

### 1.诊断的权利

　　医生的诊断权利是社会赋予的,这种权利有时可以改变或影响个体的生活走向(如性病的诊断),或影响到个体能否顺利地获得工作(如精神分裂症的诊断),或决定个体是否可以享受到社会所提供的特殊照顾(如各种职业病的诊断),或决定个体的活动范围甚至自由是否必须受到限制(如某些重要传染病的诊断)等。行使这项权利的前提是医生具备崇高的职业道德和精湛的专业技能,保证诊断结果的准确性。

### 2. 了解患者隐私的权利

无论在什么时代,为了达到治疗和康复的目的,医生可以问及患者某些与疾病诊治有关的隐私,而患者也应向医生暴露自己的隐私。

### 3. 对患者进行各种检查的权利

为了达到诊断和治疗的目的,医生可以检查患者躯体的任何部位。

### 4. 对患者进行创伤性治疗的权利

在医疗过程中,有的治疗可能会给患者带来暂时性的或永久性的躯体伤害(如截肢)或/和精神上的伤害(如某种治疗过程给患者所造成的恐惧)。但为了达到诊断和治疗的目的,医生有权利对患者进行创伤性的治疗。

### 5. 参与司法活动的权利

司法活动在许多方面涉及医学知识,要借助医学界专家的帮助才能完成,如对罪犯是否具有民事或刑事责任能力的判断。

### 6. 获得较高报酬的权利

从社会群体对医疗行业的需求来看,医生有权利获得较高的报酬。

### (三)医生的义务

医生的义务包括:①在执业行为需要时,不计时间、不计报酬的工作,如在重危患者需要抢救的时候;②必要时,付出一切维护人民的生命健康,如在灾难、疫情发生,可能影响群体的健康,甚至危及群体生命的时候,医生面临的将不仅仅是时间耗费以及付出与收入不平衡的问题,有时可能还危及到自身健康甚至生命;③预防、治疗疾病和保健是医生工作本职。

### (四)医生的心理特征

### 1. 生存需要

医生从事医疗活动的原始动机和从事其他行业一样,是为了通过对患者的诊断、治疗,获得相应的报酬,满足自己生存的需要。医生应始终明确:没有患者,就没有医疗行业,也就没有医疗从业队伍,更谈不上将医疗作为一种谋生手段。如果医生不能明确这一点,医患关系的定位就会出现明显的偏差。

### 2. 被接纳及被尊重的需要

被接纳及被尊重的需要主要体现在两个方面:需要同行的接纳和尊重,需要患者的接纳与尊重。

### 3. 自我实现的需要

自我实现是个体需要体现自己的存在对于别人、社会的价值。医生的自我实现需要体现在通过治疗好患者来证明自己的存在价值。正是由于这种需要,促使医务人员不断从医疗实践中去探索、去积累经验,从而不断提高医生的医疗水平。

### 4.优越感

医生的优越感来自两个方面，一方面首先是来自健康人对于患病者的优越感，另一方面，是作为专业人员的优越感，这种优越感更为突出。

### 5.主宰欲和控制欲

医生的主宰欲和控制欲是以自身优越感为基础的，主要表现在医疗行为中希望自己有绝对的权威，希望患者及其亲属完全服从自己。

### 6.自卑和心理防卫机制

医生自卑有的表现得很明显，如对于社会地位显赫的患者过分谦卑，对于社会地位较低的患者不屑一顾。作为医生应及时意识到自己在医疗行为中的自卑问题，才能更好地调整好和患者及其亲属的关系。在医疗行为中，医生的心理防卫也随处可见。当同事之间有矛盾或不愉快事件发生的时候，医生可能在执业行为中出现对患者冷漠或不耐烦的情况，这是替代机制。当诊断和治疗遇到困难的时候，如医生的诊疗水平有限或受到当前医学界认识或技术的局限，有的医生很容易抱怨患者的不合作或不理解，这是投射机制。在医疗行为中，医疗方的确承受着很多压力和冲突，出现心理防卫现象是正常的。医生在执业过程中应经常自我反省，不断提高修养，正确处理自己与患者的关系。

### 7.社会环境影响

社会环境对于医生的心态也有影响，从而影响到医疗行为中的人际关系和医疗行为。例如，由于对商业性行为的蔑视，表现出对于患有性病个体的嫌弃；由于对刑事犯罪行为的憎恨，表现出对刑事犯罪行为患者的憎恨。与此相反，在社会环境的影响下，医生可能对自己或社会所关注的个体给予更多的医疗或医疗以外的照顾，如劳模、英雄人物、社会名流等。

## 三、医患关系模式

### (一)医患关系定义

医患关系是指医务人员向患者提供医疗服务过程中与患者建立起的相互关系。广义的医患关系是指提供医疗服务的群体与接受医疗服务群体之间的相互关系。狭义的医患关系是指医生个体与患者个体之间的相互关系。

正如西格里斯所指出的那样："每一个医学行动始终涉及两类当事人：医生和患者，或者更广泛的说，医学团体和社会，医学关系无非是这两群人之间多方面的关系。"医患关系是整个医学关系中最本质的内容，与医疗质量和医疗服务水平的高低密切相关。

### (二)医患关系模式

美国的萨斯和荷伦德于1956年在《医生-患者关系的基本模型》中提出了医患关系的三种基本模式。

### 1.主动-被动型模式

主动-被动型模式也称支配服从模式，指在医患关系中医生处于完全主动地位，其权威是绝对的，而患者则处于完全服从地位，不会提出任何异议。这种模式常见于婴幼病儿、昏迷、休克或全身麻醉手术过程中的患者。但对于一般患者，这种模式在诊疗中不利于发挥患者的主观能动作用,这是其最大缺陷。

### 2.指导-合作型模式

指导-合作型模式的特点是,医生与患者同处于主动位置,但医生仍具有权威性,他们从患者的健康利益出发对治疗方案提出决定性的意见,患者则遵循其嘱咐去执行治疗方案。不同的是,患者除了尊重医务人员的决定外也可以提出自己的问题,寻求医务人员的帮助。目前临床上的医患关系多属于这种模式。

### 3.共同参与模式

共同参与模式中,医务人员与患者同处于平等的相互作用位置,即医生与患者互相依存。这种模式多见于慢性患者,因为患者在长期与疾病作斗争的亲身实践中,对机体的生理机能、心理状态有一定的切身体会,同时在诊疗过程中医患之间都有一定的了解,因此双方都具有治好疾病的共同愿望并能够互相配合。这种模式能够发挥双方的积极性,对于提高诊断和治疗效果是十分重要的。

以上三种医患关系模式都是行之有效的,临床实践中应根据患者实际情况、医疗设施和治疗方法,采取适当的医患关系模式。医患关系模式的选择应以尊重患者权利、发挥患者主动性、达到最佳治疗效果为原则。如在抢救一个休克患者的过程中,早期应按照"主动-被动"的模式,随着患者病情好转,自主能力增强,可逐渐转入"指导-合作"模式,更有利于病情的恢复。

## 四、医患沟通技巧

沟通技巧是人际交往过程中必不可少的重要手段,对建立良好的医患关系非常重要。

### (一)沟通的定义

沟通是信息的传递和交流的过程,是个体之间信息的交流,以及情感、需要、态度等心理因素的传递与交流。

### (二)沟通过程的基本要素

(1)信息发出者  指发出信息的主体,可以是个人、群体、组织。

(2)信息  是沟通进行的最基本因素,可以是文字、声音、表情、姿势、动作等。

(3)信息传递途经  指信息传递的手段或媒介,是连接信息发出者和接收者的桥梁,如视觉、听觉、味觉、触觉、嗅觉等。

(4)信息的接收者  是接收信息的主体。在整个沟通过程中,信息发出者和接收者是不断互换的。

(5)反馈  接收信息的个体在接收和理解信息以后回传信息给信息发出者的过程。

### (三)沟通的分类

### 1.正式和非正式沟通

正式沟通是按照一定的规范,在一定场合,遵循一定的程序所进行的沟通,其所传递的信息准确。医生向患者及其亲属交代有关疾病的诊断、治疗情况,就属于正式沟通。非正式沟通形式灵活,传递信息快速,但信息不一定准确。医患之间既存在正式沟通,也存在非正式沟通,如医疗行为中交流个人的感受,了解各自的基本情况等。在医疗行为中,应注意根据信息的种类选择恰当的沟通形式。

### 2.上行沟通、下行沟通和平行沟通

上行沟通、下行沟通和平行沟通是按照信息流通的方向来进行的分类。上行沟通主要是指下级向上级传递信息,而下行沟通则是上级向下级传递信息的方式。医患沟通一般属于平行沟通。

### 3.单向和双向沟通

一方始终作为信息的发出者,而另一方始终作为信息接收者的沟通,属于单向沟通。双方互相作为信息的发出者和接收者的沟通属于双向沟通。在医疗行为中,医患双方的沟通有时是单向沟通,有时是双向沟通。如医生在公众场合向患者或患者亲属群体讲解有关健康或疾病的知识,就属于单向沟通。而医生在要求患者参与的医疗行为中所进行的沟通,则属于双向沟通。

### 4.言语沟通和非言语沟通

言语沟通是指借助于语言传递信息而实现的沟通,包括口头语言与书面语言;非言语沟通则指借助于举止、行为和表情动作等实现的沟通。

### (四)沟通的技巧

### 1.正确选用沟通的形式

沟通的形式多样,沟通中一定要根据信息的种类选用恰当的沟通形式,才能达到预期的效果。

### 2.正确使用沟通的渠道

传递信息可以通过言语(书面和口头)和非言语的多种方式进行。有的信息必须通过言语传递,而有的信息最好或必须通过非言语传递,如躯体的接触以表达关怀、问候,一个表情的传递以表达不满等。对沟通渠道的选择,应在实际的沟通过程中根据具体的信息、沟通的对象、场景和当事人的具体心态而定。

### 3.合理使用言语沟通技巧

(1)沟通中应善于使用开放式谈话的方式引导患者说话,将谈话内容深入,了解患者的心理需要。

(2)在沟通过程中应重视适时的反馈信息,使说话者的本意得以澄清、扩展或改变。

(3)在谈话时应集中注意力,倾听对方所谈内容。如果听者心不在焉地似听非听,或者随便中断说话者的谈话,或随意插话,都是不礼貌的,也是不利于沟通正常进行的。

(4)避免使用伤害性语言,包括直接伤害性语言(训斥、指责患者的言语)和消极暗示性语言等。

(5)善于使用美好语言,如安慰性语言、鼓励性语言等。美好的语言,使人听了心情愉快,感到亲切温暖,不仅有益于医患沟通,而且还有治疗疾病的作用。

**案例 3 - 2**

### 孟老的心思

73 岁的孟老突然感觉胸口有些憋气,走路有些喘,但又不那么明显,门诊医生告知其患肺源性心肌梗死,最好马上手术治疗。住院后等了一天,一位负责医生说:"需要会诊讨论治疗方案。"等了两天又说需要请一位专家来加入方案讨论。第三天、第四天……孟老等待着,猜测自己病情的严重程度。终于,在入院一周后,医生跟孟老说:"你也看见了,我们这么多专家一起讨论了很长时间,你的病要想治好是不可能的了,因为你年岁太大,如果要手术,麻醉这关你就挺不住。"

从那以后,孟老再也不配合护士吃药了,他拒绝治疗,而且对所有医务人员的话很反感。医务人员拿孟老没办法,不得已叫来了科主任。科主任来到孟老的病床边:"孟老,您好,我是心内科主任,今天来看看您,听说您遇到点小麻烦。别着急,看我能不能帮助您。肺源性心肌梗死是一种慢慢积累成的疾病,所以您之前没觉出这个病的严重性,是可以理解的。您想马上手术,我很佩服您的勇敢,但现在遇到点特别的情况,因为手术需要全身麻醉,您目前的身体情况,恐怕承受不住麻醉药对您心脏的考验。不过,孟老,您别着急,手术这个办法咱们使不了,但是也可以药物治疗啊。合理地吃药,也可以让您的身体恢复起来。"

讨论:同样面对一个患者,医生与科主任的话语区别在哪里? 应如何与患者沟通?

#### 4.恰当使用非言语沟通技巧

在医患沟通中恰当使用目光接触、微笑等非言语沟通技巧,也有助于医患沟通的顺利进行。另外,在沟通过程中,应注意保持各类型沟通时应有的人际距离。人际距离是交往双方之间的距离,距离的不恰当有可能成为沟通障碍和失败的原因之一。如两个陌生的异性之间在沟通时,一方过于靠近另一方,其行为本身就传递了歪曲的信息。实践中,有人将人际距离分为四种:亲密距离,约 0～0.5m,用于亲人之间的沟通;个人距离,约 0.4～1m,用于朋友之间的沟通;社交距离,约为 1～4m,用于相互认识的个体之间;公众距离,约 3～7m,用于正式场合单向沟通时,如演讲、讲课等时候。

在医疗行为中,对患者及其亲属群体进行健康教育时适宜公众距离;对患者或亲属传递有关医疗信息的正式沟通中,适宜社交距离;与儿童患者进行沟通时,适宜亲密距离。

沟通的各种技巧只是一个大的原则,在具体的沟通过程中,总是因人而异的。此外,沟通还受到个体的个性特征、文化背景、群体的生活习惯等因素影响。

# 第三节　特殊患者的心理

## 一、癌症患者的心理

随着医学水平的提高,部分癌症患者经过治疗可以痊愈或有效延长生命,但癌症仍然是威胁患者生命的恶性疾患,对患者身心造成创伤。癌症患者的心理活动分为以下五个阶段。

### 1. 否认期

不承认病情的严重,怀疑是医生诊断错误或检查错误。"我不可能患癌症","一定是弄错了!"这是许多患者获知病情后的第一个反应。在此阶段,患者常去各医院重复检查,试图否认诊断。患者的这种否认反应是应对突降不幸事件的一种自然心理防御反应,有时能起到应激缓冲作用,能使患者有时间应对一些挫折和打击,但是如果否认期持续过久会影响治疗。

### 2. 愤怒期

度过否认期,患者知道自己确实身患癌症,常会出现强烈的愤怒和不公感,表现出愤怒、怨恨,甚至是嫉妒的心理,会想"为什么偏偏让我患癌症?""老天为什么那么不公平?"甚至会把这种愤怒向周围的人发泄,如拿家人和医务人员出气等,这种不良情绪会消耗患者战胜疾病与正常生活的精力。

### 3. 妥协期

患者由愤怒期转入此期,不再怨天尤人,心理状态显得平静、友善,能顺从甚至积极地配合医疗护理工作。

### 4. 抑郁期

如果病情没有得到有效控制,患者意识到不久即将离开人世,便会表现出极度的伤感,进入抑郁期。此时患者处于消沉绝望中,身心疲惫、衰竭、消瘦、食欲睡眠极差,并急于安排后事,希望家属陪伴,减少孤独。抑郁期的患者有可能有自杀等极端行为出现。

### 5. 接受期

患者心理平静,已经默认死亡即将来临,对死亡已有充分准备。患者不再悲伤,也不再害怕,以平静、安详、坦然的心态接受死亡。

## 二、急危重症患者的心理

急危重症患者的特点是起病急、病情重、生命危在旦夕,需要紧急抢救处置,才有可能挽回生命。急危重症患者和普通患者相比,有不同的心理特点。

### 1. 焦虑、恐惧

由于起病急,病情重,且往往伴有严重的症状体征,如高热、大出血、剧烈疼痛或心血管疾病等,如果患者意识清楚,就会感到恐惧和不安,会担心自己能不能得到及时有效的救治,会不会造成不良后果,会不会有生命威胁等,心理活动十分复杂,出现明显的紧张焦虑反应和睡眠障碍,少数严重者可有惊恐发作或精神病性症状发生。

### 2. 悲观、抑郁

患者认识到自己的疾病非常严重,身体状况和社会功能必定会受到损害,或不能相信医务人员或医院的治疗水平,从而出现悲观失望、抑郁等消极情绪,对任何事物都不感兴趣,对治愈疾病感到希望渺茫。

### 3. 心理否认

部分患者否认自己有病或认为病情根本不严重,这种否认可以缓冲患者的过度紧张焦虑情绪,对心理具有一定的保护性作用,但也会影响疾病的治疗。

### 4. 退化性心理行为

急危重症往往对患者造成很大的心理冲击,如果患者本身承受能力较弱,便有可能出现退化性心理行为,表现为面色苍白、痛苦呻吟、哭闹、要求医务人员陪伴、对陪护人员或医务人员乱发脾气等。患者的这些退化性心理行为是患者内心紧张的一种外在表现。

此外,部分患者出现谵妄、药物滥用、人格障碍、戒断反应、依赖抢救仪器等。病情危重面临死亡的患者会经历与癌症患者类似的心理过程,出现否认期、愤怒期、妥协期、抑郁期和接受期的表现。

## 三、慢性疾病患者的心理

随着社会的发展,医学技术的进步,人类平均寿命不断延长带来的社会人口老龄化,以及人类生活方式的变革,导致慢性疾病患者日渐增多。目前慢性病已成为危害大众健康的主要疾病。慢性病病因复杂,起病缓慢,病程较长,容易反复。这类疾病很难根治,以致不少患者变成终身慢性病患者,如糖尿病、冠心病、原发性高血压、抑郁症等,对患者的生活、工作、心理状态均会带来很大影响。慢性病患者共同的心理特点有以下方面。

### 1. 否认

慢性病的诊断会给患者带来很大的冲击,会打破原有的生活秩序,患者通常的反应是否认。他们认为疾病不严重,或者认为疾病会很快治愈,或者认为疾病只有短期的影响。更有甚者,在面对证据充分的明确的诊断时,有的患者仍然会认为自己根本就没有病。否认实际上是一种心理防御机制,是潜意识拒绝接受现实以及疾病的潜在威胁。短时间内有利于保护患者,但长时间的否认会妨碍患者积极寻求治疗,影响患者的康复。

### 2. 外向投射性心理反应

外向投射是指一些患者在遇到自己不能接受的事情或遭受精神挫折时,推责于客观情况,责己少,责人多。患者对躯体方面的变化非常敏感,对治疗与护理的期望很高,经常责怪医生未精心治疗,责怪家人照顾不周,挑剔、任性、易感情用事,导致人际关系紧张。医务人员应该了解患者这种推诿于人的心理反应,其原因主要是患者失去了对疾病治疗的信心。所以,当疾病的部分症状缓解时,医务人员应及时肯定疗效,帮助患者树立信心,嘱咐家属要耐心、热情地照料患者,采取关心、同情的态度,方可缓和矛盾。

### 3. 内向投射性心理反应

这类患者自我压制、压抑,有不能接受的意念、感情和冲动。如果患者以往是心理内倾者,或是遇事对己严、对人宽者,则患病后容易产生自怨自责、悲伤情绪,对生活失去信心,表现抑郁、自责、自卑、退缩,甚至有自杀行为。慢性病患者自杀的比例远高于一般人群,尤其是老年患者。家属的情感支持、医生的鼓励和继续治疗是减轻或消除这类心理反应最好的措施。

### 4. "患者角色"的习惯化

慢性病患者因长期休养、服药、打针、依赖别人照顾,久而久之心理上易对疾病习惯化,并心安理得地长期休养下去,形成所谓的"患者角色习惯化"。这种情况下,患者角色便会成为巨大的障碍,不利于患者康复。

## 四、传染病患者的心理

传染病是由病原体引起的具有传染性的疾病,常可迅速传播,在一定外界环境条件下可以造成流行,严重危害人类的健康。传染病区别于其他疾病的重要特点是其具有传染性,因而往往造成患者的心理反应错综复杂、心理压力较大,除具有一般内科患者的心理特征外,还有其特殊的心理表现。

### 1. 恐惧

常见于首次患病且确诊病情的患者。一旦患了传染病,患者首先是畏惧心理,传染科病房的特殊环境、医务人员的服装以及各项严密的消毒隔离制度,均会对患者造成一定心理压力。患者担心因患传染病而感染家人或遭亲友们的嫌弃,甚至对外隐瞒所患病种。此时期患者比较敏感,医务人员的言谈举止均可影响患者的情绪。

### 2. 多疑

有些传染病患者在住院期间害怕再染上其他传染病,因而在病室内小心谨慎,过分疑虑,不敢活动,不敢接触病室内的各种物品。

### 3. 孤独

常见于住院患者。人是社会的人,都有爱与归属的需要,有社会交往的需要。为了防止疾病的传染和蔓延,患传染性疾病的人都要采取隔离治疗,因而,患者的社会交往受到严格限制,爱与归属的需要得不到满足。患者往往感到生活单调乏味,精神空虚无聊,因而产生孤独感。

### 4. 悲观、绝望

多见于病程长、病情重、经济条件差的患者。由于疾病长期折磨,不但经济上面临巨大的支出,而且对患者的工作生活也将产生很大的影响。患者思想负担沉重,终日烦躁不安,从而产生悲观、绝望的心理。

### 5. 自卑

患者一旦进入患者角色并被隔离,加上周围人群怕被传染而疏远和抛弃他们,会使患者感到自我价值丧失,产生自卑心理。

 ## 学习小结

医疗行为中的人际关系是指在医疗行为中所发生的人与人之间的关系,涉及医务人员、患者及其亲属,以及社会的其他人员,而医生和患者的关系是其核心。

患者共有的心理特征有焦虑、恐惧、被动性依赖、行为退化、自尊心增强、产生孤独感、疑心加重等,不同疾病种类的患者又有其特殊的心理反应。

患者角色转变包括患者角色适应、患者角色缺如、角色冲突、患者角色异常、患者角色强化、患者角色减退。医护人员的行为应有利于患者角色适时进行转变。

医生的心理特征有:医生的生存需要,接纳、被接纳及尊重、被尊重的需要,优越感,主宰欲和控制欲,医生所存在的自卑和心理防卫机制,社会环境对于医生心态的影响。在医疗行为中同样要考虑医生的心理特征,才有利于和谐医患关系的构建。

医患关系的常见模式有主动-被动型模式、指导-合作型模式、共同参与模式。根据患者所患疾病的特点不同,可选择不同的医患关系模式。另外,在医患沟通过程中,合理使用沟通技巧也是医患良性互动的重要条件。常用的沟通技巧有:正确选用沟通的形式;正确使用沟通的渠道;合理使用言语沟通技巧,如开放式谈话的方式、适时的反馈信息、集中注意力、避免使用伤害性语言、善于使用美好语言等;恰当使用目光接触、微笑等非言语沟通技巧,注意保持各类型沟通时应有的人际距离等。

特殊患者的心理特点各有不同,临床治疗上应因病而异。

 **目标检测**

**一、选择题**

1. 一位癌症患者在获知自己的病无法治愈后,对医生和护士进行殴打,这属于(　　)

A. 患者角色缺如　　B. 患者角色减退　　C. 患者角色异常

D. 患者角色强化　　E. 角色冲突

2. 医生告知患者已经可以出院,患者不愿意出院,认为病还没好,自述头痛、腹痛,希望医生再检查一下,此时患者的状态被称为(　　)

A. 患者角色缺如　　B. 患者角色减退　　C. 患者角色异常

D. 患者角色强化　　E. 角色冲突

3. 某人已被确诊为某病,而本人否认自己有病,此人的状态被称为(　　)

A. 患者角色缺如　　B. 患者角色减退　　C. 患者角色异常

D. 患者角色强化　　E. 角色冲突

4. 共同参与型的医患关系模式比较适合于(　　)

A. 急性患者　　B. 慢性患者　　C. 重症患者　　D. 绝症患者

E. 住院患者

5. 关于医患关系模式,应提倡(　　)

A. 主动-被动模式　　B. 指导-合作模式

C. 共同参与模式　　D. A、B、C 相结合的模式

E. 根据不同的情况采取不同的模式

6. 下列医患沟通形式中,不属于非言语沟通的是(　　)

A. 交谈　　B. 语调　　C. 动作　　D. 体态　　E. 表情

**二、简答题**

1. 常见的患者角色转变情况有哪些?

2. 医患沟通的技巧有哪些?

3. 癌症患者心理活动可经过哪几个阶段?

**三、案例分析**

张某,女性,65 岁,家住农村,有一个儿子原为工人,半年前失业,至今没有工作。儿媳以务农为生,孙女在初中上学。张某患高血压病 20 年,冠心病 5 年。患者几年来坚持按时吃药,

定期复诊,每天测量血压。近半年来,患者突然出现不按医嘱按时服药的情况,导致血压波动较大,曾因血压高头痛就诊。医生警告,张某都只口头答应,并未真正实施,终因病情加重而入院。

　　分析:张某的情况属于患者角色转变中哪一种?张某出现不遵医嘱行为的可能原因是什么?如果你是医务人员,你将从哪些方面解决张某的问题?

# 第四章　心理健康

## ➡ 学习目标

【掌握】心理健康的概念；心理健康的标准。

【熟悉】大学生常见心理健康问题的调适和健康心理观的培养。

【了解】个体在不同年龄时期的心理特征及心理健康问题。

## 第一节　心理健康的概念与标准

### 一、健康与心理健康

#### (一)健康的概念

健康是一个不断发展的概念。在不同历史时期,人类对健康的理解不尽相同。20世纪以前,人们对健康的认识就是不生病,仅此而已。随着社会发展,人们的健康观不断发生变化,健康概念的内涵在不断丰富。

1948年,世界卫生组织(WHO)提出:"健康不仅是肌体的强健和没有疾病,而且是生理上、心理上和社会方面的完好状态。"

1989年,世界卫生组织进一步对健康的定义做了补充,提出健康还应包括道德健康,即一个人在身体、心理、社会适应和道德四个方面都健康,才是真正意义上的健康。

#### (二)心理健康的概念

迄今为止,关于心理健康(mental health)还没有一个统一的概念,国内外学者一致认同的是:心理健康的概念是随时代变迁、受社会文化因素的影响而不断变化的。

《简明不列颠百科全书》将心理健康解释为个体心理在本身及环境条件许可范围内所能达到的最佳功能状态,而不是指绝对的十全十美。这种解释类似于现在提倡的"做最好的自己",把自己的天赋潜能发展到最佳状态。

一般认为,心理健康是指以积极有效的心理活动与平稳、正常的心理状态,对当前和发展着的社会、自然环境以及自我内环境的变化具有良好的适应能力,并由此不断地发展健全的人格,提高生活质量,保持旺盛的精力和愉快的情绪。

## 二、心理健康的标准

不同的理论学派对心理健康的定义不完全相同,用来判断心理健康的标准也各不相同。

世界卫生组织将心理健康的标准划分为三个方面:

(1)人格完整,自我感觉良好,情绪稳定,积极情绪多于消极情绪,并有较好的自我控制能力,能保持心理上的平衡;

(2)有比较充分的安全感,在自己所处的环境中,能保持正常的人际关系,能受到别人的欢迎和信任;

(3)对未来有明确的生活目标,切合实际地不断进取,有理想和事业上的追求。

我国的一些学者也提出了自己的心理健康标准,包括以下内容:

(1)智力正常　包括观察力、注意力、想象力、思维力和实践活动能力等。人类正常生活和社会活动应具备正常的智力。

(2)情绪健康　情绪健康的主要标志是情绪稳定和心情愉快,具体表现为乐观开朗,对生活充满希望,善于控制和调节自己的情绪,既能克制约束,又能适度宣泄,不过分压抑,情绪反应正常等。

(3)人际和谐　心理健康的人乐于与人交往,能充分认识到交往的重要作用,富有同情心,对人友善、理解、宽容、接纳,能采取恰当方式与人沟通,交往中不卑不亢,人际关系比较和谐。

(4)适应环境　能适应生活环境的变化,与现实保持良好的接触,不回避现实,能主动面对各种挑战,妥善处理环境与自身的关系,创造条件使自己始终处于有利的环境中。

(5)人格完整　健康人格的显著特点是能够有意识地控制自己的生活,掌握自己的命运,能够正视自己,正视过去,面对现实,注重未来,在实践中充分发挥自己的潜能,并实现自己的价值。

心理健康与不健康之间并没有绝对的界限,同时,心理健康是一个动态的、开放的过程。心理健康的人在特别恶劣的环境中,可能也会出现某些失常的行为。判断一个人的心理是否健康,应从整体上根据其经常性的行为方式作综合性的评估。

心理健康有三个层次:预防心理障碍的出现,即不患心理疾病是心理健康的最低要求;能够有效地学习、生活、交往,是心理健康的第二境界;发挥自身潜能、促进自我价值实现、追求自身全面发展,是心理健康的最高境界。

作为大学生应该努力追求心理健康的最高境界,不断发展自我和完善自我。

# 第二节　个体心理健康

## 一、儿童期心理健康

### (一)胎儿期心理健康

按照人类发展心理的年龄划分,将个体分为若干相对独立而又相互联系的阶段。从怀孕到出生,为胎儿期。一个新生命是从受精卵和胚胎发育开始的,注重胎儿的身心健康,就要注重妊娠期母亲的心身健康。

(1)注意营养,减少疾病　母体营养不足或营养过剩均可影响胎儿的发育,尤其是智力的发育。母亲患有严重心脏病、肝病等疾病,或妊娠早期患风疹等病毒感染性疾病,或过多受到X线辐射等,都会影响胎儿的心身发育。因此,平衡而足够的营养和预防保健,对孕妇是十分重要的。

(2)良好的情绪状态　孕妇应心情舒畅,保持平稳的情绪,规律的生活,尽量避免接触不良的刺激,这是保证胎儿心身健康的重要条件。心理学家发现,孕妇经常忧愁苦闷、急躁烦恼、悲伤恐惧,不但会使胎儿脑的供血量减少,还会产生一些有害神经系统的化学活性物质,影响脑的发育,并容易导致难产,使胎儿发生宫内窒息、缺氧,损害脑和神经系统。因此,要多方努力控制孕妇的心理社会环境,保持心情愉快,维护情绪的稳定。

(3)生活习惯　孕妇要避免烟、酒和药物的不良影响。研究发现,吸烟母亲所生子女的阅读理解力、数学计算力和一般能力都比较落后,并与母亲妊娠期的吸烟量成正比。母亲大量饮酒则会造成“胎儿酒精中毒综合征”。母亲过度劳累、熬夜或过度卧床,生活无规律,都会通过神经、内分泌的改变而影响胎儿健康。

### (二)婴儿期心理健康

胎儿出生后进入了人生的第一个阶段,直到上小学时(6、7岁),这一阶段被称为婴幼儿期。婴幼儿期可进一步分为婴儿期(0~1岁)、婴幼儿期(1~3岁)、幼儿期(3~6、7岁)。婴儿期是个体生长的第一个高峰期,婴儿期的心理健康被认为是心理健康的起点。此期心理发展的主要特点是感觉、运动发展最迅速,也是产生依恋性的阶段。

(1)母乳喂养　有人把物质营养、信息刺激和母爱称为婴儿期的三大营养。母乳营养充足,适合消化吸收,含有抗体和胱氨酸,可增加乳儿的免疫力,促进乳儿智力发育。且通过哺乳,可增加母亲与孩子在视、听、触摸、语言和情感方面的沟通,使孩子获得心理上的满足,有助于神经系统的发育和健康情感的发展。

(2)增加母爱　母亲的爱抚对婴儿的心理健康发展至关重要,而帮助婴儿建立依恋关系,减少分离焦虑是婴儿期心理健康的重要内容。依恋是指婴儿与主要照顾者之间的情感联结,分离焦虑是指婴儿离开了熟悉的环境,或他所依恋的人时所经历的紧张和不安全感。帮助婴儿减轻分离焦虑的方法有:玩捉迷藏游戏;在安全的环境下,与婴儿保持适当的距离;在必须分离时,可给婴儿一两件柔软的玩具或小毯子,让婴儿的依恋转移,使之适应与母亲的分离。

(3)训练教育　在交往中应注意乳儿语言能力的培养,并尽可能为其耳、眼、手、身提供丰富、适宜的刺激,加强感官功能和动作的训练,促进婴儿运动、感觉器官和智力的发育。例如,可以通过游戏活动来增强体力,促进大脑发育,有利于儿童创造性、社会性和认知能力的发展。

### (三)幼儿期的心理健康

3~6岁的孩子处于幼儿期,也叫学龄前期,主要心理特点是认知能力、情感、意志和个性开始形成,出现了逻辑思维和判断推理,具有极强的模仿力。在3、4岁时出现了对父母的反抗,心理学上称为第一反抗期。因此,注重幼儿心理健康,需注意以下几点。

（1）促进幼儿言语的发展　父母要多与儿童交谈、聊天，为幼儿运用言语进行交际创造机会，鼓励儿童多讲话，不厌其烦地回答幼儿提出的各种问题等。

（2）培养幼儿的独立生活能力　父母要为幼儿提供独立行为锻炼的机会，要大胆让幼儿去实践，父母可给予帮助、鼓励，要有耐心。

（3）培养良好的生活行为习惯　幼儿有很大的可塑性，这个阶段应注意培养他们良好的生活行为习惯。如让他们学会自己穿衣服，整理玩具，注意饮食卫生，少吃或不吃零食，对人要有礼貌，不自私等。

（4）组织多种形式的游戏　玩耍与游戏是幼儿的主导活动，通过多种形式游戏，幼儿的各种运动协调能力、认知能力、情绪表达和控制能力、人格，均可得到很好的锻炼。

（四）儿童期的心理健康

儿童期指 6～12 岁，也称为学龄期。这一时期也是心理发展的一个重要转折时期。此期内，脑的发育逐渐成熟，是智力发展最快的时期，记忆容量显著增加，口头语言迅速发展，开始掌握书写语言，思维逐渐由形象思维向抽象逻辑思维过渡；个性得到全面发展，自我意识与社会意识迅速增长，但性格的可塑性大；道德观念逐步形成，喜欢模仿。在这一阶段，良好的学习氛围、愉快地学习生活、良好的人际关系、亲情关系，均有益于儿童的身心健康和发展。

（1）科学合理安排学习　老师和家长对新入学儿童应多给予具体的指导帮助，重视各项常规训练，合理安排学习时间，注重教学的趣味性，培养和激发儿童好学的动机、兴趣，以适应由游戏活动为主到由学习主导活动的转变。

（2）培养创新性思维　成年人不应该对小孩的行为加以干预，往往淘气的孩子兴趣更广泛，知识面广，思考问题的路子更广阔，而且心理发展也比较健康。教育儿童，对儿童的要求不要面面俱到，而应让孩子有一定的独立性，注意儿童思维的灵活性、多样性、多向性、创造力和想象力的培养，这样才有助于培养生动活泼、聪明伶俐、身心健康的儿童。

（3）注意非智力因素的培养　非智力因素即良好的心理品质，从三个方面加以培养：良好的道德情操；良好的意志品质，在困难面前不低头的勇气，持之以恒的韧性；富有同情心，善于与人相处，并善于调控自己的情绪等。

## 二、青少年期心理健康

人们习惯上把青少年期作如下划分：12～15 岁为少年期，15～18 岁为青年初期，18～22 岁为青年中期，22～28 岁为青年晚期。在这一时期，生理上生长迅速、变化急剧，包括身体外形的剧烈变化，体内功能的迅速健全，性器官和性功能的发育成熟。同时，这个时期又是人生的"暴风雨期"、"危险期"。他们最需要父母的支持，需要社会的关心和理解。

（1）培养良好的自我意识和适应能力　青少年是自我摸索、自我意识发展的时期，要让青少年寻找相应的对策来应对其在社会生活中遇到的各种挫折与矛盾，使之正确地认识和评价自我，帮助青少年树立适当的奋斗目标，促进青少年之间的相互交往，以增进其心理健康。

（2）保持情绪稳定，及时解决情感问题　青少年的情绪容易受外界的影响，不稳定，易冲动，情感容易过于激动，甚至表现为怨天尤人，自尊也可能会转化为自卑、自弃。应帮助他们找到合适自己的对付挫折的方法，调整好情绪情感，尽早摆脱困扰。例如，期望值适当，增加愉快生活的体验,及时宣泄自己的情绪,不良情绪的行动转移等。

(3)调适好人际关系　青春期是人生中第二反抗期。处于青春期的青少年与家庭的关系逐渐疏远,不再事事听从父母的指挥,对父母的教导产生疑虑,有时对老师的话持怀疑态度。在经济上,青少年很希望自己支配一些钱和物,但经济尚未独立,还要依靠家庭,这种独立与依附的矛盾心理常常使青少年情绪不愉快,甚至造成亲子关系不和,影响两代人的心身健康。因此,应及时进行心理调适,相互尊重、理解和信任。

(4)防止性意识的困扰　青少年时期第二性状的出现,意味着青少年性功能的逐渐成熟,这一变化反映在心理上会引起性意识的觉醒。青少年性意识有一个持续发展的过程。青少年在青春发育的初期,由于生理上急剧变化,性别发育差异,青少年对性生理变化缺乏必要的心理准备,易产生不适现象,如对性的问题感到害羞、不安和反感,但通过对性知识的学习、了解,完全可以克服。随着年龄的增长,生理、心理的进一步成熟,青少年男女之间会产生一种情感的吸引,相互怀有好感,对异性表示出关心,萌发出彼此接触的要求和愿望。因此,对性有正确的知识与态度是性心理健康的首要问题。

## 三、中年期心理健康

中年期大致从 30～60 岁,是以躯体和心理从成熟到衰老的变化的标志来划分这一年龄阶段的,是由青年向老年过渡的阶段,既要承担工作和事业上的重担,又要肩负赡养老人、抚育儿女的重任,从而成为负荷最大的人群。中年期的心理健康问题是相当突出的。

(1)中年必须善于控制自己的情绪　借助适当的学习和训练手段,保持健康的情绪和心理上的平衡,增进心身健康。积极投身现实的各项社会活动及正当的业余爱好,可以分散、转移或取代消极情绪。

(2)要善于用脑与合理用脑　用正确的思维方法和工作方法来指导工作和处理好各种矛盾,例如,不要操之过急;不要让一些无谓的烦恼来加重大脑的负担,让大脑的工作和休息符合规律;不要长期熬夜,改变一些不良的睡眠习惯,使生活规律化。

(3)加强体育锻炼　不要因为工作繁忙或身体健康而忽视体育锻炼。"生命在于运动",体育锻炼对中枢神经和内分泌系统都有良好的作用,可以改善循环和呼吸功能,促进新陈代谢,提高大脑工作效率,以旺盛的精力和愉快的心境去工作和生活。

(4)顺利度过更年期　更年期是一个从成熟走向衰老的过渡时期,女性一般在 47～52 岁,男性一般为 55～60 岁。更年期是衰老过程的一个转折点,是人的一生中生理上和心理上变化比较剧烈的时期。更年期的人们内心往往有不可言喻的烦闷、焦虑、情绪不稳定,部分人会产生明显的心理反应,甚至出现更年期综合征。因此,心理保健具有重要意义。首先,要正确认识自身的心身变化,通过自我调节和控制,保持乐观情绪,避免过分疲劳,防止情绪激动,积极锻炼身体,合理安排生活工作,正确对待各种生活事件,以便顺利度过更年期;其次,生活要有规律,包括起居有常,饮食有节,适当地进行体育活动,培养广泛的兴趣,保持身体素质的健康和外貌的整洁;第三,创造良好的周围环境,主要是家庭成员、邻居同事、单位领导对更年期综合征患者的理解、体谅、容忍、同情和关怀,这是十分重要和必要的。

## 四、老年期心理健康

人生的老年期,是指60岁至死亡这段时期。进入老年,个体的生理功能出现衰退,心理功能老化,甚至离岗后的社会职能、生活环境的转变都要促使老年人做心理的调整和适应。

(1)学会自我调节,保持乐观情绪　规律生活,时刻保持积极向上的心理状态极为重要,另外,还应学会有意转移注意力,加强自控力,保持内心的宁静。

(2)多运动　实践证明,运动可延缓衰老。生物学家的研究已经证明人的肌体"用进废退",古人也早就提出"不动则衰",日本一位研究老人问题的专家指出"君欲延年寿,动中度晚年"。因此,老年人要注意加强身体的适度锻炼,循序渐进,持之以恒。

(3)坚持学习　老年人应遵循"用进废退"的原则,坚持学习,坚持科学用脑,不但有利于减慢心理的衰老进程,而且能不断学习新事物,继续为社会做贡献。

(4)正确面对疾病和死亡　步入老年期,个体常患有一种或多种老年疾病,越来越深刻地意识到死亡的临近,并由此产生心理波动。死亡也是生活的一个部分,只有对死亡有心理准备,不回避,不幻想,才能让老年人克服对死亡的恐惧心理,从容不迫地生活。同时子女要多关心和体贴老人,多进行情感沟通,老人有病及时医治,使老人感到温暖和安全。

# 第三节　大学生心理健康

大学生的普遍年龄在18~25岁之间,正处于青年中期,因而具有青年中期的许多特点。但作为经过竞争脱颖而出的一个特殊的群体,大学生又不能完全等同于一般青年。良好的心理素质不仅关系到大学生个体的心身健康和全面发展,也直接影响到国家和民族的发展。

## 一、大学生生涯规划心理

大学生涯或大学生活是年轻人价值观形成和知识储备的重要时期,是做好未来要从事的职业生涯规划的最好时机。大学生应该从踏入大学校门开始就对自己的大学生活有一个总体设计,为自己的发展设定长远目标,根据自身特点做好职业生涯规划。

### (一)大学生生涯规划中的常见问题

#### 1.职业生涯规划的意识淡薄

据劳动保障部门的一份调查显示,60%的大学生没有"职业生涯"概念,或不重视职业生涯规划,更不知道自己的优势和劣势,仅有12%的人了解自己的个性、兴趣和能力,清楚自己喜欢什么职业的人只有16%。可见,许多大学生进入大学,生活没有目标,不清楚自己的大学生活该如何度过。

#### 2.职业生涯规划的目标模糊

相当一部分大学生在选择未来职业目标时易受名利、发展条件、薪金水平、社会地位等外在因素的影响,而对个人能力发展、潜能发挥、个人兴趣实现等与内在自我价值有关的方面没有加以重视,导致选择的目标与自我的关联度不大,甚至完全脱离自己的特点。这种目标模糊的认识与选择倾向对实现自我价值是有潜在危险的,需要加强对这种危害的认识,及时调整目标。

### 3.职业生涯规划的执行力不够

大学生对职业生涯的规划缺乏主动性和行动力,"有规划,没落实",更多地将想法停留在思想层面,甚至有的学生还未提到思想层面,这就使得职业生涯规划在一定程度上成为纸上谈兵,并未起到实质作用。

 **案例 4-1**

#### 大三学生的失落

光阴似箭,感觉才进校不久,就已经大三。感觉就像刚醒悟过来,却只剩下一年的时间。我现在的心情有些失落,也有些后悔。觉得自己浪费了太多时间,浪费了大把的青春,我心中真的好难受,但是有什么办法?

都不知道这两年多来,自己干了什么? 自己学了什么? 要是问我这几年学了什么东西,我真是没有胆量说。回想起自己大一时候,感觉像是雾里看花,一晃就完了。大二的时候,知道自己需要学习一些东西,但是由于没有好好的规划,所以自己的一些想法还是没能实现。已经进入大三了,想想大一大二的点点滴滴,心里难受着,但岁月不能倒流。虽然很失落,但是也要振作,我所能做的就是抓住现在,珍惜现在,好好地规划现在与未来。

讨论:出现大学生活失落感的原因是什么? 如何有规划地度过大学生活?

(二)大学生职业生涯规划与能力发展

#### 1.认清自我

要实现自我的价值,首先应学会客观分析自我,审视自己的能力、性格和个性特点,知道自己是什么样的人、适合做什么工作,有效地排除各种心理困扰,保持良好的心态,从而使自己的选择切合实际,找到自己的最佳位置。

#### 2.评估职业环境

在职业生涯规划时,大学生仅仅了解自己还不够,仅仅了解自己想从事的职业也不够,还应该了解职业环境、了解社会。掌握整合自我探索与职业环境探索信息的技能,以便更好地确定职业发展目标和发展路线,做到人职匹配。

#### 3.构建个性化的知识结构,提升职业能力

为做好职业生涯的规划,大学生要做到有目的地去学习。在学习基础知识、技能的前提下,以未来职业和终生生涯发展的要求来构建自己的个性化知识结构,提升职业竞争能力。

#### 4.加强职业指导,开展心理教育

毕业生在择业过程中产生的心理误区和心理问题,其中很重要的原因在于没有规划、盲目择业,造成心理失衡。加强职业发展与生涯规划指导工作,了解掌握择业阶段毕业生的心理状况,有针对性地开展心理咨询,帮助大学生客观认识自己,做好择业前的心理准备。

## 二、大学生学习心理

学习是大学的主要任务和重要活动形式,学习上的困难和失败是引发大学生心理问题的重要原因。要充分了解大学生学习的专业性、实用性、自主性、多元性、探索性等特点,针对出现的学习心理问题,采取有效措施加以调适,建立学习活动与心理健康之间的良性互动,促进大学生健康成长和全面发展。

### 1. 树立科学的学习观

现代人应树立终身学习的观念。刚进入大学的学生必须尽快调整自己的学习观念,将为高考而学习转变为为适应时代需要而学习,为终生发展而学习,为振兴中华而学习。

### 2. 增强学习动机

学习动机是推动大学生学习的内部动力。培养新的学习动机,一是要确定新的奋斗目标,注意使个人目标与社会责任感联系在一起,把近期目标与长远目标结合起来,这样的目标才会产生强烈而持久的动机;二是通过培养专业兴趣来增强内在学习动机;三是通过社会实践和社会调查,强化和稳定学习动机。

### 3. 消除学习焦虑

克服学习焦虑,首先应正确认识和评价自己的能力,其次要注重增强心理承受能力,三是要尽快适应大学的学习特点,改进学习方法,提高学习效率。克服考试焦虑,关键是端正对考试的态度;平时学习要认真;以平和的心态对待考试焦虑。特别严重的考试焦虑可以寻求心理医生的帮助,进行放松训练、系统脱敏治疗等。

### 4. 克服学习疲劳

克服学习疲劳,主要是学会科学用脑,合理安排学习时间及适当调换学习的内容。

## 三、大学生情绪管理

情绪与人的生活密切相关,良好的情绪状态能使大学生健康地发展,也是大学生心理健康的重要标志,不良的情绪无疑会影响到大学生的学习、生活和健康。大学生情绪活动呈丰富性、冲动性、文饰性及心境化等特点,因此大学生培养良好的情绪,是促进心身健康的有效途径之一。大学生情绪调控的一般方法有以下方面。

### 1. 接纳情绪

对于情绪的管理,既要学习主动增加并积累积极情绪,又要接纳并处理好负面情绪。负面情绪具有重要的价值,如痛苦是受创后的解毒剂,恐慌是面临危险时的信号,内疚则能使人不再犯同样的错误。在情绪冲动时,人很难做出高质量的决策,所以在面对负面情绪时首先要坦然接纳并体验,然后再想办法去解决。

### 2. 合理宣泄

对于大学生活中遇到的各种矛盾冲突引发的情绪困扰,应尽早进行调整或宣泄,过分压抑只会使情绪困扰加重,而合理宣泄则可以把不良情绪释放出来,从而使紧张情绪得以缓解。情绪宣泄的方法有倾诉、哭泣、高喊、运动等。

### 3. 转移注意

转移注意就是把注意力从引起不良情绪反应的刺激情境转移到其他事物上去,或者从事其他活动的自我调节方法。当出现情绪不佳的情况时,要把注意力转移到自己感兴趣的事上,如外出散步、看电影、打球、与朋友聊天等,这些都有助于情绪平静。

### 4.积极暗示

暗示对人的情绪乃至行为都会有一定的影响和调整作用,既可以用来松弛过分紧张的情绪,也可用来激励自己。通过自我默想,使意识范围逐渐缩小,排除干扰,全身松弛,纠正情绪的失衡状态,使人从烦恼、愤恨、紧张等消极情绪状态中解脱出来,达到内心的平静。

## 四、大学生人际交往心理

人际交往是人与人之间的相互作用,是以人为对象的一种活动形式。良好的人际关系有助于缓解内心的冲突和苦闷,减少孤独、空虚等。不良的人际交往则增加挫折感,引发内心的冲突和矛盾,产生一系列不良的情绪反应,影响身心健康。大学生常见人际交往问题主要表现在交往态度、人格问题及认知障碍等方面,因此培养良好的人际交往能力,不仅是大学生活的需要,更是将来走上社会职业发展的需要。

### 1.正确认识人际交往

作为大学生,应当清醒地认识建立和谐融洽的人际关系对自己的健康成长及发展的重要性,树立提高自身交往能力的信心和决心。把大学生活作为人生的一个新起点,平和而理智地看待周围的人和事,谦虚待人,摆脱定式思维,克服人际交往中的认知偏差,注重交往的双向、平等和选择性。

### 2.克服自身人格缺陷

不同的人有不同的人格缺陷,应针对自身情况有意识地进行调适。自卑者要善于发现自己的长处,肯定自己的成绩,要进行积极的自我暗示、自我鼓励。自负者应认识到现实中不可能事事以"我"为中心,要学会关心别人,对别人的进步和成功表示关心和赞美。嫉妒和报复心比较强的人则要经常提醒自己不要陷于"敌对心理"的漩涡中,要培养必要的涵养,学会忍让和克制,避免产生攻击行为。羞怯心较强及有孤独感的人则应当大胆、真诚地开放自己的内心,拆除心中的篱笆墙,才能走进别人的心灵世界。

### 3.塑造个人形象,提升人际魅力

人与人的交往是思想、智慧、能力及心理的交流与影响。要想形成一个广泛的人际脉络,不仅要有积极主动的态度,还必须内强素质,外塑形象,增进个人魅力。大学生要学会每天以最佳的状态面对生活;多读好书,多学知识,从中汲取有益的营养;培养真诚、热情、自信、幽默、克制等优秀的品质。同时还要注意提高自理自立的能力。

## 五、大学生性心理与恋爱心理

### (一)大学生性心理

### 1.大学生性心理特点

(1)对性知识的渴求　大学生的性心理基本上是生理急剧变化带来的本能作用,对异性的认识还披着一层朦胧的面纱。宿舍"卧谈"是当代大学生讨论、交谈、学习性知识的主要形式,男生给女生"打分",女生则谈论理想的男生形象,讨论婚姻的利弊,消除自己对性方面的疑虑、恐惧,强化自己的性别角色认同。

(2)对异性的爱慕与追求　爱慕与追求异性是青年大学生性心理的主要表现,爱慕异性是性生理、性心理走向成功的必然结果。男女青年对异性的追求特点是不同的,男青年对异性的爱慕情感外露而热烈,女性则表现为细腻和深沉,男人更多靠视觉,女人更多靠触觉,这也充分体现了大学生性心理的差异。

(3)两难选择的性欲　青春期出现性欲与性冲动是正常的。人们对性的渴求在很大程度上取决于个人意志的控制,不仅仅受本能的支配,生理的性欲与意识层面的压抑成为大学生的两难选择。青春期的男女,只具备性生理的成熟,远不具备承担性交所产生的社会责任的能力,因而压抑是常用的抑制性欲的策略。

### 2.大学生健康性心理的培养

培养大学生健康的性心理,首要的是对大学生进行系统、科学、完整的性教育,同时鼓励大学生积极参与两性间的正常交往。而作为性健康教育的主体,大学生自身的努力才是促进性心理健康发展的主要手段。

(1)获取科学的性知识　对性知识的获取应该注意三点:一要摆正学习性知识的良好心态,积极主动解除心理压力,不以获取性知识为耻;二要培养自己良莠鉴别的能力,要保证所学性知识的科学性和正确性;三要坦诚地接受专业咨询人员的指导。

(2)培养完善的性观念　大学阶段是各种观念形成的关键时期,尤其是性观念最为明显和突出。性观念的完善要依据社会整体观念的发展变化来调节,也要根据周围人的特点来进行细微调整;完善性观念既是一个自觉自愿的行为,也可以是被动过程。大学生作为高素质群体,应该更加主动地去完善自己的性观念。

(3)预防和处理各种性问题　性问题主要包括性生理和性心理两个方面,二者相互影响。性生理发育不良容易引起自卑、焦虑、恐慌等心理问题;反过来,性心理问题如性焦虑等,往往导致不理智的行为,危害身体健康。因此必须进行积极地预防,一旦有问题即采取有效方式进行处理。积极治疗是有效处理各种性问题的最好途径。

### (二)大学生恋爱心理

恋爱是大学生生理和心理成熟的正常现象,对大学生的身心健康发展有很大的促进作用。但是如果存在恋爱心理不当、恋爱行为不当、感情纠葛等心理问题,处理不好会给当事人造成很大困扰,影响正常的学习和生活,甚至影响到身心的健康发展。因此,必须树立正确的恋爱观,正确处理恋爱中遇到的各种心理问题。

### 1.树立正确的恋爱观

大学生通过系统教育和自觉的理论学习,应当深刻地意识到爱不仅是一种权利,更是一种责任和任务;应当以高度负责的态度对待恋爱;应当懂得爱情是一种相互信任与相互支持,是一份责任与奉献。责任与奉献则意味着个人道德的修养,它是获得崇高爱情的基础。

### 2.培养健康的恋爱行为

培养健康文明的恋爱行为非常重要,尤其对于大学生群体。大学生恋爱应当言谈文雅、行为大方,表现与自身素质相符合,特别是在公共场合,粗俗的亲昵动作不仅会引起人的反感,也会有损爱情的纯洁与尊严。

### 3.培养爱的能力

一个人心中有了爱，在理智分析之后，要敢于表达、善于表达，这是一种爱的能力。当一个人面对别人的示爱，能及时准确地对爱做出判断，并做出接受、谢绝或再观察的选择，这也是一种爱的能力。大学生要具有迎接爱的能力，就应懂得爱是什么，知道自己所好、所需。当别人向自己表达爱时，能坦然地做出选择，这样才能把握爱情的主动权。对于自己不愿或不值得接受的爱应有勇气加以拒绝。

### 4.提高恋爱的挫折承受能力

大学生在恋爱过程中遇到各种波折是在所难免的。当爱情受挫后，用理智来驾驭感情，总结经验教训，寻找解决问题的方法和途径，在新的追求中确认和实现自己的价值，从而提高自己的心理承受力和思想水平。

## 六、大学生挫折心理

作为大学生应该正视现实，学会处理压力与挫折，将压力转化为前进的动力和奋发的契机，在挫折中提高心理承受能力，在挫折中成长得更加坚强。

### 1.正确看待挫折

首先要正确认识挫折的普遍性和不可避免性。只有认识到挫折是普遍存在的，才能坦然地面对挫折，正视挫折，接受挫折的考验，经受挫折的磨难，树立信心，采取有效措施，最终战胜挫折。其次，要认识到挫折具有两重性。挫折既有消极作用，也有积极作用，两者在一定条件下可以相互转化。

### 2.接纳自己

大学生应根据自己的学习要求、成长要求，恰如其分地分析自己的长处和短处，对自身的不足要有充分的了解，才能扬长避短，实现自我价值。要客观地认知自我，肯定自己，接纳自己，提高自信心和挫折承受能力。

### 3.调整目标

挫折与失败的出现，很可能是因为目标偏高或目标不切实际。当现实的条件无法企及时，不妨对目标做一些必要的调整。这种目标的调整，既可以是降低目标，也可以是改换目标。目标的调整，标志着一个人已经从心理上走出了挫折，开始了新的历程。

### 4.正确归因

造成失败的原因内外兼有。应该从事实出发，认真分析成功与挫折的真正原因，是外因还是内因，或者是两者相互交织起作用。通过对挫折原因的分析，认清挫折产生的情境，找出对策，转败为胜。正确归因，有利于战胜挫折，提高抗挫折能力。

### 5.调控情绪

遭受挫折后，人会产生情绪反应，将不良情绪宣泄出去以维持生理与心理的健康平衡，是转败为胜的重要环节。比较常见、有效的情绪调控方法有倾诉、痛哭、活动释放等宣泄方式。

### 6.合理运用自我防卫机制

自我防卫机制是一种自发的心理调节机制，属于无意识应对挫折方式。一般有升华、补偿、幽默、认同等建设性防卫机制，这是自我防卫机制的较好方式，既能释放能量，又能获得社会的承认和赞许。另外,还有文饰、压抑等掩饰性防卫机制以及否认、推诿等逃避性防卫机制。

## 七、大学生生命教育

### (一)认识生命

生命是什么?张曙光认为:生命本身就意味着人的感觉、享受、激情以及酸甜苦辣、悲喜爱恨、束缚舒展、自由自在。生命的存在是一种自然属性的体现,自然生命是生命的外在表现形式。和自然生命同时存在的、能够展示个体自然生命在特定历史境遇中的是社会属性,社会生命是生命存在的本质。因此,生命是由相互联系的自然生命与社会生命组成的有机系统。

生命教育是以寻求人的生命本体为基础,以尊重人的生命尊严和价值为前提,以人的生命的整体性与和谐发展为目的的教育。通过这种教育,可提高人对生命及其存在价值的认识,让人懂得生命的意义,从而认识生命、尊重生命、珍惜生命和敬畏生命。

生命教育不仅是学生心身健康发展的必要条件,也是社会发展的迫切要求,更是学校教育发展的必要趋势。在生命教育的具体实施中,要注意引导学生做到生命的和谐统一,要注重学生个别差异性,更要引导学生学会共情和学会关心,培养学生与人共处、学会关心他人的能力。

### (二)珍爱生命

#### 1.加强生命观层面的教育

诸如加强生命意义、生命价值、生命责任等观念方面的教育,教育大学生珍惜生命,树立正确的恋爱观和价值观,遇到挫折时学会向朋友和家人倾诉。

#### 2.加强心理抗挫折能力的培养

保持理智思考的习惯,学会客观地分析事物,学会换位思考。大学生时常要注意自己的心理状况,懂得求助,培养积极乐观的生活态度。

#### 3.加强对自杀行为的了解和认知

每个大学生都应该知道,许多人在生活中的某些时刻都有过自杀的念头,而大多数自杀危机都是有时限的,都是基于当事人的某种思虑混乱及其矛盾的心绪。帮助有自杀意图的人从自己的问题中解脱出来,帮助他们找到另外的解决办法,就能帮助他们渡过危机。

#### 4.掌握一定的帮助技巧

如果能识别和觉察他人的自杀信号并提供有效的帮助,就能预防和大大减少生活中的自杀事件。主要有以下一些技巧:①保持冷静,倾听当事人的诉说,承认他(她)的无助和无望感;②开诚布公地谈论自杀这一话题;③鼓励当事人解决问题,做出积极的选择;④在危机解决前,一定要守候在当事人身边;⑤争取有效的专业化帮助,如向学校的心理咨询机构求助等。

 ## 学习小结

心理健康是一个不断变化的概念,因此用来判断心理健康的标准也各不相同。

人的一生依据年龄阶段的划分,处于不同的心理发展时期,应根据心理特点的不同进行心身健康的维护。

大学生常见心理健康问题主要表现在职业生涯规划与能力发展、学习心理、情绪管理、人际交往心理、性心理和恋爱心理、挫折心理和生命教育与心理危机等方面。

 **目标检测**

**一、简答题**

1. 什么是心理健康？心理健康有哪些标准？

2. 试述大学生常见的心理健康问题。

**二、案例分析**

小张是一位来自县城、家庭经济困难的大学新生。中学阶段他在县重点中学读书,学校把学习始终抓得很紧,同学之间竞争激烈,小张成绩一直不错。考入大学后,小张忽然感到学习没有了动力,生活没有了目标,上课打不起精神,学习得过且过。除上课外,自己可以支配的空余时间多了很多,但都用在上网聊天、打游戏上了。他说自己不是因为喜欢上网而荒废了学业,而是因为实在没劲才去上网。有时想到家中辛辛苦苦供养自己的父母,也恨自己不争气,但是他不知道怎样才能找回学习的动力。

分析:考入大学是大学生学习的终极目标吗？针对小张的心理问题,你认为该如何进行调适？

# 第五章 心理应激与心身疾病

## 学习目标

【掌握】应激的概念；影响应激的中间因素。

【熟悉】心身疾病的概念及其发病机制。

【了解】几种常见心身疾病的病因、诊断和治疗。

## 心理案例

这是小丽上大学的第一年，尽管她每逢节假日也回家，但在以前她从未离开过她的家庭、朋友和男友这么长时间，想家的感觉从来没有这么强烈过。她与男友相处已经一年多了，两个人的感情也很好，因为不能像在家一样经常在一起，这让她产生了猜疑，常常想象男友还在与别人交往，并且经常做相同内容的梦。为此，她每周频繁给男友打电话，说是想听听他的声音，到后来男友知道了她的想法，二人为了她的猜疑经常争吵。在她看来，男友是那么英俊，自己是那么的胖。但实际上，她的体重是在健康范围内的。她在学习和生活中也碰到许多不如意的事，诸如常感到宿舍楼里不够安静、作业过分束缚、校园俱乐部活动以及兼职工作常遇到挫折等。此外，她的电脑一直坏着，还没有钱去修理，经常感冒又增添了坏心情。近几个月以来，她的身体状况逐渐变差，睡眠很少，经常感觉身体不适，最后不得不去看心理医生。

思考：如何面对生活中的应激？

# 第一节 心理应激

心理应激(psychological stress)是在内外环境变化的刺激作用下，由于客观要求和自身应对能力不平衡所引起的一种心理和生理适应或不适应的紧张反应过程。应激过程可以概括为四个阶段，包括：应激源的产生、影响应激的中间因素、应激反应及应激对健康的影响。适宜的应激有助于心身健康，能够提高人适应环境的能力和抗压能力。而持久的、频繁的、强烈而突发过度的应激可以使心身功能和社会活动产生障碍，神经内分泌功能紊乱，免疫力下降，引发各种心身疾病。

## 一、应激源

应激源又称刺激物或刺激，是指能够对机体提出适应要求，并可引起机体应对反应或稳态失衡的客观变化的环境事件或情境。一切环境变化都可以是潜在的应激源,只有被个体认知性评价观察到,对自身具有威胁或挑战的应激源才是实际有效的应激源。

(一)按性质属性分类

**1.躯体性应激源**

躯体性应激源是指直接作用于人的躯体,发生刺激作用而引起心理应激,造成心身紧张状态的刺激物,包括各种化学的、物理的、生物的刺激物和疾病等因素,如低温或高温、辐射、噪音、电击等。

**2.心理性应激源**

心理性应激源是指直接来源于人大脑中的紧张信息,包括人际关系的冲突、认知和情绪波动、强烈的要求和不切实际的过高期望等。心理性应激源反映的是心理方面的困惑。生活中的应激事件随处可见,有的人无动于衷,有的人却耿耿于怀,主要在于个体对压力的认知能力不同。如果过分夸大压力的威力,就会造成一种自我验证的预期,从而引起心理障碍。

**3.社会性应激源**

社会性应激源主要指能够引起个人生活方式改变,并促使人们对其做出调整和适应的情境与事件。社会性应激源小到个人的社会交往、生活、工作的变化及日常的种种困扰,大到社会生活中的重要事件,包括灾害、经济衰退、战争创伤等,这些事件往往对受害者造成重大打击,而且事件的目击者和救援者,及受害者的亲朋好友也会体验到或大或小的应激压力。

**4.文化性应激源**

文化性应激源是指因语言、风俗、习惯以及生活方式、宗教信仰等发生变化而造成的刺激或情境。最常见的文化性应激源是文化性变迁,即从一种语言环境或文化背景进入到另一种全新的语言环境或文化背景中,包括社区、城市,以及民族、种族、区域和国家的变迁。陌生的环境和不同的生活方式促使承受变化的个体产生应激。

(二)按事件对个体的影响分类

**1.正性生活事件**

正性生活事件是指个人认为对自己的身心健康具有积极作用的事件,亦称获得性或满足性事件。这些事件具有明显的积极体验,如晋升晋级、立功嘉奖、新婚生子等喜庆事件。

**2.负性生活事件**

负性生活事件是指个人认为对自己会产生消极作用的不愉快事件,亦称丧失性事件。这些事件具有明显的消极性质,造成较明显而持久的失落感等情绪体验,如降职下岗、患病离婚、亲人死亡等。

(三)根据社会生活情况分类

**1.生活事件**

生活事件是指强度超过机体耐受能力,易引起丧失感、威胁感、不安全感、矛盾决策的生活事件。人际关系问题,如与亲朋好友、同事领导之间的意见分歧和矛盾冲突等。突发疾病或健康变故产生的个人健康问题亦会给个人造成心理威胁,如患病、外伤、手术和分娩、癌症诊断、心身不适、病情恶化等。

### 2.日常生活中的困扰

日常生活中的困扰是指引起精神烦恼的日常生活小事,日积月累,也会扰人情绪,有损心理健康。日常困扰不仅影响应激,还与整体健康尤其是与心理障碍、应激相关疾病、神经症、心身疾病有关。但对同一事件,有人感到烦恼(即负性生活事件),而有人则感到振奋(即正性生活事件)。日常困扰常在人们自我调节控制范围之内,通过自我调节减轻日常困扰的累积效应,从而可以提高生活质量、增进心身健康。

### 3.工作相关的应激源

工作相关的应激源特指个体与工作岗位的要求不相适应。与工作有关的职业性应激源,包括不良的作业环境和恶劣的工作条件(如高温、噪音、空气污染、工时太长、频繁倒班等)、特殊工作性质(如要求大强度、超负荷、高度注意力集中、付出情感和责任过多的岗位)或者单调重复的流水线工作、超出工作者实际能力限度的工作,均致使个体不能适应工作要求等。

### 4.环境应激源

(1)外部物质环境　包括自然和人为两类因素。属于自然环境变化的有寒冷、酷热、潮湿、强光、雷电、气压等,可以引起冻伤、中暑等反应。人为因素有大气、水、食物及射线、噪声等方面的污染等,严重时可引起疾病甚至残废。

(2)个体的内环境　内环境的许多问题常来自于外环境,如营养缺乏、刺激过量等。机体内部各种必要物质的产生和平衡失调,如内分泌激素增加,酶和血液成分的改变,既可以是应激源,也可以是应激反应的一部分。

(3)心理社会环境　大量事实说明,心理社会因素可以引起全身性适应综合征,具有应激性。亲人的离丧常常是强力的应激源,因为在悲伤过程中往往产生明显躯体症状。有研究表明,新近丧偶者在当年的死亡率比同年龄其他人高得多。

### (四)根据事件的主客观性分类

### 1.客观事件

客观事件即不以人们的主观意志为转移,所有个体均能明显体验到的事件,包括生老病死和天灾人祸等。这些事件能引起强烈的急性精神创伤或是延缓应激反应,即创伤后应激障碍。客观事件基本由个体以外的因素引起,也可以是习得性的,除受害者和亲历者外,也可作用于目击者、受害者的亲人身上。

### 2.主观事件

主观事件是以个体主观因素为主的事件。但这种划分是相对的,很多事件既具有客观性,又具有主观性。生活事件是个体主观因素与外界因素相互作用的产物。主观事件有时难于为其他人所体会和认同,实际上纯粹是个体的主观产物。主观事件和个体需求与欲望(生理与心理)、价值观、选择与决策等因素有关。

客观事件和主观事件的划分不是绝对的,许多事件既具有客观属性又具有主观属性。主观愿望与客观现实之间的巨大差距,矛盾凸显,才是心理应激产生的根源。

## 二、影响应激的中间因素

应激是多因素的集合概念,各因素在内涵上普遍存在着交叉重叠的关系,其主要影响因素有认知评价、应对方式、个性和社会支持。

（一）认知评价

认知评价是指个体从自己的角度出发,对所遇到的生活事件的性质、程度和可能遭受危害情况的觉察。

**1.根据应对过程分类**

根据个体应对过程,通常将个体对生活事件的认知评价过程分为初级评价、次级评价和认知再评价。

（1）初级评价　是指个体对应激源性质的判断。某一事件发生时,个体即可通过认知活动判断其是否与自己有利害关系、是否构成威胁。如果判断事件与自己无关,则不采取任何行动;如果评价事件积极有利,会导致愉快、振奋情绪;如果评价事件为威胁或存在潜在危害,个体出现紧张。初级评价主要由刺激因素和个体的人格特征所决定。

（2）次级评价　是指个体评价并选择对事件威胁的应对方式及其适应能力。一旦得出利害关系的判断,个体立即会对事件是否可以改变及对个人的能力作出判断。要判断自己能够利用的人、物质和社会资源,以及能够消除应激的各种应对方式。初级评价和次级评价是相互依存、不可分割的。伴随着次级评价,个体会同时进行相应的应对活动。

（3）认知再评价　是在初级和次级两步评价的基础上,对现实情境作出再度认知评价,判断这种潜在的应激源是否具有现实意义及其性质。认知再评价的结果是应激或者是无应激反应。对事件刺激的察觉可分为威胁、危害、丧失和挑战,其中挑战最富有积极意义。

**2.根据应激结果分类**

根据应激的结果,将评价结果区分为积极应激及不良应激。

（1）积极应激　可以适度提高大脑皮层的唤醒水平,集中注意力,调动积极情绪和理性思维,正确使用应对防御机制。

（2）不良应激　会过度唤醒大脑,导致焦虑、注意力分散、自我意识模糊、情绪反应过度或低下,导致思维非理性和应对策略运用不当等。

（二）应对方式

应对方式是个体解决生活事件及减轻事件对自身影响的各种策略,故又称为应对策略。目前认为,应对是个体为缓冲应激源的影响,应付心理压力或挫折,摆脱心理冲突引起的自身紧张状态而产生的认知性适应行为过程。也可以说是个体为应对难题,有意识地采取认知和行为的措施。关于应对在应激过程中的作用和地位存在着不同的看法,应对的性质、种类,以及与其他心理社会因素的关系,至今仍是应激研究中颇具争论性的问题。

实际上应对的涵义很广泛,或者说应对是多维度的,涉及应激过程中的多个环节,有多种不同的分类。从应对的指向目标看,有的应对策略是针对事件或问题的,有的则是针对个体情绪反应的。前者称为问题关注应对,指向应激源,包括事先应对、获得信息、规划策略、寻求社会支持、调动平时不常使用的资源和力量、驾驭环境,着重于调整人与环境的关系,对抗应激源;后者被称为情绪关注应对,指向自身,是对应激性情绪或生理性唤醒的控制,进行情绪调节以减轻事件的冲击,通过降低烦恼并维持一个适当的内部状态。

按对健康产生有利或者不利的影响可分为积极应对和消极应对;从应对的主体角度而言,应对活动涉及个体的心理活动(如再评价)、行为操作(如回避)和躯体变化(如放松);从应对策略与个性的关系而言,一些与个性特质有关的、相对稳定的和习惯化的不同应对风格,或称为特质应对。

#### (三)个性

个性决定了个体的行为方式、生活方式和习惯倾向,直接影响个体对应激源的认知评价、情绪产生和生理反应。个性不同决定了个体对外界挑战的适应和应对策略方式,以及个体的人际关系差别,从而决定了获得和利用社会支持的质量差异。个性既可以作为疾病的非特异性因素,在不同疾病中均起作用,也可以成为某种疾病的重要条件,而且与心理健康和心身疾病有着密切关系。个性影响个体对应激源的认知评价、态度、价值观和行为准则等,而应对方式和策略的实施与个体的性格、气质、能力、受教育程度等密切联系,这正是同一应激源引起人们不同反应的重要原因。

在现代社会中,人们经常面临各种生活事件与日常困扰,但不同人的应对能力不同,应激反应各异。多项研究认为,个性对人体应激反应的影响程度与个性行为类型有关。有人按个性对应激源易感或抵抗分类,归纳出易感应激人格和抗应激人格。易感应激个性存在以下倾向:思维上的刻板倾向,评价上的缺陷倾向,情绪上的焦虑倾向,行为上的逃避倾向,社交上的封闭倾向,内心多冲突倾向,选择与决策的艰难倾向。这些常导致个体在个人与社会生活关系中总是陷入激烈的内心矛盾与心理应激之中。他们中的许多人还有一种易于引起冲突,甚至主动"寻求"难以调和的冲突的倾向。

个性特征影响应激反应的程度,特定的个性容易导致特定的负性情绪反应,进而与心身症状发生联系。个性是生活事件与应激反应的中间纽带,情绪可能是个性与疾病之间的桥梁。在应激过程中,个性与各种应激相关因素之间存在广泛的联系,个性通过与各因素间的相互作用,最终影响应激心身反应的性质和程度。

#### (四)社会支持系统

社会支持是指个体与社会各方面(包括亲属、朋友、组织和社团等因素)所产生的精神和物质上的联系程度。社会支持作为应激个体可利用的外部资源,具有减轻应激的作用,能减缓心身疾病的发生和发展,是个体影响应激反应的外部中间因素。

社会支持包含内容广泛,包括一个人与社会所发生的客观的或实际的联系,例如得到物质上的直接援助和社会网络的支持。这里的社会网络是指稳定的社会联系(如家人、朋友和同事等)和不稳定的社会联系(如非正式团体、暂时性的交际等)的大小和获得支持的程度。社会支持还包括主观体验到的或情绪上的支持,即在社会中被尊重、被支持、被理解的程度。社会关系本身就是应激源和致病源,许多生活事件本身就存在社会支持方面的问题。

认知因素影响社会支持的获得,特别是影响主观支持的质量。多项研究证明,社会支持与应激事件引起心身反应呈负相关,说明社会支持对健康具有保护作用,并进一步可以降低心身疾病的发生和促进疾病的康复。社会支持与个性也有一定关系。性格孤僻内向的人不易及时获得和充分利用社会支持。不同性格的人在类似的生活事件刺激下应激反应不同,性格内向的人比外向者更易发生应激反应而致不适感和患病,其原因可能由于内向者不容易获得和充分利用社会支持。

## 三、应激反应

应激反应是指个体因为应激源所致的各种生物、心理、社会、行为方面的变化,常称为应激的心身反应。心理应激反应受多种应激因素的制约,在应激研究中很难对应激反应范畴作严格的界定。应激反应不是孤立地发生于某一局部器官系统,而是全心身的系统的综合变化,既有生理系统的变化,又有心理、行为和认知的改变。

### (一)应激的心理反应

应激的心理反应可以涉及心理和行为的各个方面,例如应激可以使人出现认识偏差、情绪激动和行动刻板,甚至可以涉及个性的深层部分,如影响到自信心等,但与健康和疾病关系最直接的是应激的情绪反应。常见的应激情绪反应包括焦虑、抑郁、恐惧和愤怒等。负性情绪反应还可与其他心理行为活动产生相互影响,使自我意识变狭窄,注意力下降,判断能力和社会适应能力下降等。与应激心理反应相对应,机体在行为上也会发生改变,主要包括逃避与回避、退化与依赖、敌对与攻击、无助与自怜以及物质滥用等,这是个体为缓冲应激对自身的影响,摆脱心身紧张状态而采取的应对行为策略。

### (二)应激的生理反应

应激的生理反应以神经解剖学为基础,最终可涉及全身各个系统和器官。大脑是形成心理应激的源头,大脑调控应激反应,同时也是应激作用的靶器官。各种心理刺激通过脑干的感觉通路传递到丘脑和网状结构,而后继续传递到涉及生理功能调节的自主神经和内分泌功能的下丘脑以及心理活动的"认知脑"区和"情绪脑"区,在这些脑区之间产生广泛的神经联系,以实现活动的整合;同时通过神经体液途径,调节脑垂体和其他分泌腺体的活动以协调机体对应激源的反应。应激的生理反应通过神经系统、内分泌系统和免疫系统的中介途径,即心身中介机制对躯体各器官产生影响。这三条中介途径其实是一个整体,如应激源长期持续过强地作用于人体,则可引起持续的、严重的生理活动紊乱,最终发生心身疾病。

### (三)应激认知反应

在应激反应过程中,个体内稳态失衡,处于紧张状态,可以干扰和影响注意力、记忆力、智力、逻辑思维和对外界的判断能力,从而直接或间接降低个体认知能力;认知能力下降又促使个体产生动机冲突、挫折增多,激发不良情绪,形成负性情绪和认知功能下降的恶性循环。长期下去,会影响自我评价,导致自我价值感降低,表现为自卑、悲观、丧失自信、忧虑、多疑、缺乏自我控制与自我调节,应用不成熟的心理防御应对刺激,通过歪曲现实来改变认知。

## 四、心理应激与健康

心理应激是个体在某种环境刺激作用下,由于客观要求和应对能力不平衡所产生的一种适应环境的紧张反应状态。心理应激也具有双重性:一方面它会破坏人的心身平衡,在某些情况下损害人的健康,加重或造成疾病;另一方面,适当的心理应激又是人体健康所必需的条件。

适度的心理应激是人成长和发展的必要条件。个体的成长发育取决于先天遗传和后天环境。研究表明,个体早期,特别是青少年时期,适度的心理应激经历可以提高个体对生活的应对与适应能力,如艰苦的家庭条件与生存环境,能锤炼青少年坚强的意志与毅力,使他们在以后的各种艰难困苦面前应对自如,社会适应能力大大增强。心理治疗的临床经验也从反面证实了这种情况:缺乏心理应激的青少年(如被父母过度保护),适应环境的能力较差,走向社会的过程中往往容易发生环境适应障碍和人际关系问题。

心理应激对健康既有积极作用又有消极作用。当心理应激超过人的适应能力就会损害人的健康,引起生理和心理反应,出现身体不适与精神痛苦。心理应激反应有急性心理应激状态和慢性心理应激状态两种。急性心理应激状态,临床常见的有急性焦虑反应、血管迷走反应和过度换气综合征等。慢性心理应激状态强度虽小,但长期作用会使个体出现头晕、疲惫、乏力、心悸、胸闷伴心率加快、血压升高等症状和体征,还可以出现各种神经症表现,如情感性精神障碍和精神分裂样表现。

严重的心理应激引起个体过度的心理和生理反应,造成内环境紊乱,导致机体抗病能力下降,应激性胃溃疡就是典型的例子。

 **知识链接**

### 心理防御机制

心理防御机制是指个体处于挫折与冲突的情境时,内部心理反应具有解脱烦恼、减轻内心不安以恢复情绪平衡与稳定的一种适应性倾向,是一种潜意识的心理保护机制。常见心理防御机制的表现有潜抑、否认、退行、幻想、转移、合理化、投射、反向、升华、幽默。

心理防御机制具有双重作用,即积极作用和消极作用。积极心理防御机制在缓解心理挫折时,使人表现出自信、进取,有助于战胜挫折,化解困难。消极心理防御机制表现为自我欺骗,逃避退缩,虽然暂时缓解内心冲突,但从长远看,会阻碍个体面对现实,妨碍积极进取,不能解决问题,陷入更大的挫折或冲突的情境之中。

# 第二节 心身疾病

## 一、心身疾病概述

伴随着现代化、城市化进程加快,生活水平不断提高,但社会竞争也日趋激烈,人人都需要面对各种各样的压力。压力处理不当,就易导致心身疾病或心理障碍,也可使躯体疾病病情复杂化,疗效降低,病程延长。有统计资料显示,我国70%的人处于亚健康状态,与应激相关的疾病患者约占人群的5%～10%,心身疾病、心理障碍已成为多发病、常见病。发展心身医学是促进临床医生树立心身交互作用观念的需要,是促进医学模式由生物医学模式向生物-心理-社会医学模式转变的需要,更是在医疗过程中体现人文精神的需要。

心身疾病(psychosomatic disease)又称心理生理疾病,是介于躯体疾病与神经症之间的一类疾病,是指心理社会因素在疾病发生、发展过程中起重要作用的躯体器质性疾病和功能性障碍。凡是疾病的发生、发展、治疗、康复各环节有受心理社会因素影响者,都属心身疾病。如果强调心身疾病中的躯体器质性疾病,则被称之为狭义心身疾病,例如冠心病、原发性高血压和消化性溃疡等。

心身疾病无精神病性临床症状,但习惯上还是纳入精神病分类中。心身疾病概念的演变伴随着心身疾病的分类和命名变化而变化,也反映了人们对心身疾病认识的不断发展。

## 二、心身疾病的发病机制

心身疾病的发病机制比较复杂,关于其发病机制的理论主要包括心理生理学、精神动力学和行为学习理论。

### (一)心理生理学理论

心理生理学理论认为,心理神经中介途径、心理神经内分泌途径、心理神经免疫学途径是心身疾病发病的主要机制。内脏功能很大程度受交感和副交感神经的支配和调节,而皮质区特别是边缘系统可通过交感和副交感神经与机体内脏功能和病理生理过程发生联系。心理生理学研究也重视不同种类的心理社会因素,如紧张劳动和抑郁情绪可能产生不同的心身反应,以及心理社会因素在不同遗传素质个体上的致病性的差异。

### (二)精神动力学理论

精神动力学理论重视潜意识心理冲突在心身疾病发生中的作用,认为人的大部分行为由潜意识的动机所左右,潜意识心理冲突通过自主神经系统功能活动的改变而造成某些脆弱器官的病变而致病,个体特异的潜意识特征决定了心理冲突引起特定的心身疾病。心理冲突多出现于童年时代,常常存在于潜意识之中,在个体成长的生活过程中,受到许多生活变故或社会因素的刺激,这些冲突会重新出现。如果这些复现的心理冲突找不到恰当的疏泄途径,就会由过度活动的自主神经系统引起相应的功能障碍,造成所支配的脆弱器官损伤。精神动力学理论的缺陷是夸大了潜意识的作用。

### (三)行为学习理论

行为学习理论认为正常或异常行为可通过一定的学习过程而获得或消除,某些社会环境刺激可以引发个体习得性心理和生理反应,表现为情绪紧张、呼吸加快、血压升高等,由于个体素质上的问题、特殊环境因素的强化,或通过泛化作用,使得这些习得性心理和生理反应可被固定下来而演变成为症状和疾病。基于此原理提出的生物反馈疗法和其他行为治疗技术,被广泛地应用于心身疾病的治疗。无论是经典条件反射还是操作条件反射,都将强化作为学习过程的一个要素来说明,但人类心身障碍症状的形成机制还包括社会学习理论中的观察学习及模仿。

### (四)综合发病机制理论

目前,对心身疾病的研究已不再局限某一单一领域,而是综合诸多理论互相补充。心理-神经内分泌-免疫网络相互作用机制的大量实验研究,证实了身心交互作用的观念。当然,心身疾病的发病机制仍是目前医学心理学领域亟待深入研究的中心课题之一。尽管关于发病机制涉及心理、社会和生理等因素,已经取得进展,但很多细节问题尚待进一步澄清和证实。

心身疾病的发病大致可概括为如下四个阶段：①心理社会刺激物传入大脑；②大脑皮质联合区进行信息加工；③传出信息触发应激系统引起生理反应；④产生心身疾病。

# 第三节 常见心身疾病

## 一、原发性高血压

原发性高血压是一种与心身因素有关的疾病，其是以血压升高为主要临床表现，同时伴有或不伴有心血管危险因素的综合征。高血压影响人体重要脏器的结构与功能，最终导致冠心病、脑卒中、肾衰竭等并发症，是致残率、致死率极高的疾病。

### (一)心理社会病因

(1)情绪因素　人际关系紧张、社会地位和职业改变、家庭矛盾、经济收入和居住困难等生活事件应激导致的强烈焦虑、恐惧、愤怒和敌意情绪，均可引起血压升高。

(2)不良行为因素　原发性高血压发病与高盐饮食、肥胖、缺少运动、大量吸烟、酗酒和生活不规律等因素有关，这些不良行为因素直接或间接受心理和环境因素影响。

(3)人格特征　原发性高血压与病前性格有关。原发性高血压的发生具有双重矛盾心理，焦虑情绪反应和心理压抑是高血压患者发病的主要心理因素。

(4)社会环境因素　社会结构变化、生活事件、社会环境及生活方式的变化，均与高血压的发生有关。隔离状态、恐怖状态、精神紧张均可致高血压发病率升高。高血压的发病率在城市高于农村，发达国家高于发展中国家，脑力劳动者高于体力劳动者，男性高于女性。

(5)工作压力　职务、工作责任和受教育程度的不同，工作要求与员工能力之间的不对等，均会导致员工的平均收缩压水平呈升高态势，自我不适感和疾病也随之增多。

### (二)心理生物学机制

精神紧张与情绪应激使人大脑皮质与边缘系统功能失调，随之自主神经及神经内分泌调节使全身细小动脉痉挛，外周血管阻力增加，从而导致血压上升。

### (三)身心反应特点

原发性高血压是一个慢性疾病过程，需要坚持长期服药，患者需要有健康的心理及家庭、社会环境的支持。高血压患者常有心情烦躁、敏感、易紧张、易怒、记忆力减退、注意力不集中、认知障碍、怀疑、否认、不重视病情或拒绝服药等心态。常见心理生理症状有头痛、头晕、眼花、心悸、耳鸣和倦怠，以及睡眠障碍、呼吸急促、多汗和震颤等自主神经症状。

### (四)诊断和治疗

**1.诊断**

目前根据世界卫生组织(WHO)1999年高血压治疗指南及1999年中国高血压治疗指南，在非同日三次血压测量的基础上，基础血压≥140mmHg和(或)舒张压≥90mmHg即诊断为高血压。了解患者的情绪障碍水平、人格特点、心理反应，有助于对原发性高血压的诊治。

### 2. 治疗

临床治疗中,除了使用药物控制原发性高血压患者的血压水平外,心理行为干预对原发性高血压的治疗和保健也具有良好的效果。

(1)松弛疗法 自我放松和自我调节是原发性高血压很有效的心理治疗方法,尤其适合于焦虑、烦躁、紧张、恐惧、易怒情绪的高血压患者。可根据患者自身的情况,采用各种放松训练。

(2)运动疗法 运动疗法属于行为治疗方法之一。对于临界高血压、1级、部分2级高血压患者采取有规律的运动有较好的效果,例如散步、太极拳、体操运动和游泳。运动可减少血压波动,改善左心室功能,降低血浆肾素活性与胆固醇浓度,降低血压。

(3)生物反馈疗法 生物反馈疗法通过人体内生理或病理信息的自身反馈,使患者经过特殊训练后,进行有意识的"意念"控制和心理训练,从而消除病理过程、恢复身心健康,是1级高血压与临界高血压的首选疗法,也是2、3级高血压的辅助疗法。

 **案例 5-1**

*病历*

患者男性,49岁,公务员。因发作性心悸、出汗、血压不稳定、失眠2个月,1年前来神经科门诊就诊,当时述既往发现高血压10个月。查体:血压160/95mmHg,余未见明显阳性体征。诊断:高血压病、焦虑状态。给予"黛立新、罗拉"治疗。1年后再来就诊,述去年服药后症状缓解,就未再继续服用。但血压一直不稳定,最高到170/100mmHg。1年来一直在心内科门诊治疗,使用"替米沙坦、络活喜、倍他乐克"治疗,血压仍控制不好。近1个月经常夜间出现发作性紧张、恐惧、头晕、大汗、四肢发麻、胸闷、憋气、濒死感,每次发作持续10～30分钟,伴有食欲差、腹胀、失眠。先后就诊于心内科、呼吸科、消化科,服多种药物无效,推荐就诊于神经科。

体格检查:BP 150/100mmHg,余未见异常体征。心、肺、腹正常。

辅助检查:甲状腺功能及生化全项正常。24小时脑电监测正常。

*病例分析*

◆ 中年男性,公务员,亚急性起病。

◆ 高血压病史1年余,血压不稳定,多种药物治疗无效。

◆ 伴恐惧感与自主神经症状。

*诊断*

高血压病,焦虑状态,惊恐发作。

*治疗*

● 心理治疗:行为治疗、生物反馈治疗等。改善异常个性心理状态,是治疗高血压的一个重要途径。

● 药物治疗:给予黛立新、莱士普、罗拉。1个月后复诊没有发作,停罗拉、黛立新,继续口服莱士普,血压平稳。

# 二、冠心病

## (一)心理社会病因

冠心病是危害人类健康的常见病、多发病、高发病,也是被公认为循环系统主要的心身疾病。冠心病的病因和发病机制迄今尚未完全明晰。大量研究表明,冠心病的发生发展与生物、心理和社会等诸多因素有关。其中,与心理社会因素关系最为密切的有以下方面。

(1)情绪因素 情绪与冠心病的发生、预后关系密切,急剧情绪变化或痛苦的体验可引起猝死,且死因多为心肌梗死。高度焦虑可引起心电图 ST-T 改变。

(2)A 型行为 A 型行为基本行为特征为竞争意识强,对他人敌意,过分抱负,易紧张和冲动等。缺乏这些特点的行为称为 B 型行为,其特征是从容不迫,悠闲自得,容易满足,随遇而安,无时间紧迫感,不争强好胜。A 型行为者的冠心病总发生率以及各种临床症状的出现率是 B 型行为者的两倍。A 型行为类型并非冠心病发病后出现的行为改变,而是冠心病的一种危险促进因素。

(3)心理社会环境因素 心理社会环境因素在冠心病的发病中起着重要作用。当今世界科技飞速发展,各种竞争日趋激烈,工作和生活节奏加快,情绪紧张及压力增大等,造成人体心理反应和身体反应落后于社会生产活动的节律,产生了社会-生物节律差,这些节律差构成了一系列疾病的潜在诱因,首先是心血管疾病多发,尤其是冠心病。

(4)其他行为因素 除了 A 型行为是冠心病的行为危险因素外,其他如吸烟、缺乏运动、过食、适应不良等也与冠心病的发生有关。这些行为因素是在特定社会环境和心理环境条件下形成的,行为因素又进一步影响机体的病理生理活动,促进冠心病的发生。

## (二)心理生物学机制

心理素质是冠心病的发病基础。A 型行为特征的人,其体内胆固醇、去甲肾上腺素和促肾上腺皮质激素等都易于增高,而脂肪代谢紊乱、血液流动学异常和动脉管壁病变,三者是冠心病的发病基础。心理社会因素使交感神经兴奋性增强,血压急剧升高,心率加快,血液凝固时间缩短,引起冠状动脉功能异常,血管内皮细胞功能损伤,发生心肌缺血、动脉硬化斑块破裂,导致心肌梗死和心源性猝死。

## (三)身心反应特点

### 1.心肌梗死急性期心理反应

研究发现,在心肌梗死急性期患者中,焦虑情绪占 80%,抑郁情绪占 58%,敌对情绪占 20%,烦躁不安占 16%,这些情绪因素对冠心病病情进展和治疗有重要作用。

### 2.急性心肌梗死患者心理特点

(1)焦虑期 发病 1~2 天,患者对死亡产生恐惧,焦虑不安,严重时出现惊恐症状,伴有焦虑、出汗、失眠及心跳加快、呼吸急促,直至强烈焦虑、惊恐发作导致猝死。

(2)否认期 发病 2 天后,尤其是第 3~4 天,约半数患者出现心理否认反应,即漠视、淡化和回避应激事件的存在及其严重性,伴随一系列认知情绪和行为的相应表现。否认期有利于冠心病的心身适应。缺乏否认机制的患者往往表现较高的焦虑和抑郁反应,并影响预后。但否认机制在早期易导致延误诊断和治疗,康复期的否认机制表现为患者对康复治疗计划往往不重视。

(3)抑郁期 发病第 5 天,约 1/3 的患者出现抑郁,自感因病不能生活自理,丧失工作社交能力,担心经济损失及今后个人前途等,因而苦闷抑郁,丧失治疗信心。

(4)再焦虑期 患者离开监护病房后,往往因缺乏心理准备或对监护病房有依赖和安全心态,从而易产生焦虑反应。

### 3.冠心病的心理障碍

(1)焦虑障碍 焦虑障碍是指持续性紧张或惊恐发作。它是心血管病中常见心理障碍之一,在高血压和冠心病中更为显著。冠心病事件的危险度随焦虑水平提高而增加,据此可将冠心病事件进一步分为猝死型和非猝死型,猝死型冠心病事件与焦虑水平呈正相关。

(2)抑郁障碍 科学研究发现抑郁症是冠心病死亡的一个明显预兆,冠心病抑郁障碍与冠心病的预后及防治有密切关系,并对某些急性心血管事件起到扳机作用。

(四)诊断和治疗

### 1.评估与诊断

(1)冠心病的诊断 主要依据病史、临床表现和实验室检查等临床医学方法。

(2)心理评估 可通过晤谈了解患者情绪状态、日常对生活事件的处理和应对方式,观察患者的行为反应等。

(3)心理测验 常用 A 型行为问卷调查表、生活事件量表、特质应对方式问卷、抑郁和焦虑症状评定量表等。

### 2.治疗方法

在临床治疗的基础上可选用有针对性的心理治疗。

(1)心理支持和心理咨询 依据患者的特点,确定综合治疗方案。进行解释性心理咨询,消除紧张,稳定患者情绪,增强战胜疾病的信心,可有效降低心肌梗死的并发症和死亡率。

(2)矫正 A 型行为 A 型行为不仅是冠心病发生的危险因素,也是影响冠心病预后的重要危险因素。改变 A 型行为模式,可减轻机体对外界刺激的过强反应,降低交感神经张力,恢复良性负反馈调节。同时,配合认知疗法、放松训练、想象治疗,配合气功、生物反馈及音乐治疗等,效果更好。

(3)冠心病焦虑障碍、抑郁障碍的治疗 除心理治疗外,可加用抗抑郁药物治疗。

(4)不良行为矫正 对吸烟、酗酒、过食、肥胖、缺乏运动及嗜咸食等不良行为进行矫正,提倡健康文明的生活方式,对冠心病的防治具有重要意义。

 **案例 5－2**

病历

患者女性,59 岁,干部。主因发作性头晕、胸闷、气短、失眠 17 年,阵发性抽搐 2 小时,急诊于神经内科。患者 17 年来反复出现头晕、胸闷、气短、失眠,多家医院就诊,诊断为神经症,入院前 2 小时突然出现面部、四肢阵发性抽搐,每 20～30 分钟发作一次,每次持续 3～5 分钟。

无心悸、气短,无心前区疼痛,无恶心、呕吐,无肢体活动不灵,无大小便失禁,为求医治急诊入院。

体格检查:神清,语利,颜面及口唇无发绀,心、肺、腹正常。神经系统未见明显阳性体征。

辅助检查:头颅 CT、MRI 均未见异常。胸片正常。心电图示:急性下壁心肌梗死。心脏彩超示:局限性室壁运动异常。HAMA26 分;HAMD24 分。

**病例分析**

◆ 中年女性,干部。

◆ 反复出现头晕、胸闷、气短、失眠,曾诊断为神经症。

◆ 个性特征:具有疑病及躯体化表现,有抑郁、焦虑倾向,追求完美,缺乏安全感,急躁、争强好胜、爱发脾气、缺乏耐心,有明显的 A 型行为特征。为人以自我为中心,幼稚肤浅,推托责任,否认有任何心理问题。临床症状符合焦虑诊断,汉密顿量表评分提示焦虑抑郁。

**诊断**

冠心病,急性下壁心肌梗死,焦虑抑郁状态。

**治疗**

● 心理治疗:强调积极因素,帮助患者建立信心,使用支持、认知、领悟疗法,鼓励引导患者,调动积极因素。

● 药物治疗:急诊行支架置入术,抗血小板聚集,扩冠。抗焦虑抑郁:氟西汀 20mg,罗拉 0.5mg,中午、晚上各 1 次。两周后头晕、胸闷、气短症状明显缓解,2 个月后症状消失,继续巩固治疗 4 个月。

- - - - - - - - - - - - - - - - - - - - - - - - - - - - - - - - - - - - - - - - - - - - -

## 三、消化性溃疡

消化性溃疡多发生于胃和十二指肠部位,故又称为胃溃疡和十二指肠溃疡,也是一种与心身因素有关的疾病。

### (一)心理社会病因与发病机制

生活事件、应激情绪、易感人格、情绪障碍和饮食习惯是消化性溃疡发病的重要心理社会因素。按照生物-心理-社会模式可较全面解释消化性溃疡的发病机制。

**1. 与消化性溃疡有关的心理社会因素**

(1)人格因素　研究发现,溃疡患者的易感人格具有内向及神经质的特点。因此认为,孤独、自负与焦虑、易抑郁等不良个性导致对社会的不适应,再加上较多生活事件压力,致溃疡病发生。

(2)生活事件　战争、日常生活重大变故会增强个体患溃疡病的可能性或致使病情加重。

(3)应激情绪　应激状态中发生的焦虑和抑郁反应,是消化性溃疡病的重要原因。

**2. 发病机制**

导致消化性溃疡的因素是多样而复杂的,除遗传因素外,幽门螺杆菌感染和胃酸分泌异常在发病中起重要作用。另外，吸烟、心理社会因素、胃和十二指肠动力异常等也是重要诱因。消化性溃疡是多因素相互作用的结果，是心理和身体应激的直接反应。心理和身体应激会使胃处于易感状态，加之应激引起的生物和心理行为变化会降低黏膜的防御能力，十二指肠酸性增加与幽门螺杆菌感染力提高，导致溃疡的发生，即十二指肠溃疡的行为-心理-生理模式。

### (二)身心反应特点

焦虑和抑郁情绪伴随着消化性溃疡的病程。由于长期患病，溃疡患者常伴有抑郁症状，应激时的抑郁情绪也很容易致溃疡病的发生。临床上常有患者自述消化道症状，临床检查无法证实，且抗溃疡药物治疗效果差，可能的解释就是这些人以抱怨身体不适来掩盖自己的抑郁情绪。

### (三)诊断和治疗

#### 1.诊断

上腹痛是消化性溃疡的主要症状，典型表现是慢性病程、周期性发作的节律性上腹痛。十二指肠溃疡表现为两餐间痛（饥饿痛），进食后缓解；胃溃疡则在餐后1小时发生，经1～2小时后逐渐缓解，进餐后重复。胃镜及胃黏膜活组织检查是首选检查方法。幽门螺杆菌的检测有助于确定是幽门螺杆菌相关还是非幽门螺杆菌相关性溃疡。通过会谈或心理评估工具，了解患者的情绪障碍水平、人格特点、心理反应和应激水平，也有助于对消化性溃疡的诊治提供帮助。

#### 2.治疗

(1)一般治疗　规律生活，避免过度劳累。工作劳逸结合，注意饮食规律，戒烟限酒。

(2)临床治疗　目的是消除病因、缓解症状、愈合溃疡、防止复发和并发症。主要是抑酸、保护胃黏膜和消除幽门螺杆菌的联合用药。药物不能治疗的消化道出血、急性穿孔、幽门梗阻、存在癌变倾向或顽固性溃疡，则考虑手术治疗。

(3)心理治疗　包括支持性心理治疗、认知治疗、生物反馈治疗、抗抑郁治疗。

支持性心理治疗是通过解释、安慰、鼓励、指导和积极暗示，以消除患者的心理问题或情绪困扰。

认知治疗是通过改变患者错误观念和不良认知方式，治疗患者的抑郁或焦虑等情绪障碍。

生物反馈治疗，其治疗目的是训练患者在不用药的情况下，减少胃酸的分泌，配合一般性心理治疗效果更好。

抗抑郁治疗。因溃疡患者常伴有抑郁症状，应激时的抑郁情绪也很容易致溃疡病的发生。应用抗抑郁药来治疗消化性溃疡，对于顽固性、难愈性溃疡有帮助。

### 案例 5－3

病历

患者，女，54岁，工人，主因反复胃部不适10年，烧心、嗳气、头晕5年，失眠2月，就诊于神经科门诊。10年前开始出现反复胃部不适，常感胸痛，有胸骨后堵塞感，进食后上腹部饱胀,性格急躁、易怒,曾多次行胃镜检查,诊断为浅表性胃炎、神经官能症。5年前出现烧心、嗳气、返酸、心慌、乏力、头晕,长期口服中药治疗,近2月上述症状加重并出现失眠而就诊于神经内科。

体格检查:右中上腹压痛。

辅助检查:胃镜示胃溃疡。幽门螺杆菌检查阳性。食道钡餐透视未见异常。甲状腺功能正常。肝功能正常。

### 病例分析

◆ 中年女性,工人。

◆ 反复胃部不适,烧心、嗳气、返酸、心慌、乏力、头晕、失眠。

◆ 个性特征:神经质,疑病及躯体化倾向明显,有焦虑、抑郁情绪,隐性心理特征,容易转换和躯体化障碍,过分使用否认、投射和合理化机制,为人以自我为中心,幼稚、肤浅、缺乏自知。

### 诊断

消化性溃疡,焦虑抑郁状态。

### 治疗

● 心理治疗:对患者耐心地解释、安慰,采用支持、认知疗法。

● 药物治疗:抑酸、杀菌。抗焦虑、抑郁:黛立新、度洛西汀口服。

- - - - - - - - - - - - - - - - - - - - - - - - - - - - - - - - - - - - - - - - - - - - -

## 四、糖尿病

糖尿病是一组由遗传、环境和免疫等综合原因所致的胰岛素绝对或相对不足而引起的代谢障碍,常见的有两种类型:1型糖尿病和2型糖尿病,目前认为也属于心身疾病之一。

### (一)心理社会病因

(1)生活事件　工作问题、恋爱家庭问题、人际关系紧张、经济、个人健康问题等均可构成生活事件。面临生活事件时,由于应激反应,机体脏器功能发生变化。如果应激反应强度过大或持续时间过长,均可诱发疾病。研究发现,糖尿病症状出现前常有重大生活事件发生。

(2)社会支持　缺乏广泛的社会关系和相应的社会支持而致的心理应激,如独居、无子女或独生子女、提前退休等,在糖尿病发生中具有间接的作用。

(3)人格因素的影响　人格因素决定了人的情绪模式和习惯化的行为方式,对个体应对压力的方式也有决定作用。容易引发消极情绪的不良人格特征,如敏感、孤独、缺乏安定感和易紧张等,在糖尿病发生中也具有间接的作用。

### (二)身心反应特点

糖尿病目前尚无有效的根治方法。患糖尿病本身就是一个严重的应激事件,会使糖尿病患者出现多种心理问题。

#### 1.一般心理反应

一旦患上糖尿病,就需要严格遵守糖尿病自我管理的各项约束,使患者的生活发生根本性变化,易导致患者悲观失望和焦虑紧张等不良情绪,工作生活消极被动。患者长期处于消极悲观的情绪中,而且不配合治疗,这种状态很可能导致疾病的恶化。

### 2.情绪障碍

抑郁情绪是糖尿病患者的一种最常见的严重的心理障碍。抑郁会破坏患者的糖代谢控制,加快糖尿病并发症的发生。焦虑性障碍也是糖尿病患者的常见不良情绪,但是焦虑程度与糖尿病水平无显著相关。

### 3.进食障碍

糖尿病患者需要采取一些措施调节饮食习惯以控制糖类食物的摄入,因为担心不当饮食会加重病情。如果处理不好,就可能发生进食障碍。严重的进食障碍有两种形式,一种是神经性厌食,另一种是神经性贪食,这两种进食障碍均可加重病情。

### (三)诊断和治疗

#### 1.诊断与评估

糖尿病的诊断除根据 WHO 的诊断标准和临床表现外,还要充分了解患者的心理和社会因素在疾病中的程度,为心理干预做好准备。对糖尿病患者的心理诊断和评估内容主要包括情绪状态、工作生活和人际状况等,评估的方法包括晤谈和测验。晤谈首先要根据糖尿病患者的常见心理问题和社会因素设计晤谈策略,然后与患者进行交谈,判断患者心理问题的性质和程度,评价其生活状态和社会环境。还可采用生活事件量表、社会支持量表、应对方式问卷等来评定患者社会生活及应对状况。

#### 2.心理干预

心理干预是糖尿病治疗的重要辅助方法。心理干预包括糖尿病健康教育、血糖察觉训练、认知行为治疗、生物反馈等治疗。

(1)糖尿病健康教育 糖尿病患者健康教育的形式一般可分为说教式教育、饮食指导、运动指导和自我监测指导等。教育内容较为广泛,包括糖尿病基础知识、饮食控制、运动锻炼、降糖药物的使用、低血糖的预防与处理及尿糖和血糖的自我监测等。

(2)血糖觉察训练 血糖觉察训练对糖尿病患者的血糖自我管理十分重要,通过训练让患者了解和觉察自己的血糖水平,学会对血糖进行自我调节,达到预测和避免血糖的大幅度波动的目的。

(3)认知行为治疗 糖尿病治疗中多采用团体认知行为治疗的形式,通过认知重建、应激管理等,来帮助患者消除与糖尿病有关的痛苦,改善血糖控制。大多数糖尿病患者经过训练后心理健康水平明显提高。

(4)生物反馈治疗 生物反馈治疗糖尿病具有较好的疗效,可增加患者的感知觉能力,有效地管理应激;减少神经内分泌系统对血糖和胰岛素的影响;降低平均血糖,在目标范围内降低空腹血糖值及减少血糖波动范围;在血糖控制好的前提下减少降糖药物的剂量。目前应用于糖尿病治疗的方法主要是皮温反馈和肌电反馈。

**案例 5 - 4**

【案例】

患者女性,53 岁,主因乏力、四肢麻木、心悸、胸闷、烦躁 2 年,来神经科就诊。患者于 2 年前无明显诱因自觉乏力,四肢远端麻木,伴有发作性心慌、胸闷、气短、烦躁、坐立不安。

既往史:糖尿病史 8 年;心律失常病史 6 年,频发房性期前收缩。

体格检查:心肺腹(一),四肢肌力 5 级,双侧病理征(一),四肢远端针刺觉减退。

辅助检查:肌电图提示,肢体远端的运动和感觉神经传导速度均减慢。

病例分析

◆ 患者中年女性,慢性病程。

◆ 既往糖尿病史 8 年;心律失常病史 6 年,频发房性期前收缩。

◆ 临床表现为乏力、四肢麻木、心悸、胸闷、烦躁、失眠。查体:四肢远端针刺觉减退。

◆ 肌电图提示:肢体远端的运动和感觉神经传导速度均减慢。

诊断

糖尿病,糖尿病性神经病,焦虑抑郁状态。

治疗

● 心理治疗:采用支持、认知疗法。

● 药物治疗:降糖药物、营养神经药物治疗,同时应用抗焦虑、抑郁药物口服,黛立新、罗拉、百忧解口服后症状明显好转。

## 五、支气管哮喘

哮喘是由嗜酸性粒细胞、肥大细胞和 T 淋巴细胞等多种炎症细胞参与的气道慢性炎症。其病因十分复杂,家族遗传因素、环境中的诱发因素和儿童期呼吸道感染因素等均与哮喘发病有关,同时与心理社会因素也有密切关系,被确认为心身疾病之一。

### (一)心理社会病因

除变态反应、感染和生化因素之外,心理社会因素也被认为是哮喘的一个重要的诱发因素。心理社会因素与过敏性抗原的联合作用是引发哮喘的重要原因,精神刺激是支气管哮喘发作的重要环节。心理社会因素,如家庭矛盾、学业问题和工作问题等都会影响患者心理状态和情绪,而导致哮喘发作。

(1)情绪 过度焦虑、愤怒和精神压抑等均可导致哮喘的发作。情绪状态作为大脑的一种刺激,可引起支气管收缩反应,可以直接导致哮喘的发作。

(2)个性 与哮喘发作也有密切关系。支气管哮喘患者的主要个性心理特征是内向、被动、情绪不稳定、自我克制和情绪压抑等,并有乞求他人保护的潜意识和愿望。

## (二)身心反应特点

支气管哮喘的病因与心理因素密切相关,主要表现在以下几个方面。

(1)紧张焦虑　哮喘发作时呼吸困难,患者会产生濒死感,出现极度紧张、焦虑和恐惧状态,而焦虑和恐惧的情绪又会加重哮喘发作,形成恶性循环。在未发作时,也会因担心再次发作而紧张焦虑,特别是在接触过敏原、气候转冷等外在条件下,紧张焦虑加重,促发了哮喘的发作。

(2)不良情绪　哮喘患者有更多消极情绪,表现为恐惧、焦虑、抑郁、躯体化和人际关系敏感等。恐惧是哮喘患者的不良情绪之一。患者的恐惧主要来自死亡、害怕运动加重哮喘、担心哮喘的预后等问题。

(3)对抗治疗　因哮喘患者对长期服用某些药物产生恐惧心理,担心药物的毒副作用和长期服药对药物产生依赖,故对治疗产生抵触情绪。

(4)自卑和依赖　在学龄儿童和青少年哮喘患者中,普遍存在自卑感和依赖感。对自己缺乏信心,对父母过分依赖,患病的现实又加重了患者的自卑感和依赖感。自信心的丧失常导致患者需要永久性的药物治疗。

(5)社会层面的影响　哮喘患者的心理、社会各方面因为患病而产生变化。哮喘会使患者心理依赖性增强、自立能力不足、家庭关系不协调和工作受到影响。

## (三)诊断和治疗

### 1.临床诊断

作为一种心身疾病,过敏性哮喘的诊断应从身、心两方面开展,除了了解患者的躯体感受、症状表现、发病过程外,还应明确患者的心理社会因素。

(1)生物医学角度　根据典型的反复发作性气喘、胸闷、咳嗽和发作时两肺可闻哮鸣音,发作有某种诱因,症状可用支气管扩张药或自行缓解,并排除其他疾病,可初步诊断。肺功能检查和支气管扩张试验,可作为哮喘的诊断依据。支气管激发试验对职业性哮喘的诊断有重要意义。

(2)心理社会角度　可通过患者主诉,观察患者反应,通过与患者的访谈来了解其情绪状态、个性特点、成长经历、生活状态和家庭关系等方面情况,并分析患者哮喘的可能诱因,包括:发病前有无丧失亲人等重大应激事件;发病前有无就职、结婚、生育、下岗和职位变化等社会事件;发病前有无人际关系冲突、生活环境显著变化;发病与某一特定情景如节假日、考试和考核等有无直接关联;哮喘发作的过程及患者对此的认识;发作时患者的具体行为有哪些;发作时家人有怎样的态度和行为及没发作时患者的行为表现,为心理干预做好准备。

### 2.治疗

(1)药物治疗　回避特应性反应原及其他可能诱因是治疗该病的基本原则。常规治疗主要以抗炎和应用支气管扩张剂为主。

(2)心理干预　在临床实践中,根据病情的程度,对哮喘患者可以进行门诊治疗或住院治疗。对门诊治疗的患者,应指导患者形成对哮喘的正确态度,尽快接受治疗,帮助患者评估他们面临的压力和生活状态,让患者形成宽松、自然的生活观。对压力大的患者教会他们腹式呼吸及自我放松训练等方法。对住院治疗的患者,应进行系统的、完善的心理干预。一般可以经过四个阶段:确立良好治疗关系;解除压力,减轻症状;促进患者对身心关系的进一步理解;形成新的认知行为模式。

 **案例 5-5** ————————————————————————————————

**病历**

患者男性,60 岁,退休,主因发作性胸闷、喘憋 4 年,焦躁、失眠 1 年,加重 2 个月,来神经科就诊。患者于 4 年前活动中出现胸闷、憋气、咳嗽,诊断为哮喘。反复多次发作,近 1 年来出现焦躁、失眠。近 2 月来喘憋明显加重,发作频繁,发作时紧张、恐惧、头晕、大汗、四肢发麻、濒死感。

既往史:胃溃疡病史近 10 年。

体格检查:双肺呼吸音粗,可闻及干啰音及少许哮鸣音,心率 90 次/分,律齐。

辅助检查:心电图正常。胸片示两肺纹理增粗。心脏彩超未见异常。支气管扩张试验阳性($FEV_1$ 值提高 15%)。

**病例分析**

◆ 患者老年男性,慢性病程。

◆ 以"胸闷、喘憋、焦躁、失眠"就诊。

◆ 既往胃溃疡病史近 10 年。

◆ 个性特征:急躁、多虑、敏感。

◆ 查体:双肺呼吸音粗,可闻及干啰音及少许哮鸣音,心率 90 次/分,律齐。

◆ 辅助检查:胸片示两肺纹理增粗。支气管扩张试验阳性($FEV_1$ 值提高 15%)。

**诊断**

支气管哮喘,焦虑状态。

**治疗**

● 心理治疗:认知重建、疏导、暗示治疗、系统脱敏疗法、生物反馈治疗、松弛疗法等。

● 药物治疗:$\beta_2$ 受体激动剂、茶碱类、激素等止喘药物及黛立新、罗拉口服。

## 六、肿瘤

随着科学技术的发展,人们对于不良心理因素与肿瘤发病的关系有了进一步的明确认识,癌症患者的不良心理行为反应也会严重影响病情的发展和患者的生存质量,故将肿瘤确定为心身疾病之一。

### (一)心理社会因素

心理社会因素与恶性肿瘤的发生密切相关。心理社会因素可分为直接和间接两种因素。

直接心理社会因素主要指心理应激引起内分泌、免疫系统的改变,导致癌症发生。间接心理社会因素指行为使个体增加暴露于致癌物质中的概率,如吸烟对肺癌、阳光直射与黑色素瘤、酗酒与肝癌等,其机制较为复杂。

### (二)心身反应特点

癌症诊断是重大的心理应激事件,会对个体的心理、生理和行为产生巨大的影响,进而引发机体功能的进一步紊乱,主要表现如下。

(1)认知反应 强烈的心理应激破坏了个体的认知功能,导致感知觉、思维或语言、自知力和自我评价等能力出现异常。

(2)不良情绪反应 表现为焦虑、恐惧、愤怒和抑郁等多种不良情绪。其中,最常见的情绪反应是焦虑。在获得诊断的初期阶段,患者会处在极度焦虑状态。

(3)行为反应 个体的行为反应存在明显差异,有的患者积极应对,表现为接近应激源,寻找解决问题的途径,而有的则出现远离应激源的消极逃避行为。

(4)自我防御反应 表现为患者运用各种自我防御机制以减轻应激所引起的紧张和内心痛苦,但多数自我防御只能暂时减轻焦虑和痛苦。

### (三)诊断和治疗

在对癌症患者的心理困扰及其严重程度进行评估和诊断后,可进行临床心理干预。

#### 1.一般心理治疗

根据心理治疗的难易程度,可将心理治疗分为两个层次,即一般心理治疗和特殊心理治疗。一般心理治疗是指医务人员在与患者交往过程中,通过举止、表情、态度和姿势等影响患者的感受、认知、情绪和行为的过程。一般性心理治疗常用的方法如下。

(1)解释 及时向患者进行解释,对治疗过程和预后做科学性的说明,树立癌症是可治性疾病的信念,可帮助患者消除顾虑,树立信心,加强配合,为治疗创造良好的条件。

(2)鼓励和安慰 将治疗方案的科学性、有效性和先进性告诉患者,可以消除患者的顾虑,坚定治疗的决心和信心。

#### 2.认知行为治疗

通过认知治疗可达到改变认知结构、消除不良情绪的目的。认知疗法的步骤包括:对患者的心理、行为进行诊断;寻找认知偏差或不合理信念;进行选择式干预。具体步骤如下。

(1)教育 即向患者介绍有关疾病的科学知识,纠正错误观点,指出公众对癌症普遍存在一些错误观念,如癌症不能治、罹患癌症等于死亡、化疗难于耐受等等。

(2)认知重建 包括帮助患者改变不正确的认知和态度,特别是帮助患者矫正自我失败的消极思维。

(3)角色转换 引导患者进行换位思维,多从与自己相关的人的角度考虑问题。对导致自己困扰的问题进行多方位考虑,寻求多种解决途径。

#### 3.团体心理治疗

团体心理治疗是让患者能够在他人在场的情况下解决问题,观察他人的行为反应,学习他人的行为方式。

**案例 5 - 6** _____

**病历**

患者男性,65岁,退休,因头晕、疲乏无力、烦躁5个月来诊。5个月来反复出现头晕、耳鸣、疲乏无力、烦躁、情绪低落、哭泣。

既往史:5年前因便血诊断为直肠癌,行手术治疗;2年前因胸闷行冠脉造影,未见明显血管狭窄,诊断为神经官能症;1年前因胃痛,诊断为浅表性胃炎。

体格检查:神经系统未见明显阳性体征。

**诊断**

直肠癌切除术后,焦虑抑郁状态。

**治疗**

- 心理治疗:认知重建、疏导、支持、松弛疗法等。

- 药物治疗:百忧解、黛立新,治疗后症状明显缓解。

----------------------------------------------------------------

## 七、经前期紧张综合征

经前期紧张综合征是指发育年龄的健康妇女于月经前1~2周所表现出的一系列情绪及躯体症状群。本病是成年女性常见的心身疾病。据统计,各类妇女发生率达95%,症状轻重各不相同,以20~30岁发育旺盛期最多见,国内统计女性罹患率为50%左右,但病情严重持久者较少见。

**(一)症状和病因**

发病时患者情绪不稳定、身体疲乏、倦怠、思想不集中,患者对月经来潮十分恐惧。患者对下腹阵痛、乳房胀痛十分苦恼,出现抑郁、焦虑不安,易于激怒。本病心身症状有明显的周期性,均于每次月经前1~2周出现,以月经来潮前3天最严重,月经过后症状即消失;下次经期临近,惧怕症状又再次出现。周而复始,形成恶性循环。

**(二)心理生物学机制**

本病与女性激素分泌失调有关。由于大脑皮质兴奋减低,自主神经功能紊乱,垂体促卵泡生成素分泌过多,致经前雌激素增高,使水盐代谢和糖代谢紊乱,引发一系列心身症状。某些药物如前列腺素、泌乳素等的不当使用亦可致病。在心理方面,缺乏月经生理卫生知识而产生紧张和恐惧等不良情绪体验,以及女性少年时的不幸、负性生活事件的刺激等,均可使雌激素分泌异常而发病。

**(三)诊断和治疗**

使用药物和心理综合治疗法。临床上常采用激素治疗缓解临床症状,对消除某些临床心理反应也起到一定暗示作用。可采用认知疗法改变患者对"月经"的错误认识,增强社会适应能力。催眠疗法对精神紧张者效果很好,轻度嗜睡即具有明显的症状减轻作用。转移控制法是一种经验治疗,要求患者发挥自己解决问题的能力,根据自己周期性情绪变化的特点,在情绪不好之前积极活动,尽量找一些自己有兴趣爱好的事来做,可以使用音乐、绘画和书法疗法,避开易发生冲突烦恼的事情,从而减轻症状。

 **案例 5 - 7** _____

*病历*

患者女性,27 岁,职员,主因反复月经前颜面水肿、头痛、健忘、情绪不稳定 2 年,就诊于神经科门诊。患者自 2 年前始,反复在月经前 1~2 周出现颜面水肿、身体疲乏无力、倦怠、头痛、失眠、健忘、情绪不稳定、抑郁、烦躁、易激惹,月经来潮后缓解。

体格检查:未见明显阳性体征。

辅助检查:肾功能、肝功能、甲状腺功能均正常。妇科彩超未见异常。

*诊断*

经前期紧张综合征。

*治疗*

- 心理治疗:应用支持、认知疗法,认真给患者以安慰和讲解。

- 药物治疗:应用抗焦虑、抑郁药物口服。

- - - - - - - - - - - - - - - - - - - - - - - - - - - - - - - - - - - - - - - - - - - - - - - - - - -

 **学习小结**

心理应激是有机体在察觉到内外环境变化的刺激作用下,由于客观要求和应对能力不平衡,经过认知评价后所引起的一种心理和生理适应或不适应的紧张反应过程。适宜的应激有助于心身健康,能够提高人的适应环境能力和承受来自各方面压力的能力,而持久的、频繁的、强烈而突发过度的应激可以使心身功能和社会活动产生障碍,神经内分泌功能紊乱,免疫力下降,引发各种心身疾病。

心身疾病又称心理生理疾病,是介于躯体疾病与神经症之间的一类疾病,是指心理社会因素在发病、发展过程中起重要作用的躯体器质性疾病和功能性障碍。凡是疾病的发生、发展、治疗、康复各环节有受心理社会因素影响者,都属心身疾病。如果强调心身疾病中的躯体器质性疾病,则被称之为狭义心身疾病,例如冠心病、原发性高血压和消化性溃疡等。

心身疾病的治疗除药物治疗外,均应采用心理治疗方法,进行有效的防治。

## 目标检测

**一、简答题**

　　1.什么是心理应激？心理应激包括几个阶段？

　　2.什么是心身疾病？心身疾病的发病机制有哪些？

**二、案例分析**

　　患者女性,46岁,因"反复胃部不适10年,头晕、心悸、失眠5年"来诊。患者10年前开始觉胃区不适,吞咽时有哽咽感,进食后上腹部胀满,有时出现右上腹部疼痛,曾多家医院及诊所就诊,口服中药治疗。病情无改善,且逐渐出现打嗝、上腹部烧灼感,反复行胃镜检查示浅表性胃炎,钡餐透视未见明显异常。5年前出现头晕、心悸、失眠、乏力、气短,曾多次就诊于心内科、呼吸科,检查结果均未见异常。故就诊于神经科。

　　分析:患者所患何病？给出具体心理治疗措施。

# 第六章 心理障碍

📎 学习目标

【掌握】心理障碍的概念和判断标准。

【熟悉】焦虑性神经症的分类和临床特点;人格障碍的概念和特点;抑郁发作的临床表现和防治方法。

【了解】心理障碍的分类和原因;其他常见心理障碍的临床表现和分类。

## 心理案例

李明,男性,21岁,大三学生。自述近半年来,见到女性就感到紧张、脸红,甚至不敢与异性目光接触,有意躲避异性,影响了正常的学习和生活,十分痛苦。追问病史发现,半年前他在一次购物时无意中与一女士身体碰触,女士大喊"流氓",他赶紧解释不是故意的,并连说对不起。当时他特别尴尬,满脸通红,又感觉特别委屈,真想找个地缝钻进去。从那以后,见到女性就感到紧张、脸红,逐渐发展到不敢与异性目光接触,有意躲避异性,后来发展到不敢到有女同学的教室学习,也不和一般的女性交流。

思考:李明的心理障碍属于什么类型?如何解决这方面的心理障碍?

随着社会的高速发展和社会竞争日益激烈,人类的心理行为问题的发生有不断增加的趋势,通过了解心理障碍的概念、判断标准、发生原因和类型以及常见的心理障碍,有利于我们更好地认识心理疾病,及时开展防治工作。

# 第一节 概述

## 一、心理障碍的概念

心理障碍(psychological disorder)是指一个人由于生理、心理或社会原因而导致的各种异常心理过程、异常人格特征的异常行为方式。当心理活动异常的程度达到医学诊断标准,就称之为心理障碍。心理障碍强调的是这类心理异常的临床表现或症状,不能把它们当做精神疾病等同看待。此外,心理障碍一词更容易被人们所接受,能减轻患者的社会歧视。心理障碍是一个人表现为没有能力按照社会认可的适宜方式行动,以致其行为的后果对本人和社会都表现出不适应。

心理障碍几乎人人都可能遇到,如失恋、落榜、人际关系冲突造成的情绪波动和失调,造成一段时间内不良心境、兴趣减退、生活规律紊乱,甚至行为异常以及性格偏离等等。此外,心理障碍也包括比较严重的心理活动紊乱。例如,由各种躯体疾病和各种物质(成瘾物质、某些药物或毒物)引起的继发性精神障碍,以及尚不知道原因的原发性精神障碍、精神分裂症、心境障碍、焦虑障碍等。

## 二、心理障碍的判断标准

正常心理与心理障碍不存在严格的界线,二者会互相转化。判断心理活动是否正常一定要结合当时的具体情况,参照多方面的因素,如性别、年龄、职业、受教育程度、宗教信仰、民俗习惯等,以及当时所处环境、过去的一贯表现等,作具体分析和判断。通常采用以下几种方法来判断心理是否出现障碍。

### 1.个人经验

凭借个人(医生)的知识和经验去评价他人心理活动的特点和规律,判断是否正常,这是临床工作中最常用的方法。该方法简捷实用,但有一定的主观性和局限性,需要判断者具有一定的临床经验且只能用作定性判断,不能量化,研究的可比性和一致性较差。

### 2.社会适应标准

社会适应能力是指个体在人际交往中是否遵循社会伦理道德规范、社会公德、法律准则和顺应社会网络,与环境保持一致,以及当出现违背上述准则的言行时,是否能做出为公众所理解的解释等。该标准在地域之间的差异很大,难以进行跨地区跨文化的比较。

### 3.病因学标准

通过躯体和其他医学检查手段,找到相应的生物学改变,从而确定异常心理。这种判断标准是病理心理学家追求的理想标准,但对那些因社会心理因素作用而产生异常心理的,则很难寻求生物学病因。即使在病理心理学范围内,目前还有很大一部分异常心理尚无法用该标准作出正确判断。

### 4.统计学标准

统计学标准是对某类人群的心理现象进行调查和测量,用统计学方法处理,可得到这些群体的心理活动和行为的正态分布曲线,多数人处在均值附近,处在两端的极少数人(大约占5%)可能为异常心理者。心理测量的标准是一种客观的判断方法,而且数量化的测量结果可以进行比较和数学统计处理,是科学研究的指标之一。但是,心理测量的结果还要结合其他的判断标准。以智力测验为例,低智商者可以被认为是心理疾病,而高智商者就不能看成是病态。

## 三、心理障碍形成的原因

心理障碍的原因和机理尚处于研究和探索阶段,各学派分别从生物学、心理学和社会文化因素等方面阐述异常心理的原因和机理,形成各自的理论模式。虽各有所长,但都不能完满地解释各种异常症状。

### (一)生物医学模式

心理障碍的产生被认为与生物因素有关,包括先天遗传因素、脑或机体遭受损害、代谢失调、个体素质存在缺陷等。医学模式可以解释脑器质性精神病、躯体疾病伴发精神障碍、感染和中毒所致的精神障碍等,但临床上还有很大一部分心理障碍和精神疾病至今尚未找到明确的生物学证据。

### (二)心理动力学模式

心理动力学认为,被压抑在潜意识中的负性情绪和心理冲突是产生心理障碍的原因,冲突主要集中在本能欲望和社会化文明道德规范的斗争,自我在协调矛盾斗争时无法达到心理平衡就会导致心理障碍。

### (三)行为主义模式

行为学派认为人类的一切行为都是后天习得的,某些心理障碍中的异常行为也是后天习得的,并因为得到不断的强化而固定下来。巴甫洛夫(LP. Pavlov)的经典条件反射实验和桑代克(L. Thorndike)、斯金纳(F. Skinner)的操作性条件反射的动物实验,均有力支持该学派用"学习理论"解释各种异常行为。

### (四)人本主义心理学模式

人本主义认为,人有一种天生的发展和充分发挥自己潜能的"自我实现倾向",即只要环境许可,每个人都能发挥自己的潜能,实现自我价值。当个体发展受到削弱或阻碍,就可导致心理障碍。

### (五)社会文化模式

个体在各种社会文化关系的综合影响下,逐渐形成了各自的心理品质和行为方式,并以相对恒定的形式固定下来。如果某些关系发生变化,其强度和速度使人无法承受,就出现了社会文化关系失调的现象,固有的心理品质和行为方式显得无所适从,由此而引发心理障碍。

### (六)生物-心理-社会模式

外界的社会因素或个体的生物因素都须通过个体的心理反应才能达到调节作用。对心理障碍的产生也应该从生物因素、心理因素和社会因素等多方面进行综合分析,这样就可以克服某种理论中的不足和片面性,对心理障碍的原因分析更加科学和客观。

## 四、心理障碍的分类

为了对心理障碍进行描述和归类,研究心理障碍的发生发展规律,为心理障碍的诊断、预防和治疗提供可靠根据,需要对心理障碍有一个科学分类。但目前对于心理障碍的分类仍存在着不同的观点。而医学心理学依据心理障碍产生的条件、自然环境和社会环境以及心理因素的影响程度、心理障碍的表现形式和严重程度等因素,将心理障碍分为六大类。

### (一)轻性心理障碍

轻性心理障碍的发生与心理社会因素关系密切,先天气质、后天素质和人格类型是症状产生的基础。轻性心理障碍的共同特点有:心理活动部分出现障碍,心理活动的完整性和统一性基本保存;思维、情感和意志行为活动一般都可以理解;个体能与环境保持协调一致,社会适应能力大部分存在,而社会活动能力明显削弱,适应困难;自知力基本存在,本人能知晓心理障碍的存在,对心理障碍的原因能作较合理的解释,对自己的心身变化深为关切,主动要求医疗帮助,能主动配合。轻性心理障碍常见的类型有:

(1)神经症性障碍 包括焦虑症、恐惧症、强迫症、神经衰弱、疑病症、躯体化和躯体形式障碍等。

(2)神经症样障碍 指在各种躯体疾病早期的心理压力以及长期慢性过程的沉重负担的作用下,躯体疾患相关症状中伴随的神经症样障碍。

(3)适应障碍 由非剧烈但持久的生活事件引起的心理障碍,以情绪障碍为主(如烦恼、不安、抑郁、不知所措、胆小害怕等),同时有适应不良行为(如退缩、回避交往等)和生理功能障碍(如睡眠不好、食欲缺乏等),症状最长不超过 6 个月。

### (二)重性心理障碍

重性心理障碍患者的心理障碍程度较重,以精神活动失去常态为主要特征,对个体心理和社会的危害比较严重。重性心理障碍的共同特点有:心理活动遭受严重破坏,包括感知觉、注意、记忆、思维、情感、意志行为、意识及人格等出现程度不等的障碍,导致心理活动的完整性和统一性遭受破坏;严重社会适应不良,心理活动脱离社会现实丧失社会适应能力,人际交往中缺乏社会伦理、道德、信仰和法律观念,症状高峰期无法进行各种社会活动,甚至给本人和社会带来危害,个人的生活也无法自理,需要他人的监护;自知力缺损,不能正确评价自己的言行和所处的状态,不承认自己有严重的心理障碍,拒绝医疗帮助和社会支持。重性心理障碍常见的种类有:

(1)精神分裂症 包括分裂样精神病。

(2)心境障碍 包括躁狂症、抑郁症。

(3)反应性精神病 包括急性应激障碍、癔症性精神病(分离症状)。

(4)其他 包括偏执性精神病、周期性精神病、分裂情感性精神病、短暂精神病性障碍等。

### (三)心理生理障碍

由心理社会紧张刺激形成应激(急性剧烈或慢性持久),产生心理障碍的同时伴有明显的生理障碍,可以导致机体生理改变和器官的病理改变。心理生理障碍的产生与心理社会因素密切相关,本人的人格特征也是形成某种生理改变的素质因素。心理生理障碍常见种类有:

(1)进食障碍 神经性厌食症、神经性贪食症、神经性呕吐。

(2)睡眠与觉醒障碍 失眠症、嗜睡症、睡行症、夜惊、梦魇等。

(3)性功能障碍 性欲减退、阳痿、早泄、性交高潮缺乏、阴道痉挛、性交疼痛等。

(4)心身疾病。

(5)某些器官自主神经功能障碍 如心脏神经症、胃神经症等。

### (四)大脑损害导致的心理障碍

生物和理化等因素直接或间接作用于大脑,致使大脑结构和功能发生严重损害,出现意识、智力和人格等心理损害。同时,心理社会因素是发病的条件因素,人格特征对心理症状有一定的影响。大脑损害导致的心理障碍常见类型有:

(1)脑器质性精神病　由外伤、炎症、血管梗塞、占位性病变、退行性病变等损害脑部所致的精神疾病。

(2)躯体严重感染和代谢产物引起急性脑功能障碍。

(3)有害物质所致精神障碍　包括精神活性物质(酒精、鸦片、可卡因等)所致精神障碍和非依赖性物质(药物、一氧化碳、有机化合物、重金属、食物等)所致的中毒性精神障碍。

(4)精神发育迟滞。

### (五)行为问题和人格障碍

人在社会化过程中,由社会心理因素影响逐渐形成较为固定的习得性行为,构成人的心理品质,即人格。偏离常态的个别行为就称为行为问题或不良行为,人格某部分偏离常态对他人、对社会构成危害就是人格障碍。其心理活动的完整性和统一性没有明显损害,但心理活动某部分已明显不能适应社会。患者自知力保持完好,知晓自己行为和人格有问题,个人生活能自理。常见的行为问题和人格障碍有:

(1)行为问题(不良行为)　烟瘾、酒瘾、药物依赖、过食、纵火癖、偷窃癖等。

(2)性心理障碍　同性恋、恋物癖、异装癖、露阴癖、窥阴癖、恋童癖、易性癖等。

(3)人格障碍　反社会型人格、分裂型人格、冲动型人格、偏执型人格、癔症型人格、强迫型人格、依赖型人格等。

### (六)特殊条件下产生的心理障碍

特殊条件下产生的心理障碍包括在催眠、暗示、宗教、与世隔绝、感觉剥夺等特殊情景下引起的心理障碍,由精神活性物质作用下出现的特殊心理现象,由于聋、哑、盲、肢残、畸形、器官摘除残疾引起的心理异常等。

# 第二节　神经症性障碍

## 一、概述

### (一)神经症的概念

神经症(neurosis),旧称神经官能症,是一组精神障碍的总称。其概念几经变迁,目前尚无完全统一的看法。中国精神疾病的分类与诊断(CCMD—3)将神经症定义为:神经症是一组主要表现为焦虑、抑郁、恐惧、强迫、疑病症状,或神经衰弱症状的精神障碍。本障碍有一定人格基础,起病常受心理社会(环境)因素影响。症状没有可证实的器质性病变基础,与患者的现实处境不相称,但患者对存在的症状感到痛苦和无能为力,自知力完整或基本完整,病程多迁延。神经症是门诊常见疾病。

### (二)病因和发病机制

神经症的病因是多源性的,至今仍无定论。目前比较一致的看法是,外在的精神应激因素与内在的素质因素是神经症发生的必不可少的原因,两者缺一不可。

#### 1.精神应激因素

神经症被认为是一类主要与社会心理应激因素有关的精神障碍。许多研究表明,神经症患者较他人遭受更多的生活事件,主要以人际关系、婚姻与性关系、经济、家庭、工作等方面的问题多见。一方面可能是遭受精神事件多的个体易患神经症,另一方面可能是神经症患者的个性特点更易于对生活感到"不满",对生活事件更易感,或者是其个性特征易于损害人际交往过程,从而导致生活中产生更多的冲突与应激。

#### 2.素质因素

大多数研究者认为,与精神应激事件相比,神经症患者的个性特征或个体易感素质对于神经症的病因学意义可能更为重要。遗传学的研究认为,亲代的遗传影响主要表现为易感个性。患者的个性特征首先决定着是否容易患神经症。如巴甫洛夫认为,神经类型为弱型或强而不均衡型者易患神经症;Eysenck 等认为个性古板、严肃、多愁善感、焦虑、悲观、保守、敏感、孤僻的人易患神经症。

## 二、焦虑性神经症

焦虑性神经症(anxiety neurosis),简称焦虑症(anxiety disorder),以广泛和持续性焦虑或反复发作的惊恐不安为主要特征,预感到似乎要发生某种难以对付的危险,常伴有以自主神经紊乱为主的头晕、心悸、胸闷、呼吸急促、出汗、口干、肌肉紧张等症状和运动性不安,临床分为广泛性焦虑障碍与惊恐障碍两种主要形式。患者的焦虑并非由实际存在的威胁所引起,而是一种没有明确危险目标和具体内容的恐惧。

### (一)临床表现及分类

焦虑症是以焦虑为主要临床相的神经症,发作或持续地出现焦虑、紧张、恐惧,伴有头晕、心悸、胸闷、呼吸急促、出汗、口干等自主神经系统症状以及肌肉紧张和运动性不安。其焦虑情绪并非由具体的、实际的威胁引起,而是一种没有明确客观对象和具体观念内容的恐惧不安的心情。焦虑症者往往体验到一种莫名其妙的恐惧和烦躁不安,对未来有不祥预感,同时伴有一些躯体不适感。焦虑性神经症的焦虑是原发的,凡是继发于妄想症、强迫症、疑病症、抑郁症、恐惧症等的焦虑都不应该诊断为焦虑性神经症。焦虑症有两种最主要的临床表现形式:惊恐障碍和广泛性焦虑。

#### 1.惊恐障碍

惊恐障碍(panic disorder)又称"急性焦虑",是一种以反复惊恐发作为主要原发症状的神经症。这种发作并不局限于特定的情境,具有不可预测性。其典型表现是发作常突然产生,患者突然处于一种无原因的极度恐怖状态,呼吸困难、心悸、喉部梗塞、震颤、头晕、无力、恶心、胸闷、四肢发麻,有"大祸临头"或濒死感。此时,观察患者可发现其面色苍白或潮红、呼吸急促、多汗、运动性不安,甚至会做出一些不可理解的冲动性行为。病情较轻者可能只有短暂的心慌、气闷。患者往往试图离开自己所处的环境以寻求帮助。急性焦虑发作的持续时间为数分钟至数十分钟,但很少超过 1 小时,然后自行缓解。在发作间歇期,患者常担心再次发作而惴惴不安,有期待性焦虑。在躯体方面,患者往往害怕自己因为心脏或呼吸系统疾病而致死。不少人认为心悸以及心前区疼痛是心绞痛发作,约 20% 发作时有晕厥表现。由于发作时过度换气,有可能引起呼吸性碱中毒,从而出现其他与之相关的症状。

惊恐发作作为继发症状,可见于多种不同的精神障碍,如恐惧性神经症、抑郁症等,并应与某些躯体疾病鉴别,如癫痫、心脏病发作、内分泌失调等。

 **案例 6 - 1**

大学生小王在一次期末考试期间,突然发生原因不明的恐惧害怕,心慌,心率达每分钟100 次以上,为时 10 余分钟即消失。以后又发作 10 余次,时间地点均无规律可循,亦无发作预兆。发作时头脑清楚,客观环境并无相应可怕的事物或情景。不发作时,生活、学习、情绪均正常。同年 8 月到商场购物,又突然产生莫名其妙的恐惧、紧张、浑身颤抖,同时感心悸、胸闷、呼吸困难、胸部压迫感,感到他自己"不行了""快要死了""快要疯了",并迅速离开商场向学校跑去。半小时后上述表现消失。对发作经过能清楚回忆。此后经常发作,间歇时间不一。发作频繁时,每周 2～3 次。每次发作皆无原因可查。发作时均伴有心慌、心跳加快,每分钟达140～180 次,呼吸急促,憋闷。发作持续 30～60 分钟,最长一次 1 个多小时。不发作时恐惧感消失。但此后害怕独自留在室内,怕独自外出,怕独自坐汽车,要求同学陪同,以防发病时无人救治。

讨论:如何理解小王的行为? 如何帮助小王?

### 2. 广泛性焦虑

广泛性焦虑(generalized anxiety disorder,GAD)又称慢性焦虑,指一种以缺乏明确对象和具体内容的提心吊胆,以紧张不安为主的焦虑症,并有显著的自主神经症状、肌肉紧张及运动性不安。患者因难以忍受又无法解脱而感到痛苦。典型症状是患者表情紧张,双眉紧锁,姿势僵硬而不自然,常伴有震颤、皮肤苍白、多汗,同时有程度不等的运动性不安,包括小动作增加、不能静坐等。主要自述为持续的或经常的无固定内容或明确对象的紧张不安,或对现实中的某些问题或现象过分担忧和烦恼。有的患者则反复呈现不祥预感或期待性焦虑,总担心有什么不测的事情发生。他们为了事实上并不存在的某种危险或威胁而担心害怕、忧心忡忡、坐立不安、心烦意乱、注意力不集中、记忆力和思维能力下降。其心理生理症状主要是烦躁不安、心悸、胸闷、疲乏无力、气急、易激惹和神经过敏等,可因交感神经功能亢进而出现呼吸急促、胸闷、口干、上腹不适、心动过速、胀气、尿频、尿急等,并常伴睡眠障碍,同时亦可因肌肉紧张而出现紧张性头痛、肌肉紧张痛(如腰背痛等)、双手轻微震颤等。

**案例 6-2**

　　王某,女,19岁,大学二年级学生。从大学一年级第二学期开始,每到期末复习考试临近期间,她就紧张焦虑,有较严重的睡眠障碍。自述在中学时,数理化就是弱项,所以才报考了文科。本以为选了文科专业可以从此摆脱烦人的数理化了,不料仍要学习数学和物理,而且很有难度和深度,教学进度又很快,每一堂课的学习内容很多,学起来极为吃力。第一学期期末考试就有三科不及格,让她心情十分沉重,因为这对她来说是前所未有的事。此后,她经常感到心慌、焦虑、难以入眠。室友每晚熄灯后都要海阔天空地聊天,而她只有在安静环境下才能睡得着,所以严重影响了她的睡眠。期末考试来临之际,她的神经就绷得更紧了,越紧张就越难入睡,导致白天无法集中注意力听课,也难以静心复习,考试成绩接连下滑。但是,她也并不是时时刻刻都感到紧张、焦虑,她在每学期的前半期情况都比较好,因为距离考试还有很长时间,压力不大,所以身心都比较放松。

　　讨论:如何理解王某的行为? 如何帮助王某?

### (二)治疗和预防

　　支持疗法、行为疗法,用富有建设性的活动可把焦虑控制到低水平。药物如苯二氮䓬类、抗抑郁剂等,以及生物反馈和松弛疗法,也有一定的效果。

## 三、强迫性神经症

　　强迫症(obsession)是有意识的自我强迫与反强迫同时存在,二者的尖锐冲突使患者焦虑和痛苦。患者反复出现某些强迫观念和强迫行为,虽竭力克制,但无法摆脱。患者体验到冲动或观念系来自于自我,意识到强迫症状是异常的,但无法摆脱。强迫症可发生于一定的社会心理因素之后,以典型的强迫观念和动作为主要症状,可伴有明显的焦虑不安和抑郁情绪。

### (一)临床表现及分类

　　强迫症患者存在某种难以调解的内心冲突、潜在的焦虑,从而产生紧张不安。强迫症状是紧张不安心理的一种转移和释放,患者往往通过强迫症状来缓解内心的紧张,但这种缓解作用仅是暂时的。只要内心冲突没解决,导致紧张焦虑的根源就存在,就会引发新一轮症状,形成循环:紧张-强迫症状-紧张-强迫症状……患者同时也意识到自己的强迫症状是不正常的,因而会竭力地去抵制它,克服它,从而形成新的心理冲突和新的紧张焦虑来源,增加自责、担忧,结果反而使强迫症状更加频繁和巩固。强迫症状主要有强迫观念和强迫行为两类表现方式。

#### 1.强迫观念

　　强迫观念是本症的核心症状,最为常见,表现为患者反复而持久地思考某些并无实际意义的问题,可以是持久的观念、思想、印象,也可以是冲动念头。这些体验虽不是自愿产生,但仍属于患者自己的意识。患者力图摆脱,但却为摆脱不了而万分紧张、苦恼、心烦意乱、焦虑不安,出现一些躯体症状。

### 2.强迫行为

强迫症的强迫行为一般是继发的,大致可以分为两类。

(1)屈从性强迫行为(yielding compulsion) 是为满足强迫观念的需要。例如,最常见的因怀疑被污染而一天数十次洗手或反复地洗衣服,因怀疑门未上锁而往返多次进行检查等。

(2)对抗性或控制性强迫行为(controlling compulsion) 这些行为是为对抗强迫思维、冲动或强迫表象的,它是继发于强迫观念或某个欲望。它可能是意在消灭灾祸,或防患于未然。强迫行为常见的有强迫洁癖、强迫检查、强迫计数、强迫性仪式动作等。

强迫症患者有的只存在强迫观念,有的只有强迫性动作,还有的则两者都存在,强迫的具体内容也会随时间而变化,但与此相伴随的焦虑情绪是始终存在着的,这也是强迫症患者与正常人的重要区别。强迫症患者常为自己的"不正常"行为深感苦恼、自责,拼命地去压制这种行为,结果适得其反,这种行为会变得更加频繁、顽固,他们也就更加烦恼、焦虑,陷入一种不能自拔的恶性循环中。

**案例 6 - 3**

李某,男,23岁,大学生。母亲平素爱整洁,认真,对李某也严格要求,父亲虽较随和,但因工作忙,很少与李某沟通,因而李某也渐渐形成了认真、爱整洁的性格。此外,李某性格内向,不善于交往。一年前因参加高考精神紧张,入学后感到对学校不适应,孤独,不久出现怕脏,反复洗手,次数越来越多。他总怕同学弄脏了他的衣服,衣服偶尔弄脏了即反复洗,因经常洗手、洗衣服致双手严重干裂。为了不被他人碰脏,李某吃饭时很晚才到食堂打饭,有时因吃饭太晚而耽误上课。同时,他起床时反复整理床铺,穿衣时反复穿上又脱下,上厕所时腰带解开又系上,动作重复且十分缓慢,严重时,一天要耗掉大部分的时间。李某学习成绩越来越差,导致期末考试数门课不及格而休学。

讨论:如何理解李某的行为? 如何帮助李某?

### (二)治疗和预防

用森田疗法教会强迫症患者对肉体及精神上的痛苦采取顺其自然的态度,并面对现实从事建设性的活动,可使强迫症状至少减轻一半。行为疗法也有一定的效果。药物如氯丙咪嗪(盐酸氯米帕明)能控制症状,减轻患者的心理冲突,但不能治愈强迫症。

## 四、躯体形式障碍

躯体形式障碍(Somatoform disorders)的特征是患者反复陈述躯体症状,反复进行医学检查并无视其阴性结果及医生的解释。症状的出现与生活事件或心理应激有关。有时患者确实存在某种躯体障碍,但不能解释症状的性质、程度或患者的痛苦,这些躯体症状被认为是心理冲突和个性倾向所致。但对患者来说,即使症状与不愉快的生活事件、困难或冲突密切相关,他们也拒绝探讨心理病因的可能。无论从心理还是生理方面了解症状的起因,其结果往往使患者和医生都感到失望和挫折。

（一）临床表现及分类

### 1. 躯体化障碍

躯体化障碍（somatization disorder）最为常见，是一种以多种多样、经常变化的躯体症状为主的神经症。症状可涉及任何系统或器官，最常见胃肠道不适（如疼痛、打嗝、返酸、呕吐、恶心等）、异常皮肤感觉（如瘙痒、烧灼感、刺痛、麻木感、酸痛等）、性功能问题以及月经紊乱等，且有夸大化和慢性化趋向。患者存在明显的抑郁和焦虑，有长期不易摆脱的心理压力和药物滥用史，患者的社会适应、人际关系和家庭关系严重障碍。一般女性多于男性，多在成年早期发病。

### 2. 疑病症

疑病症（hypochondriasis）主要临床表现是担心或相信自己患有一种或多种严重的躯体疾病，如狂犬病、癌症、艾滋病等。患者对自身健康状况或身体的某一部分过分关注，且与实际健康状况很不相称，经常诉述不适，四处求医，各种客观检查的阴性结果和医师的解释均不能打消患者的疑虑，并处于一种持续的对该病的恐惧情绪中，伴有神经症的焦虑、恐惧、抑郁和强迫现象，对身体畸形的疑虑或先占观念也属于本症。本障碍男女均有，无明显家庭特点（与躯体化障碍不同），常为慢性波动性病程。

（二）治疗

在治疗方面，各种积极的心理治疗对这类疾病均有效。药物治疗有害无益，只能加重患者的疑病观念。

## 五、恐怖性神经症

恐怖性神经症（phobic neurosis），又称恐惧症（phobia）或恐怖症，是指患者对某种客观事物或情境产生异乎寻常的恐惧紧张，并常伴有明显的自主神经症状。患者所表现出的恐惧强度往往与他所面临的实际威胁极不相称，即患者明知这种恐惧反应是过分的或不合理的，但在相同场合下仍反复出现，难以控制。由于不能自我控制，因而极为回避所害怕的事物或情境，影响其正常社会活动。

（一）临床表现及分类

### 1. 场所恐惧症

场所恐惧症（agora phobia）指患者恐惧的对象主要为某些特定的场所或环境，如商店、剧院、车站、机场、广场、拥挤的场所、闭室、黑暗场所等。患者对公共场所产生恐惧，不敢到这些地方去。在这些场所，患者会产生极度恐惧，担心自己昏倒而无亲友救助，或失去自控又无法迅速离开或出现濒死感等。

### 2. 社交恐惧症

社交恐惧症（social phobia）指患者恐惧的对象主要为社交场合和人际接触，核心症状是对人际交往感到紧张和害怕，因而避免和其他人打交道。患者在大庭广众面前怕被人注视，担心当众出丑，故在人际交往时害羞、胆怯、局促不安、尴尬、笨拙，严重者可出现面红耳赤、出汗、心慌、震颤、呕吐、眩晕等。病情较轻者，会害怕见生人；病情较重者，可能因恐怖而回避朋友，与社会隔绝而仅与家人保持接触,无法坚持正常上学、工作和社会活动。

 **案例 6-4** _____

　　吴某,女,19 岁,某大学一年级学生。自述自己是个怪人,有害羞的怪毛病。两年多来,她从不多与人讲话,与人讲话时不敢直视,眼睛躲闪,像做了亏心事。一说话脸就发烧,低头盯住脚尖,心怦怦跳,浑身起鸡皮疙瘩,好像全身都在发抖。她不愿与班上同学接触,觉得别人讨厌自己,在别人眼中是个"怪人";最怕接触男生,即使在寝室里,只要有男生出现,就会不知所措;对老师也害怕,上课时,只有老师背对学生板书时才不紧张,只要老师面对学生,就不敢朝黑板方向看,常常因为紧张而对老师所讲的内容不知所云。更糟糕的是,现在在亲友、邻居面前说话也"不自然"了。由于这些毛病,她极少去社交场所,很少与人接触。她自己曾力图克服这个怪毛病,也看了不少心理学科普图书,按照社交技巧去指导自己,用理智说服自己,用意志控制自己,但作用就是不大。

　　讨论:如何理解吴某的行为? 如何帮助吴某?

　　　　　　　　　　　　　　　　　　　　　　　　　

### 3. 特定恐惧症

　　特定恐惧症(specific phobia)又称简单(物体)恐惧症,患者所恐惧的对象主要为特定的物体或情境,如动物、鲜血、尖锐锋利的物体或高空、雷电等。最常见的是动物恐惧,害怕猫、老鼠、狗、鸟、蛇或小昆虫等小动物。患者不敢摸、不敢碰、不敢看,严重的甚至不敢听到或看到与它们有关的事物。

### (二)治疗

　　恐惧症的心理治疗首先要让患者树立积极的生活态度。森田正马认为,要患者带着恐惧的痛苦去从事建设性的活动,在行动的过程中渐渐减少恐怖。另外,系统脱敏和暴露满灌疗法对患者有一定好处。

## 六、分离性障碍

　　分离性障碍(dissociative disorders)又称癔症性精神障碍,具体表现为身份识别、记忆或遗失破坏或分离,而这些对于我们正常人来说都是整合的。癔症一词的原有注释为"心意病也",也称为歇斯底里。目前认为癔症患者多具有易受暗示性、喜夸张、感情用事和高度自我中心等性格特点,常由于精神因素或不良暗示引起发病。患者可呈现各种不同的临床症状,如感觉和运动功能有障碍,内脏器官和自主神经功能失调以及精神异常。这类症状无器质性损害的基础,它可因暗示而产生,也可因暗示而改变或消失。分离性障碍的终身患病率女性为$0.3\%\sim0.6\%$,发病年龄多数在 16~30 岁之间,女性远多见于男性。

### (一)临床表现及分类

　　癔症的表现可谓多种多样,既可有运动、感觉等障碍的类似神经系统疾病的症状,又可有各种内脏病变的类似症状,也可有短期发作的精神症状(变态心理症状)。癔症的表现可以与临床各系统的疾病的表现类似,因此极易误诊。已有许多最初诊断是癔症,而实际上是躯体疾病,因而拖延了治疗的教训。所以癔症在临床上要作出正确的判断,难度是较大的,特别对于临床经验缺乏者来讲,不要轻易下癔症的诊断。

**1.癔症性精神障碍(分离型障碍)**

(1)情感爆发 患者在受精神刺激后突然出现以尽情发泄为特征的临床症状,号啕痛哭,又吵又闹,以极其夸张的姿态向人诉说所受的委屈和不快,甚至捶胸顿足,以头撞墙,或在地上打滚,但意识障碍不明显。发作持续时间的长短与周围环境有关。情感爆发是癔症患者最常见的精神障碍。

(2)意识障碍 表现为意识朦胧状态或昏睡,患者突然昏倒,呼之不应,推之不动。癔症性朦胧状态患者,兴奋激动,情感丰富或有幻觉、错觉;癔症性神游症,患者表现离家出走、到处游荡;癔症性梦行症患者,睡中起床,开门外出或作一些动作之后又复入睡。

(3)癔症性精神病 患者表现情绪激昂,言语零乱,短暂幻觉、妄想,盲目奔跑或伤人毁物,一般历时 3～5 日即愈。

(4)癔症性身份障碍 主要表现为患者突然失去了自己原来的身份体验,而以另一种身份进行日常活动。常见于农村妇女,发作时意识范围狭窄,以死去多年的亲人或邻居的口气说话,或自称是某某神仙的化身,与迷信、宗教或文化落后有关。

**2.癔症性躯体障碍(转换型癔症)**

(1)感觉障碍 感觉缺失,患者对强烈的刺激只能轻微感觉,甚至完全没有感知,其特征是不按解剖部位分布,不能用神经病理学的知识加以解释,如:感觉过敏,患者对局部的触摸特别敏感,非常轻微的触摸即感到疼痛异常;感觉异常,患者感到咽喉部有异物或梗阻,好似球形物体在上下移动,但咽喉部检查却无异常发现。

(2)运动障碍 抽搐发作,常因心理因素引起。发作时常突然倒地,全身僵直,呈角弓反张,有时呈不规则抽动、呼吸急促,呼之不应,有时扯头发、撕衣服等,表情痛苦。一次发作可达数十分钟或数小时,随周围人的暗示而变化,发作可一日多次。瘫痪,以单瘫或截瘫多见,有时可四肢瘫,起病较急。瘫痪程度可轻可重,轻者可活动但无力,重者完全不能活动。客观检查不符合神经损害特点,瘫痪肢体一般无肌肉萎缩,反射正常,无病理反射。

(3)躯体化障碍 以胃肠道症状为主,也可表现为泌尿系统或心血管系统症状。患者可出现腹部不适、反胃、腹胀、厌食、呕吐等症状,也可表现为尿频、尿急等症状,或表现为心动过速、气急等症状。

(二)治疗与预防

癔症治疗以心理治疗为主,辅以药物等治疗。本病一般预后良好,少数病程长或经常反复发作的患者治疗比较困难。具有明显癔症性格特征者治疗也较困难,且易再发。极个别表现为瘫痪或内脏功能障碍的癔病患者,若得不到及时恰当的治疗,病程迁延,可严重影响工作和生活能力,可因并发症而影响寿命。

# 第三节　心境障碍

## 一、概述

心境障碍(mood disorder)是以显著而持久的情感或心境改变为主要特征的一组疾病,临床上主要表现为情感高涨或低落,伴有相应的认知和行为改变,可有精神病性症状,如幻觉、妄想。大多数患者有反复发作的倾向,部分可有残留症状或转为慢性。心境障碍可分为双相障碍、躁狂症和抑郁症等类型。

## 二、躁狂发作

(一)临床表现

躁狂发作的典型临床症状是情感高涨、思维奔逸和活动增多。

### 1.情感高涨

患者表现为主观体验特别愉快,自我感觉良好,整天兴高采烈,得意洋洋,笑逐颜开,洋溢着欢乐的风趣和神态,甚至感到天空格外晴朗,周围事物的色彩格外绚丽,自己亦感到无比快乐和幸福。这种高涨的心境具有一定的感染力,常博得周围人的共鸣,引起阵阵欢笑。有的患者尽管情感高涨,但情绪不稳、变幻莫测,时而欢乐愉悦,时而激动暴怒。部分患者以愤怒、易激惹、敌意为特征,并不表现为情感高涨,故动辄暴跳如雷、怒不可遏,甚至可出现破坏及攻击行为,但常常很快转怒为喜或赔礼道歉。

### 2.思维奔逸

患者表现为联想过程明显加快,自觉思维非常敏捷,思维内容丰富多变,头脑中的概念接踵而至,有时感到自己的舌头在和思想赛跑,言语跟不上思维的速度,常表现为言语增多、滔滔不绝、手舞足蹈、眉飞色舞,即使口干舌燥、声音嘶哑,仍要讲个不停。但讲话的内容较肤浅,且凌乱不切实际,常给人以信口开河之感。由于患者注意力随境转移,思维活动常受周围环境变化的影响致使话题突然改变,讲话的内容常从一个主题很快转到另一个主题,即表现为意念飘忽,有的患者可出现音联和意联。

### 3.活动增多

患者表现为精力旺盛,兴趣范围广,动作快速敏捷,活动明显增多,且忍耐不住,整天忙忙碌碌,但做任何事常常是虎头蛇尾,有始无终,一事无成。爱管闲事,对自己的行为缺乏正确判断,常常是随心所欲,不考虑后果,如任意挥霍钱财,十分慷慨,随意将礼物赠送同事或路人。注重打扮装饰,但并不得体,招引周围人的注意,甚至当众表演,乱开玩笑。在工作上,自认为有过人的才智,可解决所有的问题,乱指挥别人,训斥同事,专横跋扈,狂妄自大,但毫无收获。社交活动多,随便请客,经常去娱乐场所,行为轻浮,且好接近异性。

### 4.躯体症状

由于患者自我感觉良好,精力充沛,故很少有躯体不适主诉,常表现为面色红润,两眼有神,体格检查可发现瞳孔轻度扩大,心率加快,且有交感神经亢进的症状,如便秘。因患者极度兴奋,体力过度消耗,容易引起失水、体重减轻等。患者食欲增加,性欲亢进,睡眠需要减少。

### (二)治疗和预防

大多数为急性或亚急性起病,好发季节为春末夏初。躁狂症的发病年龄在 30 岁左右,现代治疗最终能使 50% 的患者完全恢复。躁狂症以药物治疗为主,特殊情况下可以选用电抽搐或者改良电抽搐治疗。

## 三、抑郁发作

### (一)临床表现

抑郁发作临床上是以情感低落、思维迟缓、意志活动减退和躯体症状为主。

#### 1.情感低落

情感低落主要表现为显著而持久的情感低落,抑郁悲观。患者终日忧心忡忡、郁郁寡欢、愁眉苦脸、长吁短叹。程度较轻的患者感到闷闷不乐,无愉快感,凡事缺乏兴趣,平时非常爱好的活动如看足球比赛、打牌、种花草等也觉乏味,任何事都提不起劲,感到"心里有压抑感""高兴不起来"。程度重的可痛不欲生,悲观绝望,有度日如年、生不如死之感,患者常诉说"活着没有意思""心里难受"等。典型病例的抑郁心境具有晨重夜轻节律的特点,即情绪低落在早晨较为严重,而傍晚时可有所减轻,如出现则有助于诊断。

#### 2.思维迟缓

思维迟缓患者表现为思维联想速度缓慢,反应迟钝,思路闭塞,自觉"脑子好像是生了锈的机器"、"脑子像涂了一层糨糊一样开不动了"。临床表现为主动言语减少,语速明显减慢,声音低沉。患者感到脑子不能用了,思考问题困难,工作和学习能力下降。

#### 3.意志活动减退

患者表现为意志活动呈显著持久的抑制。临床表现为行为缓慢,生活被动、疏懒,不想做事,不愿和周围人接触交往,常独坐一旁,或整日卧床,不想去上班,不愿外出,不愿参加平常喜欢的活动和业余爱好,常闭门独居,疏远亲友,回避社交。严重时,连吃、喝、个人卫生都不顾,甚至发展为不语、不动、不食,可达木僵状态,称为"抑郁性木僵"。

#### 4.消极自杀的观念或行为

严重抑郁发作的患者常伴有消极自杀的观念或行为。消极悲观的思想及自责自罪可萌发绝望的念头,认为"结束自己的生命是一种解脱""自己活在世上是多余的人",并会促进计划自杀发展成自杀行为,这是抑郁症最危险的症状,应提高警惕。长期追踪发现,约 15% 的抑郁症患者最终死于自杀。自杀观念通常逐渐产生,轻者仅感到生活没意思,不值得留恋,逐渐产生突然死去的念头,随抑郁加重,自杀观念日趋强烈,千方百计试图了结自己。

#### 5.躯体症状

躯体症状很常见,主要有睡眠障碍、食欲减退、体重下降、性欲减退、便秘、身体任何部位的疼痛,以及阳痿、闭经、乏力等。躯体不适的主诉可涉及各脏器。自主神经功能失调的症状也较常见。睡眠障碍主要表现为早醒,一般比平时早醒 2~3 小时,醒后不能再入睡,这对抑郁发作诊断具有特征性意义。有的表现为入睡困难,睡眠不深。少数患者表现为睡眠过多。体重减轻与食欲减退不一定成比例,少数患者可出现食欲增强、体重增加。

### (二)治疗与预防

抑郁症大多数也表现为急性或亚急性起病,好发季节为秋冬季。抑郁症以药物治疗为主,特殊情况下可以选用电抽搐或者改良电抽搐治疗,并且心理治疗应贯穿治疗的始终。有研究发现,大多数经治疗恢复的抑郁症患者,仍有 30% 一年内复发。维持治疗的抗抑郁药剂量及时间不足、生活事件和应激的增加,特别是人际关系的紧张和丧失等,是影响复发的主要因素。

## 四、双相障碍

双相障碍的临床特点是反复(至少两次)出现心境和活动水平明显紊乱的发作,有时表现为心境高涨、精力充沛和活动增加(躁狂或轻躁狂),有时表现为心境低落、精力减退和活动减少(抑郁)。发作间期通常以完全缓解为特征。与其他心境障碍相比,本病在男女性别中的发病率较为接近。

混合性发作是双相障碍的亚型,指躁狂症状和抑郁症状在一次发作中同时出现,临床上较为少见,通常是在躁狂与抑郁快速转相时发生。例如一个躁狂发作的患者突然转为抑郁,几小时后又再复躁狂,使人得到"混合"的印象。患者既有躁狂又有抑郁的表现,如一位活动明显增多、讲话滔滔不绝的患者,同时有严重的消极想法;又如有抑郁心境的患者可有言语和动作的增多。但这种混合状态一般持续时间较短,多数较快转入躁狂相或抑郁相。混合发作时,临床上躁狂症状和抑郁症状均不典型,容易误诊为分裂情感障碍或精神分裂症。

快速循环发作是指过去 12 个月中,至少有 4 次心境障碍发作,不管发作形式如何,但符合轻躁狂或躁狂发作、抑郁发作或混合性发作标准。

 **案例 6 – 5**

李欣大学毕业后,一时未能落实工作单位,为此非常焦急,每天惦记着这事,人也变得让家人摸不着头脑。他变得爱和别人聊天,海阔天空、不着边际地一聊就是个没完没了。自从他找不到工作后就睡得很少,每天睡三更起五更的,却还是一副精力旺盛不知疲倦的样子,而且情绪容易激动,常常因点小事和别人吵起来。最让人难以忍受的是,他变得异常自负,常在别人面前自夸自赞,总说自己才高八斗相貌出众,有多少多少的女孩子追求自己,又有无数的财富可供挥霍,整天兴高采烈喜气洋洋。在他眼里,天空格外的明朗,生活是如此的绚丽多彩,就好像他是生活在天堂一样。不幸的是,天堂一样的好光景并不长久。一个月后,李欣就好像突然从天堂掉进了地狱,变得整日情绪低落,郁闷不乐。他开始对一切事物都感到悲观绝望,变得不爱说话,甚至懒得动,常常窝在床上就是一整天,家人和朋友怎么劝说都不愿外出。和一个月前阳光永远灿烂相反,他觉得世界全是一片灰暗,冷风凄泣,鸟号哀鸣,四面楚歌,好像掉进了十八层地狱一般。

讨论:如何理解李欣的行为? 如何帮助李欣?

### 五、持续性心境障碍

#### (一)环性心境障碍

环性心境障碍(cyclothymia)是指情感高涨与低落反复交替出现,但程度较轻,且均不符合躁狂或抑郁发作时的诊断标准。轻度躁狂发作时表现为十分愉悦、活跃和积极,且在社会生活中会作出一些承诺;但转变为抑郁时,不再乐观自信,而成为痛苦的"失败者";随后,可能回到情绪相对正常的时期,或者又转变为轻度的情绪高涨。一般心境相对正常的间歇期可长达数月,其主要特征是持续性心境不稳定。

#### (二)恶劣心境

恶劣心境(dysthymic disorder)指一种以持久的心境低落状态为主的轻度抑郁,从不出现躁狂,常伴有焦虑、躯体不适感和睡眠障碍。患者有求治要求,但无明显的精神运动性抑制或精神病性症状,生活不受严重影响。患者在大多数时间里,感到心情沉重、沮丧,看事物犹如戴一副墨镜一样,周围一片暗淡;对工作无兴趣,无热情,缺乏信心;对未来悲观失望,常感到精神不振、疲乏、能力降低等。抑郁程度加重时也会有轻生的念头。尽管如此,患者的工作、学习和社会功能却无明显受损,常有自知力,自己知道心情不好,主动要求治疗。

# 第四节　人格障碍

人格是个体全部心理特征的总和。人格(personality)或称个性(character),是一个人固有的行为模式及在日常活动中待人处事的习惯方式,是全部心理特征的综合。我们很难划出一条清晰的区别正常和异常人格的界线。人格障碍的治疗较为困难,疗效常不理想,需要医患双方建立长期良好的咨询治疗关系,以期能对患者的行为模式、不良习惯有所改变。

## 一、人格障碍概述

#### (一)人格障碍的概念

人格障碍(personality disorders)又称病态人格,是指明显偏离正常且根深蒂固的行为方式,且对环境适应不良。其人格在内容上、性质上或整个人格方面异常,患者自己遭受痛苦和(或)使他人遭受痛苦,或给个人和(或)社会带来不良影响。人格的异常妨碍了他们的情感和意志活动,破坏了其行为的目的性和统一性,给人以与众不同的特异感觉,在待人接物方面表现尤为突出。人格障碍的形成没有明确的起讫时间,发展缓慢,通常开始于童年、青少年或成年早期,并一直持续到成年乃至终生。部分人格障碍患者在成年后有所缓和。患者意识清醒,认识能力完整,但有时对自己的病态行为缺乏自知力,较少主动求医。

此外,对那些原来人格发展正常,到成年以后由社会心理因素造成的人格异常,称为人格改变,而因脑部器质性疾病损害造成的人格异常,称为器质性人格综合征或类病态人格,这些都不属于人格障碍。

**（二）人格障碍的共同特征**

（1）人格障碍开始于童年、青少年或成年早期，并一直持续到成年乃至终生。没有明确的起病时间，不具备疾病发生发展的一般过程。

（2）可能存在脑功能损害，但一般没有明显的神经系统形态学病理变化。

（3）人格显著偏离正常，从而形成与众不同的行为模式，如情绪不稳、易激惹、情感肤浅或冷酷无情等。行为常常受本能欲望、偶然动机的驱使，缺乏目的性、计划性和完整性，自制力差。

（4）人格障碍主要表现为情感和行为的异常，但其意识状态、智力均无明显缺陷。一般没有幻觉和妄想，可与精神病性障碍相鉴别。

（5）多数人格障碍者对自身人格缺陷常无自知之明，难以从失败中吸取教训，尽管经常碰壁、冲突不断，但屡犯同样的错误，以致害人害己。

（6）人格障碍者一般能应付日常工作和生活，能理解自己行为的后果，也能在一定程度上理解社会对其行为的评价，主观上往往感到痛苦。

（7）各种治疗手段对人格障碍效果欠佳，医疗措施难以奏效，再教育效果亦有限。

**（三）人格障碍形成的原因**

关于人格障碍形成的原因至今尚不完全清楚。目前一般认为它是在大脑先天性缺陷的基础上，受心理社会因素及其他环境有害因素影响而形成的。

**1. 生物学因素**

染色体畸变与遗传。有研究发现，47XYY 染色体畸变与异常攻击行为及反社会性人格可能有某种程度的关联，并发现，罪犯中 XYY 型的人远多于正常人群。在孪生子和寄养子的研究中，证实了人格障碍有遗传倾向。人格障碍患者家人脑电图的异常率高于常人，故有学者认为人格障碍是大脑发育成熟延迟的表现。

关于人格障碍的生化研究尚缺乏一致的结论，而感染、中毒、孕期及婴幼儿期营养不良，特别是缺乏足够的蛋白质、脂类和维生素的供应，出生时或婴幼儿期的脑损伤和感染等，可能是大脑发育不成熟的原因。

**2. 心理因素**

7 岁以前是人格形成的关键期。所以，童年生活经历对人格形成极为重要。早期失去父爱的孩子，成年后往往表现为性格上的胆小、畏缩；母爱剥夺则可能是反社会性人格的重要成因。有资料表明，在孤儿院成长的儿童成年后性格内向者较多。

父母教养方式不当也是人格发育障碍的重要因素。教育态度的不一致，父母的不良行为方式，对儿童起到了不良的"示范"作用；不恰当的学校教育，对儿童提出过高的要求，儿童始终生活在"失败"的阴影之中，这些因素对人格发育均有不利影响。

**3. 社会-文化因素**

恶劣的社会环境、不合理的社会现象、扭曲的价值观念，对人格障碍形成起到促进的消极作用，而不良的生活环境、结交具有品行障碍的"朋友"及出没具有恶习的社交圈子，对人格障碍的形成往往起到重要作用。

## 二、常见的人格障碍类型

### 1.偏执性人格障碍

偏执性人格障碍（paranoid personality disorder）以猜疑和偏执为特点,始于成年早期,男性多于女性,表现为对周围的人或事物敏感、多疑、心胸狭窄、固执己见;常怀疑别人的用心,怀疑被他人利用或被伤害;不切实际地好争辩,顽固地追求不合理的权利和利益;自我评价过高,过分自负,总认为只有自己才是正确的,有的因自我评价过高而形成超价观念;容易害羞、自尊心过强,对他人"忽视"自己深感羞辱、满怀怨恨,人际关系往往反应过度,产生不安全感、不愉快及牵连观念,但无精神病症状,因而与精神分裂症的妄想与偏执有区别。

 **案例 6 - 6**

大学生李某极其自负,也极爱钻牛角尖,他不顾一切的态度、尖酸刻薄的言语常常激怒他人。有一次大家偶尔谈起世界上跑得最快的动物是什么时,他说是大象。这个答案显然导致他人的哄笑。大家以为他是为了逗人笑故意这样说的,殊不知这笑声却触怒了他,他大声反击道:"你们这群可怜虫,一群白痴,你们以为大象体积大就跑不快吗?"正在争吵不休时,有一位朋友从图书馆里找出了一本书,上面明明白白写着跑得最快的动物是猎豹。可这位爱钻牛角尖的同学居然反击道:"书上错的东西多着呢,放着一只木瓜脑袋不用,却去相信书上的胡言,真是愚蠢可笑。"

讨论:如何理解李某的行为? 如何帮助李某?

### 2.分裂样人格障碍

分裂样人格障碍（schizoid personality disorder）以观念、行为和外貌服饰的奇特、情感冷漠及人际关系明显缺陷为特点,男性略多于女性,表现为过分内向、孤僻,回避社交,离群独处而自得其乐;也可情感冷漠,缺乏情感体验,不通人情,对亲人也不例外;喜好幻想,可有怪异信念,如相信特异功能、第六感觉等,整天想入非非;可以有反常和古怪的服饰,不修边幅,行为怪异;也可有不寻常的知觉体验,如一过性错觉或幻觉等;言语结构松散、表达意思不清楚,但并非智能障碍或文化程度受限所致;患者往往喜欢智力性思考,其业余爱好也往往是智力性的。

### 3.反社会性人格障碍

反社会性人格障碍（dissocial personality disorder）以行为不符合社会规范、经常违法乱纪、对人冷酷无情为特点,男性多于女性,表现为高度的利己主义,缺乏正常的人间友爱、骨肉亲情,缺乏焦虑、内疚感和罪恶感,常有冲动性行为,其行为大多由情感冲动、本能欲望和偶尔动机支配,且不吸取教训,行为放荡,无法无天;主要表现行为不符合社会规范,拒绝使自己充分发挥工作和社交能力,对社会性约束和要求进行消极对抗,甚至违法乱纪;对家庭亲属缺乏爱和责任心,待人冷酷无情。

### 4.冲动性人格障碍

冲动性人格障碍（impulsive personality disorder）又称攻击性人格障碍,以情感爆发伴明显行为冲动为特征,男性明显多于女性,常表现为情绪不稳,易激惹、冲动,间歇期正常。其表现形式多种多样,如纵火狂、偷窃癖、病理性赌博、间歇性爆发障碍等。此类人格障碍有三大特点:不能控制冲动或去实行一些对人对己均有害的行动;对冲动的抵制可以是有意识的或无意识的;行动可以是有计划的或无计划的,行动前有强烈的紧张感,行动中感到满足、放松和愉快,行动后可以有或无真正的自责、悔恨和罪恶感。其行动完全是为了满足其心理需要,缓释紧张。如偷窃癖患者出现不可遏止的、反复偷窃的冲动,其偷窃物品不一定昂贵,也非自己所需要,到手后藏匿、扔掉或送还。

### 5. 表演性(癔症性)人格障碍

表演性(癔症性)人格障碍(histrionic personality disorder)以过分的感情用事和夸张言行吸引他人注意为特点,以女性为多见。这种人人格不成熟,情绪不稳定,暗示性、依赖性强。

### 6. 强迫性人格障碍

强迫性人格障碍(compulsive personality disorder)以过分的谨小慎微、严格要求与完美主义及内心的不安全感为特征,男性约为女性 2 倍。约 70% 强迫症患者病前有强迫性人格障碍。这种人以十全十美的高标准要求自己,但又缺乏自信、自我怀疑,因而感到紧张、焦虑和苦恼。

### 7. 焦虑性人格障碍

焦虑性人格障碍(anxious personality disorder)以一贯感到紧张、提心吊胆、不安全及自卑为特征,有持续和广泛性的紧张及忧虑感觉。因有自卑感而总是需要被人喜欢和接纳,同时对拒绝和批评过分敏感,对日常处境中的潜在危险惯于夸大,而有回避某些活动的倾向。人际交往有限,缺乏与别人联系和建立关系的勇气。

### 8. 依赖性人格障碍

依赖性人格障碍(dependent personality disorder)的特点是缺乏独立性,感到自己无助、无能和没有精力,把自己的需求依赖于他人,对别人的意志过分服从,要求和允许别人安排自己的生活,在逆境和不顺利时有将责任推脱给他人的依附倾向。

### 9. 其他或待分类的人格障碍

其他或待分类的人格障碍包括被动攻击性人格障碍、抑郁性人格障碍和自恋性人格障碍等。

人格障碍患者较少主动求医,药物治疗和心理治疗的效果有限。对具有明显情绪问题和行为问题的患者,如果他们主动求助,行为治疗和认知治疗对其缓解症状、适应社会有一定的效果。

## 第五节　性心理障碍

人类的性行为是一种复杂的生物社会现象,它既有属于生物本能的活动特征,以便保证种族不断繁衍,又有丰富的心理活动参与,并且受到社会道德规范的约束,接受社会舆论和法律的监督。人类的性行为与动物有着很大的差异。人类的性行为是一种旨在满足个体生理和心理性需要,并适应社会性文明规范的行为活动。在性行为活动过程中,心理因素起着非常重要的作用。人类的性行为活动是生理和心理的有机统一,心理活动起主导作用。

## 一、性心理障碍概述

性心理障碍(psychological sexual disorders)是指性对象和性行为的异常。对性心理障碍的病因至今尚无一致的认识,但倾向于认为是性心理发育异常而致。性心理障碍应除外器质性精神疾病、精神发育迟滞及其他精神疾病伴随的性行为异常,也要和流氓的性犯罪相区别。性心理障碍的性行为常引起法律纠纷,在判断其行为责任能力时,既不可与流氓行为等同对待,又因其行为并非精神病性障碍,应视具体情况处理,不可一律免除其责任能力。

## 二、常见的性心理障碍

### (一)同性恋

同性恋(homosexuality)是以同性为满足性欲的对象。同性恋双方中,有一方是真正的异常,其心理上有较多异性特征,体质上也带有异性特征,这种人被称为素质性同性恋者,可能有体质上或内分泌变异的基础,其心理素质方面有极大的变态,极难纠正。另一方即男性主动型和女性被动型,其身心方面相对来说比较健康。他们参加同性恋活动只是出于暂时的感情联系或由于性欲较强之故。

同性恋者面对社会压力或当他们同性恋关系不能维持时,可能产生严重的焦虑或抑郁反应,甚至消极自杀。如果同性恋者有使自己转变成异性恋的要求,心理行为指导结合厌恶疗法可以帮助纠正。不愿医治的同性恋者治疗不会奏效。

### (二)恋童癖

恋童癖(paedophilia)是以儿童为性活动对象,多见于男性,其性爱的对象可能是亲属、邻居或朋友的小孩,也可能是以其他方式便于接触到的儿童。其性欲要求可能针对异性或同性儿童,以抚摸、露阴或强奸等形式表现出来,对儿童身心健康危害很大。恋童癖者是意志薄弱者,对性冲动不能自我控制和选择对象。行为治疗特别是厌恶疗法可以帮助纠正。

### (三)恋物癖

恋物癖(fetishism)是以接触异性穿戴或佩戴物品的方式引起性兴奋,多见于成年男子,他们通过抚弄、嗅、咬某些异性用过的物品而获得性的满足。这些物品大多直接接触异性肉体或明显与性有关,如内衣、头巾、丝袜、发夹等。恋物癖者大多数性功能低下,对异性渴望而性生活胆怯无能,意志薄弱不能控制。他们为了获得异性的物品,常常以盗窃的方式为手段,以致触犯刑律,屡教不改,本人也为此而感到痛苦。适当的心理指导结合行为疗法可能帮助纠正。

### (四)异装癖

异装癖(transvestism)是指通过穿戴异性服饰而得到性欲满足,多见于男性。有些人穿着异性服装并不是为了寻求性的刺激,只是他们觉得这样更适合他们的内在性格。异装癖与儿童早期受到不良的性教育有关。行为疗法有所帮助。

### (五)露阴癖

露阴癖(exhibitionism)以在异性面前显露自己的生殖器而求得性欲的满足,多见于男性。露阴癖者常躲在昏暗的街道角落、僻静之处潜藏等待,每遇女性路过则迅速显露出生殖器,或者同时伴随进行手淫,从对方的惊叫、逃跑或厌恶反应中获得性满足,通常不出现进一步的性侵犯行为。由于对社会风尚造成危害,露阴癖者因而常常受到惩罚,但总是恶习不改。究其原因,可能是幼年早期的适应不良行为被不断加强。通过行为疗法可帮助矫正。

### (六)窥淫癖

窥淫癖(voyeurism)以偷看异性裸露的身体或偷看他人的性活动为性的满足,多见于男性。窥淫癖者比较胆小,性生活能力不足,除偏爱有关性的影视镜头或裸体女性形象外,常常不择手段去偷看女性洗澡、排便或偷看他们的性活动,一般不出现进一步的性侵害。窥淫癖者常常被当成流氓受到严厉惩罚,但恶习难改。有的学者认为,窥淫癖与幼年早期错误习得的性行为有关,可用厌恶疗法加以矫正。

### (七)色情狂

色情狂(erotomania)是以病态的性幻想方式来满足其性欲要求,多数是女性。性幻想对象常常是某个杰出男性。色情狂者编造的爱情故事细节逼真,添加许多丰富的想象,使人觉得真实可信。典型者发展缓慢,持续不断。色情狂者并无其他精神分裂症的症状,应注意与精神分裂症的钟情妄想相区别。色情狂者将自己导入感情误区,本人不觉痛苦,主动求治者极少,对他人妨碍不大。

### (八)施虐癖和受虐癖

施虐癖(sadism)指通过在异性身上造成痛楚或屈辱以获得性的满足。施虐的程度可以从轻微的疼痛至严重的伤害,具体方式有鞭打、捆绑、脚踢、手拧、针刺、刀割等,有时与性的暴力犯罪难以区别。只有施暴虐是为情欲所必需才可称为施虐癖。受虐癖(masochism)的表现正好相反,以乐意接受异性施加的痛楚或屈辱而获得性欲的满足,其受虐的程度从轻度的凌辱到严重的鞭打。有时施虐癖和受虐癖联系在一起,他们经常交替地充当这截然相反的两种角色。心理动力学认为,性受虐癖是转向自身的性施虐癖,性施虐癖也就是转向他人的受虐癖。施虐癖因伤害过度会受到法律惩罚,主动寻求心理治疗者甚少。受虐癖者更是秘而不宣,难以发现。

### (九)易性癖

易性癖(transsexualism)是一种性别认同障碍,强烈地认同自己是异性,以致企图求助医疗手段,帮助他们改变性别。男性要求切除阴茎,做人工阴道。女性要求切除乳房,做人工阴茎,或者采用性激素以改变自己的性征。尽管他们坚持认为自己解剖上的性别是错误的,希望改变性别,但他们并不是同性恋者,实际上他们都是异性恋者。给易性癖者做易性手术问题尚存在争议,系列行为疗法及职业训练有助于患者对性别角色及认同的态度好转。

性心理障碍治疗较为困难,患者自身及其家属往往感到非常痛苦,但对症支持治疗,如进行正面教育、心理治疗和行为矫正,仍有一定的帮助。

学习小结

　　随着社会发展的加快,社会竞争和压力不断增大,人类的心理问题也日益增多。心理障碍是人类由于生理、心理或社会原因而导致的各种异常心理过程、异常人格特征的异常行为方式,是一个人表现为没有能力按照社会认可的适宜方式行动,以致其行为的后果对本人和社会都表现出不适应,给其自身和社会都带来一定的不良影响和后果。

　　心理障碍的判断目前仍未有统一的标准,主要可以从医学经验、社会适应、病因学、统计学等四个方面进行判断和区分。心理障碍形成的原因也是多方面的,有生物、社会、心理等方面的因素。心理障碍在不同的学科分类也有所不同,医学心理学主要分为轻性心理障碍、重性心理障碍、心理生理障碍、大脑损害导致的心理障碍、行为问题和人格障碍、其他因素所致的心理障碍等六类。

## 目标检测

**一、选择题**

　　1.心理障碍的判断标准有(　　　　)

　　A.经验标准　　　　　B.社会适应标准　　　　　C.生物学标准

　　D.统计学标准　　　　E.以上都是

　　2.患者突然处于一种无原因的极度恐怖状态,呼吸困难、心悸、喉部阻塞、震颤、头晕、无力、恶心、胸闷、四肢发麻,有"大祸临头"或濒死感,此症状属于(　　　　)

　　A.广泛性焦虑　　　　B.惊恐发作　　　　　C.恐怖性神经症

　　D.强迫性神经症　　　E.躯体障碍性神经症

**二、简答题**

　　1.如何判断一个人的心理是否异常?

　　2.人格障碍的定义和特点有哪些?

**三、案例分析**

　　李某,大三男生,家庭条件比较优越,独生子女,个性比较孤僻。学习上遇到困难,他总认为自己的成绩达不到自己的期望值,便沉浸在自怨自艾之中,加上中学时过惯了衣来伸手、饭来张口的生活,独立生活能力差,以致进大学后生活难以自理,身体状况下降,情绪不稳定。近来,他因为与恋爱两年的女友分手导致精神恍惚,严重失眠、抑郁,于是开始在寝室服用精神类药物控制抑郁症状,但是效果并不明显。同学半夜起来上厕所,经常能发现他一个人坐在书桌前不知道做什么。

　　分析:李某的心理状况属于什么心理障碍类型?

# 第七章 临床心理评估

## 学习目标

【掌握】心理评估的概念和常用方法;心理测验的概念及标准化心理测验的基本特征。

【熟悉】临床常用评定量表的使用。

【了解】心理评估者的条件;心理测验的分类。

## 心理案例

王某,女,18岁,大一新生,其父母均为军人。从小父母按军人标准对其严加管束,经常训斥,使之产生"逆反"心理,只要父母不在面前,她便为所欲为,惹是生非,同伴们都称她为"野小子"。考入大学之后,王某有所好转,但上课时注意力仍然难以集中,听一会儿课就东张西望,甚至左摸右摸,没有一刻安静,学习成绩一般。晚上熄灯上床后,来回翻动,与同学无话找话。班主任和同学都认为其组织纪律性差,对她进行了多次教育帮助,王某也都诚恳接受,表示坚决改正,但不良行为并无明显改善。

思考:如何理解王某的行为?

# 第一节 临床心理评估概述

心理评估是指依据心理学的理论和方法对个体某一心理行为作全面、系统和深入的客观评定与估测。它既是心理咨询和治疗过程中不可或缺的重要阶段,又是一门专业的理论与技术。熟练掌握心理评估技术是心理咨询和治疗的前提。心理评估的主要方法有观察法、访谈法、个案法、心理测验法等。在对来访者进行心理评估时,不能单纯依赖某种单一方法进行判断,应采用多种方法相互补充,以作出全面而准确的评价。

## 一、心理评估的概念

心理评估(psychological assessment)是指运用观察、访谈、心理测验等多种方法对个体某一心理特征与行为作出全面、系统和深入的客观评定与估测。在医学心理学中有时会用到心理诊断(psychological diagnosis)这一概念。"诊断"一词是医学术语,是对患者的病情作出性质和程度的判定。心理诊断则是要对有心理问题或心理障碍的人作出心理方面的判定和鉴别。显然,"心理评估"的范畴比"心理诊断"更广,测量评价不同年龄阶段个体的情绪状态、智力水平、人格倾向,以及评价各种偏离常态的行为,都是心理评估的范畴。

心理评估为心理咨询和治疗提供前提和依据,并有助于评价其效果,同时在心理障碍、心身疾病的防治与预后、司法鉴定、预测个体未来成就、选拔人才、医护心理学研究等方面,均有着举足轻重的作用。

## 二、心理评估的方法和基本程序

### (一)心理评估的方法

临床上常用的心理评估方法包括定性评估和定量评估两类,其中心理定性评估方法有观察法、访谈法、个案法、调查法、作品分析法等,而心理定量评估则包括各种心理测验和评定量表。

#### 1.观察法

观察法(observation method)是指通过感觉器官或借助一定的仪器,有目的、有计划地观察被观察者的外显行为表现,进而研究或了解个体心理状况和活动规律的一种方法,是心理学研究中最基本的方法,也是心理评估的基本方法之一。根据评估的目的、内容和对象的不同,可以把观察分为以下类型。

(1)根据研究者能否对观察对象实行控制,可分为实验观察和非实验观察。实验观察是在人为设置的特定情境中进行观察,观察环境及有关因素,实施人为控制。非实验观察是在自然情景中进行观察,无法进行控制。

(2)根据研究者的观察方式不同,可分为结构性观察和无结构观察。结构性观察研究者预先设计观察指标,无结构观察研究者不预先设计观察指标,也不专门探究某一行为,而是观察和记录研究对象及其周围所发生的一切事件。

(3)根据研究者在观察中扮演的角色不同,可分为参与观察和非参与观察。参与观察是指研究者参加到被研究对象的活动之中进行观察。这种观察可采取两种形式,一种是隐蔽观察,即研究者不暴露自己的观察身份,参加到各种活动中,目的是不影响被观察者的行为和语言。另一种是非隐蔽观察,即研究者不隐瞒自己的身份,参加到各种活动中,这种观察通过获得被观察者的支持,能使研究者较充分地掌握资料。非参与观察是指研究者不介入被研究者的活动中,而是作为局外人,通过观察来收集所需要的资料。这种观察完全不影响被观察者的行为。

观察的结果需要经过科学而准确的描述加以"量化",才能够作为心理评估的依据。在进行观察时,应注意以下问题。

(1)定义目标行为 对每种准备观察的行为应给予明确的定义,以便准确地观察和记录。

(2)确定观察时间 确定观察期、观察次数、间隔时间和观察持续时间。通常,直接观察时间为10~30分钟,否则观察者会过于疲劳,影响观察效果。若采用间接手段(摄像、录像设备等),观察则可持续进行。如果观察期为多日,则每天观察的时间和次数应保持一致。

(3)资料记录 根据不同的观察方法采用合适的记录方式。一般而言,结构性观察有固定的记录程序和方式,只要严格遵循即可;无结构观察常采用描述性记录方法,不仅要记录观察到的目标行为表现、频率,还要进行推理判断。

(4)观察者的素质　首先,观察者应具备一般性社会知识,能从文化背景和社会习俗来观察和理解目标行为的意义;其次,要具备牢固的专业知识,了解一些特殊行为在心理学和医学上的意义;最后,观察者还要有与不同年龄、性别、教育程度、职业、信仰和经历的人交往的经验。

观察法如果是在被观察者没有察觉的情况下进行的,可以收集到观察对象一些真实资料。但由于观察具有表面性和偶然性,容易受被观察对象、观察者本人的限制以及无关变量的干扰,因此需将观察法与其他方法结合使用,进行综合评估。

### 2.访谈法

访谈法(interview method)又称晤谈法,是通过评估者与被评估者交谈,直接收集来访者心理特征与行为资料的研究方法。

根据对访谈的控制程度,访谈法可分为三种方式:标准化访谈、非标准化访谈和半标准化访谈。

(1)标准化访谈　亦称结构式访谈,根据特定的目的,以固定的程序和结构,按照同样的措辞和顺序向每一位被评估者询问同样的问题的一种访谈方式。其优点是目的明确、规范标准、结果有可比性、容易量化、适用于新手和有时间限制的研究。但因提问方式刻板、难以深入分析信息,不易取得来访者的积极配合。

(2)非标准化访谈　亦称无结构式访谈,没有固定的程序和结构,而是以自由交谈的方式进行,交谈目的隐蔽。其优点是交谈轻松灵活,容易取得被评估者的积极配合,可根据反应随时调整谈话的广度与深度,收集信息丰富、真实、精确,其缺点是容易偏离主题,难于控制谈话过程,费时较多。

(3)半标准化访谈　亦称半结构式访谈,它是介于标准化访谈和非标准化访谈之间的一种访谈方式。其特点是既有事先准备好的各种问题提纲,又有对某些重要问题提出深入探讨的追问性问题。半标准化访谈如果运用得当,则可以充分发挥上述两种方式的优点。

访谈法是了解被评估者最直接的方法,可获得被评估者的大量信息。不足之处是,评估者的态度、访谈技巧等因素会对访谈结果产生很大影响。

### 3.个案研究

个案研究(case study)是指通过收集被评估者有关的个案资料,进行综合分析,深入研究被评估者的心理异常表现及可能原因,从而对其做出心理评估和诊断。

个案法需要广泛收集被评估者的资料。被评估者的资料来源主要有 3 种渠道:一是当事人本人提供,包括对咨询问题的讲解、内心感受的倾诉等;二是其他相关人员提供,如来访者的亲属、朋友、同学、同事等;三是来访者的其他信息资料,包括本人日记、书信、物品及其他作品等。

个案研究可以对研究对象做深入的质的研究,彻底把握对象的全貌,并且具有抽样方法无法做到的社会实在性。其缺点是研究资料往往缺乏代表性,不能通过对个案的分析去推论和预测总体。

### 4.心理测验法

心理测验在心理评估领域占据着重要的地位。详细内容见本章第二节。

上述几种方法是心理评估常用的方法,其中观察法、访谈法、个案研究多为定性评估,心理测验法一般属于定量评估。

### (二)心理评估的基本程序

心理评估的目的不同,其程序也不尽相同,但大致都分为以下四个阶段。

(1)确定评估目的 明确评估的目标,是为了鉴定智力、人格特征,还是作出有无心理问题或障碍的判定。

(2)收集资料 了解被评估者的当前心理问题,问题的起因、发展及可能的影响因素,早年的生活经历、家庭背景以及当前的人际关系、适应等。这一阶段主要应用观察法、访谈法等。

(3)针对重点问题深入评估 这一阶段需对特殊问题、重点问题深入了解和评估。除应用上述方法外,还主要借助于心理测验的方法,有时还用作品分析法。

(4)分析资料,得出结论 分析、处理上述三个阶段获得的信息,得出评估结论,并对有关人员解释评估结果,以确定下一步的工作内容。

## 三、心理评估者的条件

心理现象是世界上最复杂的现象,同时心理评估还很容易受主、被试者的主观因素影响,因此要做好心理评估,对心理评估工作者的技术、心理素质及道德水平都提出了较高要求。此外,心理评估者还应当具备丰富的社会、人文知识以及大量的临床经验。

### 1.专业知识与操作技能

心理评估者首先要具备心理学知识、心理评估和心理测量等方面的专业知识并受过专业培训,严格按照相应的规定和道德规范选择和使用恰当的心理测验工具,并能对测验结果作出正确解释。心理评估者还应具备精神病学知识,能够鉴别正常和异常的心理现象。

### 2.心理素质

(1)敏锐的观察能力 心理评估者是通过观察被评估者的面部表情、身体姿势、语音、语调、语速等多方面外在行为表现来推断其心理品质的。因此对被评估者的观察是心理评估的基础。

(2)较高的智能水平 心理评估的过程需要评估者对被评估者进行一系列的观察、分析、推理、判断、综合,这是一个高智力的活动。另外,心理评估还常常涉及认知能力、智力水平等方面的评估,如果评估者的智能水平有限,就很难对较高智力水平的被评估者作出准确判断。

(3)健全的人格 心理评估要求评估者本身具备健全的人格,良好的自我认知能力,乐于并善于与人交往,愿意助人,尊重人,并具有接纳性,有同感与共情的能力。如果不具备这些心理素质,便很难与被试者建立和睦关系,影响心理评估的进行,甚至得到错误的评估结果。

### 3.职业道德方面

(1)心理评估必须严肃认真、科学慎重 心理评估工作可能会涉及被评估者的切身利益,有时还涉及法律问题,因此,在评估过程中选择评估方法、实施评估步骤均需要严肃认真,分析评估结果、作出评估结论需特别慎重。

(2)保护被试者利益 心理评估往往会接触被评估者的个人隐私,心理评估工作者要尊重他们的人格,保守他们的秘密,以免增加他们的痛苦和损失。

(3)管理好心理评估工具　心理评估工具尤其是标准化心理测验是受管制的测量工具,只有具有资格者才能独立使用和保存,不允许向无关人员泄露测验内容。

# 第二节　心理测验

## 一、心理测验的概念

心理测验(psychological test)是指在标准的情境下,对个人行为样本进行客观分析和描述的一类方法。这一定义有以下 4 点重要含义。

(1)标准情境　一是要求对所有被试者均用同样的刺激方法来引起他们的反应,即测验的指导语、实施条件、程序、记分方法和判断结果标准均要统一;二是要求被试者处于最能表现所要测查心理活动的最佳时期。

(2)行为样本　指的就是测验内容。心理测验就是通过测量人的行为表现来间接地反映心理活动的规律和特征。但是,任何一种心理测验都只是测查某项心理功能有代表性的行为而非全部行为,即取部分代表全体。由于只是一个行为样本,即使一个成功编制的心理测验,也难免不在一定范围内出现误差,这种误差大小可通过测验的信度来估计。

(3)结果描述　心理测验结果描述的方法通常分为数量化和划分范畴两类。例如以智力商数(IQ)为单位对智力水平进行数量化描述,用记忆商数对记忆能力进行数量化描述等。有些心理现象不便数量化,就划分范畴,如正常、可疑或异常等范畴。可数量化的结果也可以划分范畴。心理测验的各种特殊量数或范畴名称均有一定的含义,成为解释测验结果专用的心理测量学术语。

(4)心理测验工具　一套心理测验工具通常包括测验材料和使用手册。测验材料就是测验的内容,通过被试者对其作出的反应来测查他们的心理特征;使用手册则对如何实施测试,如何量化和描述测验结果给予了详细说明,还包括该测验的目的、性质和信度、效度等必要的测量学资料。

## 二、心理测验的分类

### (一)按测验的功能分类

#### 1.能力测验

能力测验是心理测验中一大类别,包括智力测验(比内－西蒙智力量表、斯坦福－比内智力量表、Wechsler 儿童和成人智力量表、瑞文测验)、心理发展量表、适应行为量表及特殊能力测验等。

#### 2.人格测验

人格测验数量众多,有的用于测查一般人群人格特征,如卡特尔 16 项人格问卷(16PF)、艾森克个性问卷(EPQ)等,有的用于测验个体的病理性人格特点,如明尼苏达多项人格调查量表(MMPI)等。

### 3.神经心理测验

神经心理测验是用于评估正常人和脑损伤患者脑功能状态的心理测验,在脑损伤的定位诊断、康复及疗效评估方面有重要作用,如 H.R 成套神经心理测验。

### 案例 7-1

女士推开门的一刹那,发觉门没有上锁,心里不觉一惊:"难道进了小偷?"她环顾四周,发现屋里摆设整齐,没有被翻过的迹象。然而奇怪的是,电视机被打开了,正在播放着当天的新闻,画面里传出一个女声:"今晨,XX 看守所一名精神病犯人杀死看守人员越墙而逃,警方正在全力搜捕。"女人心中一颤,忽觉脖颈一凉,整个人被拖进了黑暗之中……

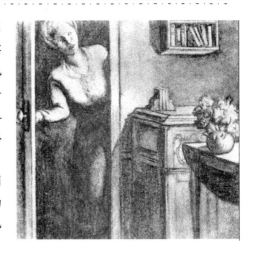

以上是心理咨询师让一位女性来访者根据右图所编的故事。通过故事中的描述,你认为来访者的个性如何? 这种心理评估的方法特点是什么? 自己不妨看图讲故事,分析下自己的个性。

### (二)按测验材料的性质分类

#### 1.文字测验

文字测验所用的是文字材料,以言语来提出刺激,被试者用言语作出反应,如 MMPI、EPQ、16PF 及 Wechsler 儿童和成人智力量表中的言语量表部分。

#### 2.非文字测验

测验题目多属于图形、实物、工具、模型的辨认和操作,如罗夏测验、主题统觉测验(TAT)、瑞文测验及 Wechsler 儿童和成人智力量表中的操作量表部分。

### (三)按测验材料的严谨程度分类

#### 1.常规测验

此类测验材料完整,意义肯定,回答有一定范围,有一致的评分标准和供解释的常模。

#### 2.投射测验

投射测验是向受试者提供一些未经组织的刺激情境(如墨迹、图片语句等),让其在不受限制的条件下,自由表现出反应,使其在不知不觉中表露出人格的特质。此类测验材料意义含糊,回答无限制,被试者作出反应时,要凭自己的想象力加以填补,使之成为有意义。这种测验种类较少,有代表性的有罗夏测验、TAT 等。

## (四)按测验的方式分类

### 1.个别测验

个别测验是一个主试者对一个被试者施测,大多数测验采用此种方法,优点是在施测中可以对被试者的行为进行系统地观察和描述。

### 2.团体测验

团体测验是一个主试者对一群被试者同时实施测验,可用于大样本的研究。

## 三、标准化心理测验的基本特征

标准化心理测验需要通过一套标准程序建立测验内容,制定评分标准,固定实施方法,而且具备主要的心理测量学技术指标,并达到了国际上公认的水平,才能称为标准化测验。标准化测验主要技术指标包括常模、信度、效度。

### (一)常模

常模(norm)是指某种心理测验在某一人群中测查结果的标准量数,也就是提供一个可比较的标准。某个人在某项测验的结果只有与这一标准比较,才能确定测验结果的实际意义。而这一结果是否正确,在很大程度上取决于常模样本的代表性。

为了保证常模样本的代表性,取样时需考虑影响该测验结果的主要因素,如样本的年龄范围、性别、地区、民族、教育程度、职业等,再根据人口资料中这些因素的构成比例情况,采用随机抽样方法来获得常模样本。如果样本代表全国的,可制定全国常模,代表某一地区的则制定区域性常模。如果是临床评定量表,常模样本取样时还应考虑疾病诊断、病程及治疗等情况。在使用心理测验时,必须考虑被试者情况与该测验常模样本背景资料的符合程度。

### (二)信度

信度(reliability)是指测验结果的可靠性和一致性程度,表示的是用同一测量工具反复测量某人的同一种心理特征,多次测量结果之间的一致性程度。信度反映的是测量中随机误差的大小。根据估计测量误差的方法不同,可分为重测信度、分半信度、复本信度、同质性信度以及评分者信度。

(1)分半信度  是指将一套测验的各项目按难度排序,再按项目的奇、偶数序号分成两半,这两半项目所测结果之间的一致性。

(2)复本信度  有的测验同时编制了平行的正副本,同一组被试者的两套测验结果之间的一致性。

(3)重测信度  是指用同一套测验对同一组被试者在不同时间施测两次,所得结果的一致性。

(4)同质性信度  是指测验内部所有题目所测结果之间的一致性。

(5)评分者信度  是指多个评分者给同一批被试的答卷进行评分,所测结果的一致性程度。

编制心理测验,除了要建立常模外,还必须进行信度检验。信度检验结果用信度系数表示,其数值在$-1 \sim +1$之间。绝对值越接近1.0,表明信度越高,测验结果越可靠;绝对值越接近0,表明信度越低,测验结果越不可靠。通常,能力测验的信度要求0.80以上,人格测验的信度要求0.70以上。

### (三)效度

效度(validity)指测验结果的有效性,即一个测验实际测出的所要测量的心理特征的正确程度。如一个智力测验,若测验结果表明的确测得了且测准了被试者的智力水平,那么这个测验的效度就好,反之则不好。根据估计效度的方法不同,效度可分为内容效度、效标效度和结构效度三类。

(1)内容效度　是指一个测验实际测到的内容与所要测量的内容之间的吻合程度。

(2)效标效度　是指一个测验对处于特定情境中的个体的行为进行估计的有效性。其关键之处是合理地选择效标。例如智力测验常选用学业成绩作为效标,临床评定量表常选用临床诊断作为效标,等等。

(3)结构效度　是指一个测验实际测到的所要测量的理论结构和特质的有效程度。例如编制一个智力测验,那么该测验反映其所依据的智力理论的程度,可用结构效度来检验。

## 四、心理测验的选择原则与合理使用

### (一)心理测验的选择原则

心理测验的种类较多,临床工作者如何选用测验是很重要的,具体原则如下:

(1)根据临床或科研工作的不同目的选择合适的心理测验　如心理诊断、协助疾病诊断、疗效比较、预后评价、心理能力鉴定等,选择合适的心理测验,或组合使用多种测验以满足不同的需要。

(2)选择常模样本能代表被试者条件的测验　如被试者的年龄范围、教育程度、民族、职业等必须符合该测验常模样本的要求。

(3)优先选择标准化程度高及有结构的测验。

(4)选用国外引进的测验时,应尽可能选择经过我国修订和再标准化的测验。

(5)尽量选用主试者熟悉和有使用经验的测验。

### (二)心理测验的合理使用

为了使心理测验在应用中发挥最大的效用,合理使用心理测验应注意以下几点:

(1)正确认识心理测验在心理学研究中的重要地位　心理测验是心理学研究中不可缺少的研究方法之一,它可以在短时间内收集大量的信息,而且可以收集有时无法通过实验室研究得到的数据和资料。

(2)防止乱编滥用心理测验　心理测验的方法至今并未达到完美的程度,应防止滥用。只有在临床诊断、治疗或作出决策方面的确需要时,才进行心理测验。阅读心理测验报告的临床工作者也要具备一定的心理学和心理测验知识,提高自己综合分析被试者资料的能力,能对心理测验结果作出符合实际情况的判断。

（3）树立正确的测验观，纠正错误的测验观　一种错误的测验观是"测验万能论"，认为心理测验可以解决一切问题，盲目迷信，片面夸大其功能；另一种是"测验无用论"，怀疑心理测验的作用，甚至反对使用心理测验。正确的测验观应是既认识到心理测验是心理学研究的重要方法，是决策的辅助手段，同时也明白心理测验的不足之处。

 **知识链接**

### 心理测验工作者的道德准则

◆ 心理测验工作者应知道自己承担的重大社会责任，对待测验工作须持有科学、严肃、谨慎的态度。

◆ 心理测验工作者应自觉遵守国家的各项法令与法规，遵守《心理测验管理条例》。

◆ 心理测验工作者在介绍测验的效能与结果时，必须提供真实和准确的信息，避免感情用事、虚假地断言和曲解。

◆ 心理测验工作者应尊重被测试者的人格，对测量中获得的个人信息要加以保密，除非对个人或社会有可能造成危害的情况，才能告知有关方面。

◆ 心理测验工作者应保证以专业的要求和社会的需要来使用心理测量，不得滥用和单纯追求经济利益。

◆ 为维护心理资源的有效性，凡规定不宜公开的心理测验内容、器材、评分标准以及常模等，均应保密。

◆ 心理测验工作者应以正确的方式将所测结果告知被测者或有关人员，并提供有益的帮助与建议。在一般情况下，只告诉测验的解释，不要告诉测验的具体分数。

◆ 心理测验工作者及各心理测量机构之间在业务交流中，应以诚相待，互相学习，团结协作。

◆ 在编制、修订或出售、使用心理测验时，应考虑到可能带来的利益冲突，避免有损于心理测量工作的健康发展。

# 第三节　临床评定量表

## 一、心理评定量表

### （一）心理评定量表的概念

心理评定量表（rating scale）是临床心理评估的一种常用工具，是采用等级评定法对自己心理主观感受或对他人行为的客观观察进行量化描述的方法。它具有心理测验的特征，但却不是心理测验。目前这类量表已越来越多地应用于门诊心理咨询和治疗、心身疾病的诊断以及科研等领域，应用之广已超过了心理测验。

心理评定量表种类繁多,按其内容划分,可以分为诊断量表、症状量表和其他量表;就其评定方式而言,可以分为自评量表与他评量表;按其病种划分,可分为抑郁量表、焦虑量表和躁狂量表等。

### (二)心理评定量表的特点

#### 1.客观性

测验项目有一定的客观标准,不同观察者在不同时期对同一现象的观察结果与判断具有一致性,它们之间可以相互比较、相互验证,为不同研究、观察者之间架起了交流的桥梁。

#### 2.结果数量化

评定量表的结果用数字代替文字描述,尽管这种"定量"表达仍是基于描述性研究,但描述的方法改变了,使文字描述赋予等级数据的意义,便于进行统计分析。

#### 3.经济

评定量表易操作,实施条件要求低,节省测试时间。

心理评定量表也有其局限性,它不能代替临床检查,也不能取代病史等医疗档案,更不能用以诊断,它只是评定症状严重程度的工具。因此,在应用和推广量表时,一定要先了解其性质和用途。

## 二、症状评定量表

### (一)生活事件量表

生活事件量表(life event scale,LES)由杨德森、张亚林等于 1986 年编制。该量表由 48 条我国较常见的生活事件组成,涉及三方面问题,即家庭生活方面(28 条)、工作学习方面(13 条)、社交及其他方面(7 条),另外有两条空白项目,供被试者填写已经经历但表中并未列出的某些事件。

LES 是自评量表,由受试者按照指导语逐一填写。影响程度分为 5 级,从无影响到影响极重分别记 0、1、2、3、4 分。影响持续时间为三月内、半年内、一年内、一年以上等共 4 级,分别记 1、2、3、4 分。

统计指标为生活事件刺激量,计算方法如下:

(1)单项事件刺激量＝该事件影响程度分×该事件持续时间分×该事件发生次数

(2)正性事件刺激量＝全部好事刺激量之和

(3)负性事件刺激量＝全部坏事刺激量之和

(4)生活事件总刺激量＝正性事件刺激量＋负性事件刺激量

生活事件刺激量越高,反映个体所承受的心理压力越大。95％的正常人一年内的 LES 总分不超过 20 分,99％的不超过 32 分。负性事件刺激量的分值越高,对心身健康的影响越大,但正性事件的意义尚不明确。

### (二)90 项症状自评量表

90 项症状自评量表(symptom check list 90,SCL－90)由 90 个反映常见心理症状的项目组成,可测查 10 个范畴的内容,相应地分为 10 个因子,分别是:

(1)躯体化　反映主观的躯体不适感。

(2)强迫症状　指强迫观念或行为,还涉及一些感知障碍。

(3)人际关系敏感　指人际交往中的不自在感和自卑感。

(4)抑郁　以苦闷的情感与心境为代表性症状,也包括有关死亡的思想和自杀等观念。

(5)焦虑　涉及焦虑及惊恐发作等内容。

(6)敌对　包括厌烦、争论、摔物,直到争斗和不可抑制的冲动暴发等。

(7)恐怖　反映恐怖状态、广场恐怖、社交恐怖的情况。

(8)偏执　指投射性思维、敌对、猜疑、关系观念、妄想、被动体验和夸大等。

(9)精神病性　有幻听、思维播散、被控制感、思维被插入等精神分裂样症状。

(10)附加项目或其他　反映睡眠与饮食情况。

SCL-90 主要评定现在或近一周以来的主观感受。既可自评,也可由医生评定,采用五级评分制,每个项目按照"没有、很轻、中等、偏重、严重"5 个等级进行选择,分别给予 1～5(或 0～4)级评分。

SCL-90 有多个统计指标,其中最常用的是总分和因子分。总分是 90 个项目相加之和,反映病情的严重程度。因子分可反映症状分布特点,并可以作轮廓图分析,以了解各因子的分布趋势和评定结果。

### (三)焦虑自评量表(SAS)

焦虑自评量表(self-rating anxiety scale, SAS)是由 Zung 于 1971 年编制的,用于评定有无焦虑症状及其严重程度,适用于焦虑症状的成人,也可用于流行病学调查。

该量表由被试根据自己现在或过去一周的实际情况进行自我评定。SAS 由 20 个与焦虑症状有关的条目组成,每个条目后有 1～4 四级评分选择:①没有或很少时间有该项症状;②少部分时间有该项症状;③相当多时间有该项症状;④绝大部分时间或全部时间有该项症状,按 1～4 分计分,其中 5、9、13、17、19 为反向计分题,按 4～1 分计分。

将所有项目评分相加,即得到总分(原始粗分)。用粗分乘以 1.25 以后取整数部分,就得到标准分(T 分)。按照中国常模,SAS 标准分的分界值为 50 分,其中 50～59 分为轻度焦虑,60～69 分为中度焦虑,69 分以上为重度焦虑。当然,确定的诊断和分级还要结合临床症状综合分析。

### (四)抑郁自评量表(SDS)

抑郁自评量表(self-rating depression scale, SDS)由 Zung 于 1965 年编制而成,用于评定有无抑郁症状及其严重程度,适用于有抑郁症状的成人,也可用于流行病学调查。

SDS 评定的也是被试过去一周内的情况,其量表结构和评分方法与 SAS 相似。抑郁自评量表共有 20 个项目,每个项目后的评分选择,按照症状的时间频度,从少到多,依次给予 1～4 分计分,但 2、5、6、11、12、14、16、17、18、20 为反向计分题,按 4～1 分计分。

将所有项目得分相加,即得到总分(原始粗分)。用粗分乘以 1.25 以后取整数部分,就得到标准分(T 分)。按照中国常模,SDS 标准分的分界值为 53 分,其中 53～62 分为轻度抑郁,63～72 分为中度抑郁,72 分以上为重度抑郁。

### (五)A型行为量表

"A型行为类型"是两位美国著名心脏病专家弗里德曼(M·Friedman)和罗森曼(R·H·Roseman)于20世纪50年代首次提出的概念。"A型行为类型"有共同而典型的行为特点,表现为雄心勃勃、争强好胜、醉心于工作,但缺乏耐心,容易产生敌意情绪,常有时间匆忙感和时间紧迫感等。而相对地缺乏这类特点的行为表现称之为B型行为类型。

20世纪50年代末,弗里德曼和罗森曼开发了第一个A型行为量表(type A behavior pattern scale,TABP)。至今,A型行为类型评定量表有多种,这里介绍的是国内张伯源教授主持修订的、适合我国的A型行为类型评定量表,此量表包含60个题目,分成三个量表。

TH(time hurry)量表共25题,反映时间匆忙感、时间紧迫感和做事快等特征。计分方式为:TH中第2、3、6、7、10、11、19、21、22、26、29、34、38、40、42、44、46、50、53、55、58题答"是"的每题记1分,第14、16、30、54题答"否"的每题记1分。

CH(competitive hostility)量表共25题,反映争强好胜、弥漫性敌意和缺乏耐性等特征。计分方式为:CH中第1、5、9、12、15、17、23、25、27、28、31、32、35、39、41、47、57、59、60题答"是"的每题记1分,第4、18、36、45、49、51题答"否"的每题记1分。

L(lie)量表共10题,代表掩饰分。计分方式为:L中第8、20、24、43、56题答"是"的每题计1分,第13、33、37、48、52题答"否"的每题记1分。

先计算L量表的分数,若L≥7,表示真实性不大,答卷无效;若L<7,分别计算TH量表和CH量表的分数。TH分:将该量表的25题评分累加即得TH分。CH分:将该量表的25题评分累加即得CH分。再将TH分与CH分相加,即得行为总分。行为总分高于36分时,视为具有A型行为特征;行为总分在28~35分之间时,视为中间偏A型行为特征;行为总分在19~26分之间时,视为中间偏B型行为特征;行为总分为27分时,视为极端中间型;行为总分低于18分时,视为具有B型行为特征。

### (六)CONNERS儿童行为量表(父母问卷)

Conners氏量表应用至今已有30余年历史,是筛查儿童行为问题(特别是多动症)应用最广泛的量表,主要有三种问卷:父母问卷、教师问卷及父母教师问卷。这里主要给大家介绍父母问卷的相关内容。

父母问卷原有93个条目(1970年),1978年修订为48条,采用四级评分法,根据症状的程度,从"无"到"很多"分别给予0~3分。共包括6个因子,因子I反映品行问题,包括项目2、8、14、19、20、21、22、23、27、33、34、39;因子II反映学习问题,包括项目10、25、31、37;因子III反映心身障碍,包括项目32、41、43、44、48;因子IV反映冲动-多动情况,包括项目4、5、11、13;因子V反映焦虑情况,包括项目12、16、24、47;还有一个因子为多动指数,反映多动情况,包括项目4、7、11、13、14、25、31、33、37、38。

### (七)痴呆简易筛查量表(BSSD)

痴呆简易筛查量表(brief screening scale for dementia,BSSD),由张明园于1987年编制。本量表操作简便,易于掌握,可接受性强,是适合我国国情的、有效的痴呆筛查量表。

该量表共30个项目,包括了常识/图片理解(4项)、短时记忆(3项)、语言/命令理解(3

项)、计算/注意(3 项)、地点定向(5 项)、时间定向(4 项)、即刻记忆(3 项)、物体命名(3 项)等 8 方面的认知功能。计分方法简便,答对一题得 1 分,答错不得分。

## 学习小结

心理评估是指运用观察、访谈、心理测验等多种方法对个体某一心理特征与行为作出全面、系统和深入的客观评定与估测。

心理评估常用的方法有观察法、访谈法、个案研究、心理测验法等。

心理测验是指在标准的情境下,对个人行为样本进行客观分析和描述的一类方法。

标准化心理测验主要的技术指标包括:常模、信度和效度。

心理测验的选择和使用应遵循一定的原则。

## 目标检测

**一、选择题**

1. 用某一量表对一组对象测量,相隔两周后再用该量表对同一组对象测第二次,然后把二次测量获得的分数作相关分析,以此来检测量表的(  )

A. 复测信度    B. 分半信度    C. 等值信度    D. 平行信度

2. 运用多种含义的刺激物(如图片、墨迹),让被试在不受限制的情况下自由地表现,观察其反应来推知某一类个性特征的方法,是(      )

A. 调查法      B. 交谈法      C. 投射法      D. 问卷法

3. 下列哪项属于智力测验  (     )

A. WAIS        B. MMPI        C. EPQ          D. 16 PF

**二、简答题**

1. 什么是心理测验?

2. 心理评估常用的方法有哪些?

3. 标准化心理测验应该具备哪些特征?

# 第八章 医学心理咨询

## 学习目标

【掌握】医学心理咨询的概念、适用范围与原则。

【熟悉】医学心理咨询的原则、程序和常用咨询技巧。

【了解】医学心理咨询的形式。

## 心理案例

患者,男,50岁,因腹痛3个月逐渐加重,略有消瘦入院。入院诊断:腹痛待查。查体:无压痛及反跳痛,自述疼痛时以剑突下和脐周为重,神清,定向力好,可清楚叙述起病经过及疼痛表现,否认明确心因,但承认自己最近遇到较多的事,压力大。未有幻觉及妄想,有疑病观念,对躯体状况十分关注,称相信检查结果,有焦虑情绪,情感反应鲜明。入院后进行一系列相关检查,未发现胃、肝、胰腺肿瘤迹象,胃镜提示浅表性胃炎。患者腹痛持续性且阵发性加重,无明显昼夜时间规律性,剧烈,伴有轻微恶心。疼痛时伴大汗,不能耐受,常流泪哭泣,曾肌注哌替啶止痛2次,数分钟缓解,持续0.5到1小时。追问病史:病前曾经有一次在外午餐,当夜腹痛,恶心,在当地医院输液治疗,具体不详,次日好转,但3天后开始腹痛如前述。既往体健,很少生病。病前性格:要强,脾气急躁。患者在单位从事行政管理工作,平时工作压力较大。

思考:如何理解这位患者的表现?可以运用哪些方法进行治疗或咨询?

# 第一节 医学心理咨询概述

随着社会经济的发展,人们生活水平的提高,医疗保健条件的改善,越来越多的人开始认识到精神和心理需求在生活中的重要性。如今,当人们在工作和生活中感到压力,情感受到伤害,婚姻出现裂痕,子女出现学习障碍,等等,进行心理咨询可以帮助人们理清思路,重新认识自我,调整和提高自身的心理适应能力与承受能力。心理咨询可以给予那些面临生活挫折、精神困扰、心理失衡的人们提供心理上的支持、帮助和指导,使他们重新建立战胜困难的勇气与信心,更好地面对和适应生活,并充分发挥自己的潜能。

目前,国内许多地区已开展了多种领域和方式的心理咨询,如职业咨询,大、中、小学校的学生心理咨询,恋爱、婚姻与家庭咨询,综合医院与专科医院患者的医学心理咨询等。卫生部在《2002～2010精神卫生发展规划》中已明确提出,到2010年,50%的县级或以上综合医院须有心理咨询或精神卫生服务人员,从一个侧面反映了心理咨询在现代医疗保健中的地位。

# 一、医学心理咨询的概念

## (一)心理咨询

咨询(counseling)一词按字面来说,"咨"就是商量,"询"就是询问,二者合之,系指商谈、征求意见、寻求别人帮助。心理咨询(psychological counseling)是一具有帮助、指导和教育的过程,应用心理学的观点与方法,给予求助者帮助与支持。咨询需要多次进行,每次常需持续一段时间。心理咨询的主要对象是正常人,着重处理的是人们的正常需要和问题,咨询师通过与来访者的交谈和讨论帮助他们,找出已存在于来访者的积极因素,并促进其发展。对于需要改善环境的,在分析现有条件的基础上提出改进意见,并非人格重建。

根据《美国哲学百科全书》中的定义,心理咨询的主要特征是:①主要着重于正常人;②对人的一生提供有效的帮助;③强调个人的力量与价值;④强调认识因素,尤其是理性选择和决定中的作用;⑤研究个人在制定目标、计划及扮演社会角色方面的个性差异;⑥充分考虑情景、环境因素,强调人对环境资源的利用,以及必要时改变环境。

国际心理联合会编辑的《心理学百科全书》则规定了心理咨询有两种定义模式,即教育模式和发展模式。心理咨询根据其主要咨询内容又可分为人际心理咨询、法律心理咨询、教育心理咨询、健康心理咨询、医学心理咨询等。

## (二)医学心理咨询

### 1.定义

医学心理咨询(psychological counseling in medicine)是心理咨询中的一个重要分支,与普通心理咨询不同,它的主要对象是患者或寻求医学帮助和指导的人。医学心理咨询着重处理的是医学领域内的心理学问题,也运用心理治疗或医学治疗帮助患者恢复心身健康。医学心理咨询和整个医学的目标,是医学实践中的重要组成部分之一,是坚持生物-心理-社会医学模式的临床实践。医学心理咨询工作是心理咨询工作的一部分,但又有其本身的特点,一般由医学心理学工作者,或是具有心理学知识的临床医务工作者来承担这项工作。他们所面临的问题往往是与躯体疾病有关的心理问题,这就要求医学心理咨询工作者必须有丰富的医学、医学心理学和社会学的知识,才能胜任这项工作,真正达到帮助患者恢复身心健康的目的。

所以,医学心理咨询是通过医学会谈和讨论(必要时进行心理测验),查明患者心理障碍的性质和可能的原因,给予劝告、建议、教育、支持和各种形式帮助的过程,包括运用简短的心理治疗和医药治疗(即综合干预)。

医学心理咨询根据医学各科又可再分为许多细目,如内科、外科、儿科、肿瘤等心理咨询。其中精神病学是以研究病理心理为主要内容的学科,与医学心理学有着密切的关系。精神疾病咨询是医学心理咨询的一个重要部分,但不应把医学心理咨询和精神疾病咨询等同。医学心理咨询面向内、外各科,虽然它借用了精神病学的若干病理心理术语,有时也需要应用某些精神药物(原则上为精神科医生承担),但其对象毕竟有很多区别。

### 2.意义

医学心理咨询适应生物-心理-社会医学模式要求。由于医学事业和医疗保健水平的不断发展,人们不仅仅需要身体上的健康,也追求心理健康和良好的社会适应状态。医学心理咨询的意义有以下几个方面。

(1)许多人的患病感觉或主观不适感由心理社会因素引起。理解和消除这些病感或症状,单靠生物医学方法不行,必须通过医学心理咨询澄清病感的性质,采取适当的心理调适。

(2)患各种躯体疾病的患者,常出现各种心理反应,如癌症患者的抑郁情绪。这类心理反应如果不消除,对诊断和治疗都会有不利的影响,并有可能使病情恶化。

(3)医学心理咨询对心理生理疾病也有积极的作用。这类疾病虽然是躯体疾病,但其发生、发展和转归都与心理社会因素有密切的关系。例如冠心病和原发性高血压的患者中,很多患者原来就具有 A 型行为模式,通过医学心理咨询对 A 型行为进行检测和矫正,就有利于此类疾病的预防和治疗。

(4)医学心理咨询加强了普通医学、心理学、社会学、精神病学之间的学科联系,有利于各学科在医疗和科研中的相互渗透和补充。

## 二、医学心理咨询的适用范围

医学心理咨询的对象主要是患者及其家属,包括正在恢复或已经恢复的患者,以及有心理问题并要求医学帮助指导的人们。应该指出的是,随着社会的发展,会有更多的内容可以充实到医学心理咨询的范围中。目前医学心理咨询的工作范围大致如下:

(1)各种情绪障碍 如焦虑、抑郁、恐惧、悲观等。

(2)神经症 如神经衰弱、恐惧症、强迫症、焦虑症、疑病症等。

(3)心身疾病 如原发性高血压、冠心病、消化性溃疡、癌症等心身疾病的心理调适。

(4)各种慢性疾病的心理调节、患者及家庭的心理调适、角色适应。

(5)睡眠障碍 如失眠、多睡、睡眠窒息、梦游、遗尿等。

(6)不明原因的躯体症状。

(7)慢性疼痛,但无器质性疾病的基础。

(8)性心理障碍 如早泄、阳痿、射精困难、快感缺乏、性变态等。

(9)神经性呕吐、厌食与贪食。

(10)伤残患者 如部分性体残、瘫痪患者的心理行为训练和矫正。

(11)各种疾病的康复期患者的心理调适。

(12)躯体疾病伴发的心理反应。

(13)应激障碍和创伤后应激障碍。

综合性医院的医学心理咨询范围,通常不包括有幻觉、妄想和严重行为紊乱的精神患者,因为综合性医院不具备处理这类患者的条件,这类患者需要精神科的专门处理。但在医学心理咨询时,可能发现尚处早期或幻觉妄想尚不明显的精神患者,应建议其由家属陪同去精神科就诊。

## 三、医学心理咨询的形式

心理咨询有多种不同的形式,以咨询的途径划分,医学心理咨询可分为门诊咨询、院内咨询、书信与专栏咨询、专题咨询与电话咨询等。

### 1.门诊心理咨询

门诊心理咨询多在综合性医院、精神卫生中心进行,由有经验的医学心理学家和医护人员共同组成的专家进行咨询。为了有充分的时间会谈,使咨询更有成效,每次门诊人数应有一定限额。咨询可以是综合的,涉及各求助者,也可是针对性的,如儿童心理、老年心理、康复心理咨询等。此方式由于双方有面对面的交往,因而可以较详尽而深入地了解来访者的情况,便于进行心理评估和治疗,是一种较有效的咨询方式,也是心理咨询的最主要的方式。

### 2.院内咨询或会诊

综合性医院内各临床科室出现心理问题,如拒绝治疗、伴发抑郁或焦虑等,可进行院内医学心理咨询,也可在综合性医院内建立由医学心理咨询医生、精神科医生、心理学工作者和其他相关医生组成的"联络咨询组",一起研究处理患者的心理问题。

### 3.书信与专栏咨询

书信咨询适用于联系不便的外地患者。专栏咨询是利用大众传播媒介,开辟专栏进行的,涉及面广。但这两种都具有咨询不够深入、反馈过程缓慢的特点,效果欠佳。必要时,仍应预约进行门诊心理咨询。

### 4.专题心理咨询

专题心理咨询是指针对公众较为关心、较普遍而突出的心理问题,在报刊、杂志、广播电视等宣传媒介或现场进行的专题讲解、讨论和答疑,重点在对各类心理问题的预防。其特点是传播速度快,接触人数多,信息量大,但由于针对性较差,故多只能作为普及心理知识之用。

### 5.电话心理咨询

电话心理咨询方式源于西方国家 20 世纪 60 年代初设立的危机(自杀、犯罪)热线,原多为处于精神崩溃或自杀企图者提供心理救助,医生对来访者给予劝告和建议,约定时间门诊复查,以协助来访者度过危机。其特点是方便、快捷、隐蔽性好,对来访者来说心理负担较轻,便于来访者坦露心理问题。近年来,国内许多地方开设了热线电话心理咨询服务,取得较好的社会反响。

### 6.网络心理咨询

除了以上的心理咨询形式,近年来,网络心理咨询也逐渐兴起。网络心理咨询,就是以网络为媒介,运用各种心理学理论和方法,帮助当事人以恰当的方式解决其心理问题的过程。目前国内有许多提供心理咨询的网站。网络心理咨询作为一种新形式,既有传统心理咨询(主要包括门诊咨询、信件咨询和电话咨询)所无法替代的优势,如经济方便快捷、便于为来访者保密、平等与轻松的咨访关系等,又有其明显的弱点与限制,如信息量不全面、咨访关系不稳定等。

## 四、医学心理咨询工作者的必备条件

我国医学心理咨询发展较晚,目前尚缺乏专业的医学心理咨询工作者。根据医学心理咨询的任务和要求,医学心理工作者可由临床医生、精神科医生、临床心理学家等担任。鉴于来访者的情况多种多样,涉及范围较广,所提问题复杂繁多,病情与环境因素相互掺杂,症状与心理问题相互混淆的情况较多见,所以具体咨询并非易事,故临床医生也必须经过适当的医学心理学训练,才能担任这项工作。一般来说,医学心理工作者必备条件有以下几个方面。

### 1.必须具备广泛的知识

包括医学、心理学、社会学知识,特别是精神科、内科等较全面的医学知识。掌握扎实的医学和心理学知识,才能在病史及相关检查的基础上,作出疾病或心理状态的整体诊断。在咨询中可以看到,对于特定的心理障碍,既可能是社会心理应激引起,也可能是某种躯体疾病引起。器质性疾病和功能性疾病并不能简单对立起来,作出非此即彼的诊断,它们二者可以共同发生。没有掌握心理测验和心理咨询的理论、方法,就不可能作出准确的诊断和治疗。此外,咨询师还必须对人类的非语言信息相当熟悉,能迅速从对方面部表情、外部装束、身体语言和语音、语调等副语言信息中洞察对方的心理。

### 2.必须具备丰富的社会经历

只有具备丰富的社会经历,才能熟悉各个年龄阶段、各个阶层和不同文化程度的人,才能对各种生活应激事件有深刻的体验,才能充分理解对方,深入到来访者的内心而产生共鸣。

### 3.必须有良好的心理素质

医学心理工作者表现出良好的心理状态,在处理问题时才比较客观和公正,能使别人予以充分的信任,给人一种充实和安全感。如果医学心理咨询工作者本身的心理不健康,经常把消极情绪带入咨询中,或者对咨询效果缺乏信心,那就很难帮助来访者。

### 4.必须有良好的医德医风

在咨询过程中,来访者倾诉了许多个人隐私。作为心理医生应该充分理解对方的处境,严格遵守保密原则。同时,为了建立良好的咨访关系,对来访者要更有耐心,更热情和蔼,遇到来访者情绪较激动,也能充分理解并给予帮助。

对医学心理咨询工作者的要求是多方面的,不但要具备全面的知识,还要有高尚的职业道德和人格品质。

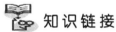 **知识链接**

对于心理咨询人员修养和特征的基本要求,著名心理咨询学家伊根(Egan)曾归纳为如下15个特质:

◆ 积极面对自我的成长,这包括了身体、智能、社会、情绪和精神的层面,因为他知道自己要作为咨询员的模范。

◆ 注意身体健康,以便有旺盛的精力来生活和工作。

◆ 他有适度的智能,同时不断主动地阅读、学习来提高自己,使自己能更有效地帮助人。

◆ 他有良好的常识和社会生活能力,同时有能力对广泛的需要作应对。

◆ 他关注来访者整个人,注意聆听对方的说话,也能从来访者的角度来了解对方。

◆ 他尊重来访者,不会批评他,并相信来访者有潜在的动力和资源能够帮助他自己尽力有效地生活。

◆ 他很真挚诚恳,如有需要,他能和来访者作个人分享。

◆ 他的表达是具体间接的。

◆ 他协助来访者将自己的经验、感受和行为作整合。

◆ 只要对来访者有利,他会出于关心地作奉献。

◆ 他知道仅有自我认识是不够的,所以会协助来访者作行为方面的改变。

◆ 他是个注重实效的人,他明白整个心理咨询过程是为了应对来访者建设性地改变行为。

◆ 他拥有自己心理咨询的模式和风格,能够灵活地运用及变更。

◆ 他乐意与人相处,也不害怕进入别人的生活深层,和他们共同去面对生活中的困扰。不过,他并不是靠帮助人来满足或解决自己的需要,而是很珍惜和尊重自己有帮助人的权利。

◆ 他不会逃避自己生活中的问题,相反会去探讨、认识自己,做一个不断发展的人。他了解受人帮助是怎么一回事,明白在这个过程中若不能为别人提供帮助,就会有害于别人,因此他十分谨慎地进行工作。

# 第二节  医学心理咨询的原则与模式

## 一、医学心理咨询原则

### 1.真诚原则

心理咨询是针对人的工作,建立良好的咨询关系是进行这项工作的最基本条件。从事医学心理咨询的医生应满腔热情、乐于助人,有一颗真诚帮助患者的心,这样才能取得患者的信任,使患者认识到医生同情和理解他的处境,才能建立好的咨询关系,取得好的咨询效果。

### 2.支持原则

一旦患者倾诉了大量的痛苦体验,医生应表示同情和理解,同时反复说明,心理障碍通过适当调适会好转的。对患者的误解和担心,应鼓励其诉说,并给予耐心的、有说服力的解释,必要时给予强有力的保证,使患者理解问题实质,看到希望,树立信心。

### 3.严谨性原则

在心理咨询过程中,医生有时几句简短的话,可以改变患者多年的认识,并且影响他今后的发展。因此,医生在谈话时态度要严肃认真,言语要谨慎,逻辑要严谨,不要轻易下结论,切忌发表模棱两可的意见。不要简单、草率地敷衍患者,也不要单纯干巴巴的说教。一时难以解答时,可要求患者进一步提供材料,或心理测验,预约下次再诊。

由于一些来访者对心理学抱着神秘的态度,在心理咨询中对咨询医生的言行观察得特别仔细,或者对某些反馈信息异常敏感。这时,咨询医生的态度要严肃审慎,不清楚的地方不要牵强附会,以免给本人或心理咨询专业带来不良影响。

### 4.中立原则

心理咨询要取得较好的效果,最基本的条件就是对事情的客观判断和分析。因此,咨询师在咨询过程中情感应处于中立状态。心理咨询的目标是促进求助者的成长与自立,咨询师不能代替患者作出任何选择与决定,更不能轻率地对患者所谈及的他人或单位作出批评指责。

### 5.保密原则

心理咨询往往涉及来访者的隐私。为保证材料的真实,保证来访者得到正确及时的指导,同时也为了维护心理咨询本身的权威性,必须在心理咨询工作中坚持保密原则。

来访者的谈话内容、咨询记录、心理测验的结果和诊断、信件、音像资料以及咨询师掌握的有关来访者涉及隐私的个人资料,均属保密内容,不得有任何泄露。在因专业需要进行案例讨论,或采用案例进行教学、科研、写作等工作时,应隐去可能据以辨认患者身份的相关信息。心理咨询师在没有征得咨询者同意的情况下,不得对咨询过程进行录音、录像。

要注意的是,在心理咨询工作中,一旦发现咨询者有危害自身或他人安全的情况,必须立即采取必要措施,防止意外事件发生(必要时应通知有关部门或亲属,或与其他心理咨询师磋商),但应将有关保密信息的暴露程度限制在最小范围内。

### 6.解决问题的原则

寻求咨询,目的是为了得到帮助和解决问题,因此,在咨询中帮助患者学会解决或处理问题的方法是非常必要的。其基本步骤为:

(1)了解和澄清问题的,并列出所有的问题;

(2)分清主次,让患者挑选其中的一个问题先着手解决;

(3)帮助患者考虑各种解决问题的可能方法,并列出各种可能的方案,最好是写下来,然后选择其中最可能实施和成功的方案;

(4)根据作出的选择,付诸行动去实施或执行;

(5)评价实施的结果。

如果患者的问题解决,再选择下一个要解决的问题,仍按上述步骤进行。如果问题并未解决,则咨询医生应该帮助患者共同回顾上述的各个环节,寻找可能的症结所在,并改正之,这样可以提高解决问题的成功率。一般来说,在咨询过程中应鼓励患者独立地提出问题和解决问题,以便使其学会应对,处理问题的策略和解决问题的技巧,以应用于日后的生活和工作之中。

## 二、医学心理咨询模式

心理咨询的模式是指导心理咨询工作的基础,它的形成和发展直接影响到心理咨询事业的形成和发展,也直接影响了心理咨询活动的有效性。1984年在美国出版的国际心理学联合会编辑的《心理学百科全书》中,肯定了心理咨询的两种模式,即教育模式和发展模式。随着心理咨询事业的发展,心理咨询的模式也在增加,医学心理咨询中常用的有以下几种咨询模式。

### (一)指导模式

指导模式的基本特征是强调对咨询对象特质的了解,对其素质、兴趣、特长、性格等人格特质的了解,力图充分发挥咨询师对来访者成长的理性导向功能,并在此基础上对来访者的生活、学习、升学、就业等多方面问题进行综合性的指导。咨询师对来访者的指导应该重视当前,在现实状况下寻找行为的动机。咨询师关注的是来访者已经形成的遗传素质、人格特质、行为习惯等因素对当前行为的影响,重视来访者的个体差异。指导模式的一个基本目标就是帮助来访者获得他们必须自己解决问题与作出决定的意识与技能。通过指导,能提高来访者解决问题的本领,使来访者按指导要求进行自我训练,并把这种训练(技能)灵活运用到日后的学习、工作和生活中去,促进其社会适应能力的提高。心理咨询过程是一种特定的双向交往活动,咨询者在其中起着主导作用,因而咨询师的指导功能不能忽略。

### (二)发展模式

发展模式是指咨询师遵循个体心理发展的一般规律,针对来访者在不同发展阶段所面临的任务和矛盾进行咨询,以妥善解决其心理矛盾,促使其发展任务得以顺利完成。发展模式的基本特征是注重对来访者发展阶段与过程、发展矛盾与障碍、发展结构与规律的了解,强调咨询师对来访者及相关人员的发展导向作用。其特征主要是:

(1)着眼未来　咨询师强调从长远着眼来看待来访者的发展问题,旨在对人的一生提供有效的帮助和指导;

(2)关注全程　咨询师不仅关注来访者当前发展障碍排除和发展任务解决的过程,而且还特别关注他们下一阶段发展过程的衔接及发展任务的准备;

(3)重视早期　咨询师注意对来访者发展障碍的早期发现和预防,尤其重视心理危机的早期觉察和干预;

(4)强调主体　咨询师立足于来访者发展的具体情境,力求创设有利于其发展的环境,但更强调发展来访者的自我力量和作用,咨询师只作科学的辅导和帮助,起"导航"作用,其作用是间接的。

### (三)社会影响模式

社会影响模式的基本特征是从人际交往和社会因素方面探讨有效咨询的条件和途径,以便更好地提高咨询的成效,巩固咨询的结果。咨询师要重视社会文化和个体社会化对来访者的影响。

社会文化因素主要包括文化、家庭、学校、同辈群体和大众传播媒介。家庭是一个极为重要的社会化因素,是个体社会化的第一课堂,尤其是童年期,家庭及其主要成员在极大程度上影响着孩子的社会化和一般的精神健康与心理教育。当儿童进入学龄期以后,学校的影响便取代家庭上升到首要地位,成为最重要的社会化因素。学校教育是长期的系统的教育,对儿童的社会行为的影响作用是巨大的。同时学校也是社会的雏型,这对学生了解社会,发展自我和人格,塑造合乎社会角色的行为模式起着重要的作用。同辈群体对青少年的社会化影响是最大的。同辈群体是一种非正式群体,他们有自己的价值标准和行为方式,易使其成员产生较高的认同感。所以应重视社会文化因素对咨询过程的影响,利用其对来访者的积极影响,尽可能避免消极因素对咨询过程的干扰。另外,家庭、学校和社会还要密切配合咨询师的工作,切实帮助来访者巩固咨询效果,更好地适应生活,适应社会。

### (四)矫正导向模式

矫正导向模式是指咨询师站在心理门诊或精神科治疗的立场,以心理医生的身份对来访者的心理偏离给予严格的心理诊断和科学的心理治疗,旨在帮助来访者减轻心理压力和精神痛苦,促进其心理功能的恢复和协调。矫正导向模式采用各种临床心理手段解决来访者的心理偏离问题,它强调咨询师耐心而友善的态度和来访者积极而理性的配合。其特征主要有:

(1)重临床　咨询师是从临床心理矫治观出发,更多地考虑临床心理学方法和现代心理矫治技术的选择和使用；

(2)重表征　咨询师非常重视来访者的心理偏离的表现症状，因为它已经公开化，或被自身觉察，或被他人表现，并愿意接受矫治；

(3)重矫治　由于来访者的心理偏离的行为定势及其复杂性，需要对来访者进行心理矫治和行为训练；

(4)重坚持　由于心理矫治过程的复杂性和矫治期间求询者可能出现的失信、中断和反复，因此要达到较好的矫治效果，需要坚持较长时间的配合。

(五)生物-心理-社会医学模式

在医学心理咨询中，还应该遵循生物-心理-社会医学模式要求。任何心理问题，都不会是由单一的因素造成的，必须多角度、全方位地考虑。与人的身心健康有关的因素，包括生物因素、心理因素和社会因素。要从根本上解决一个人的心理问题，也必须从这三方面着手。生物-心理-社会医学模式有三个不同的维度：①生物因素，包括遗传因素、体质体型、神经类型、生理生化和免疫系统特征等；②心理因素，包括当时的主观状态、在个体发展过程中个体与环境相互作用的经验积累、个性心理特征等；③社会因素，包括各种环境影响、文化背景、价值观念，以及由社会因素而导致的严重心理应激。个体在生理、心理上与外界社会三者之间如果保持着相对的动态平衡，就意味着完全健康，如果任何一方面出现问题，将会导致机体的平衡状态受到影响。从这个方面来看，心理咨询也就是要维持和促进机体的这种平衡状态，而并不是单纯从心理因素的角度来认识、发现和解决问题。

现代的心理治疗多采用几种治疗方法综合运用的策略，因为单一的理论往往有缺陷，不能对来访者的心理问题作出全面的说明。每个咨询师都应在心理咨询的实践中，根据来访者心理问题的不同性质与表现形式，采用不同的心理咨询模式。但无论采用哪一种心理咨询模式，在整个咨询过程中都应积极启发，帮助来访者去自发地认识其心理问题的性质与表现形式，并加以独立地克服。

# 第三节　医学心理咨询程序与技巧

## 一、医学心理咨询程序

咨询开始时，先由来访者陈述要求咨询的主要问题。医生需注意分清问题的性质，并进行必要的躯体与心理检查，如 SCL - 90 等心理测验，作出初步诊断。医生确定处理原则，如需补充材料，可嘱来访者在下次咨询时进一步提供材料。如诊断明确，问题简单，则可提出咨询意见。如问题比较复杂需要进行系统心理治疗者，应该向来访者提出治疗方案，并分阶段进行治疗。首次门诊应解释治疗的原则和要求，帮助来访者建立信心，消除疑虑，并预约定期门诊。每次门诊咨询结束，可根据患者情况布置家庭作业。如果进行院内咨询，其程序与一般会诊相仿，如需连续多次咨询，则由咨询医生安排时间定期会见患者，进行检查或心理治疗。图 8 - 1 简列了医学心理咨询的过程。

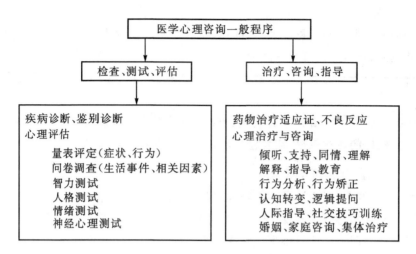

图 8-1　医学心理咨询的一般过程

心理咨询是一个帮助人适应和发展的过程。咨询师在整个咨询的过程中应以敏锐的感受性和洞察力深入了解对方,同时还要对他们尊重、接纳和关注,使他们的潜能得以完美的发展。个别直接心理咨询的基本过程可以分为四个阶段:准备阶段、探讨反应阶段、行动阶段和发展阶段。须指出的是,心理咨询尽管可以设计出若干种实施程序,但在咨询过程中,往往要根据具体情况进行调整,不一定非要拘泥于某种形式。

(一)准备阶段

这一阶段是初始阶段,主要任务是收集资料和建立咨访关系。为了对来访者提供有效的帮助,首先必须全面了解他们的情况,包括他们的一般身份资料、婚姻家庭情况、工作情况、受教育情况、社会人际关系、兴趣和特长、自我描述、近期生活状况、生活转折点、重大生活事件、来咨询的主要原因和对咨询的期望等。医学心理咨询中,还要尤其注意询问健康和身体状况。如来访者不愿暴露自己的真实姓名,可以不强求,但要他记住自己的咨询档案号,然后根据收集的情况来决定从哪方面着手去深入分析来访者的问题,这个过程为收集资料。

此阶段还是咨询师和来访者建立良好关系的开端。关注和倾听是咨询师在这个阶段的重要工作,除了对来访者的表情、姿势、神态、举止、动作等身体外表方面的关注之外,也需要关注他们的心理状态,如情绪、语言、思维等,同时还需要十分留意地去聆听来访者的言语表达,包括主意、语调和用词等。鼓励他们表达他们所关心的事物和切实的愿望,以进一步了解与核实病史尤其是患者的心理社会因素,查清问题的来龙去脉,以帮助评定症状的严重程度,并且让患者在这一阶段树立对心理咨询的信心,渴望心理咨询的帮助,这是心理咨询成功的关键。咨询师应该对心理咨询的目的、意义、方法与效果进行适当的解释,并运用成功的病例帮助来访者加强咨询动机。

(二)探讨反应阶段

在咨询的第二阶段,咨询师应该着重做好两方面的工作:一方面是探讨来访者的反应方式,即在仔细聆听的基础上和来访者探讨他们所持的反应方式和何为合理的反应方式;另一方面是帮助来访者了解自我,使他们对自己的问题有全面的了解和认识,并能确切地表述和阐明自己切实存在的问题和困难。咨询师在此阶段中所采用的技术不仅是对来访者身心方面的关注,还需要与他们澄清和确认客观存在的矛盾和困扰。此阶段的工作目标如下:

(1)使来访者充分敞开自己,表达自己,毫无顾忌地倾诉自己的心事和所关心的周围的事,并能放松坦然地宣泄自己的情绪。

(2)启发来访者进行反思,引导他们反思当前面临的实际情况,反思现实生活的意义和感受,同时也要反思引起心理困扰的直接和间接的原因。

(3)帮助来访者了解自己,使他们确切地了解到自己的困难、感受和目标。

如果在此阶段能找到来访者的问题症结,那么就能较顺利地进入到第三阶段。

(三)行动转变阶段

行动阶段是咨询中最重要的阶段,因为来访者正是在此阶段开始转变自己,获得适应和发展。咨询师应该把求得这种改变和发展作为此阶段的工作目标。咨询师可以从以下的几个方面着手,帮助来访者具体地实施转变:

(1)帮助来访者了解和意识自己的价值观;

(2)改变和矫正功能失调的信念;

(3)设定自己的短期目标和长期目标;

(4)分析和评价现实环境中存在的阻力和动力;

(5)作出如何付诸行动的决定;

(6)选择能够达到目标的行之有效的途径和方法;

(7)激励来访者,从有决心到有实际的行动;

(8)通过进度评估,肯定来访者付出的努力和取得的成绩,并检查是否有新的阻力和困难,寻求社会各方面的支持,适当修正努力的方法和进程。

(四)发展阶段

发展阶段的目标是使来访者作较大幅度的改变,求得全面的发展和成长,因此咨询师的工作重心应放在对来访者进一步评估进度、督导和鼓励支持方面,所用的技术是关注聆听、探讨反应和评估激励等。

需要注意的是,有的器质性疾病患者,可能因为药物疗效不满意转向医学心理门诊要求咨询。也有的患者没有器质性疾病,同时又有心理障碍存在。例如,患者有冠心病,但同时又有广场恐怖、惊恐发作。因此,医学心理门诊对每一个患者的躯体情况都应该注意检查和关注,必要时可请患者先进行相关体格检查,以进行生理、心理、社会的综合诊断。

## 二、医学心理咨询技巧

医学心理咨询中,咨询的基本技术与一般心理治疗技术大致相同,但特别强调会谈技巧,即除了耐心倾听外,还应该注意态度、基本的会谈方法、集中注意、指导与解释。医生只有掌握建立咨访间特殊的人际关系的方法,才能加深来访者的信任。因此,掌握建立咨访关系的技巧比掌握具体的心理治疗理论、方法更为重要。

(一)掌握好会谈中的方法

### 1.倾听的技巧

咨询过程中心理医生要经常处于听的位置。切记不要只顾自己说话,不顾来访者的反应。以听为主,一方面使来访者的情感得到及时的宣泄;另一方面,在听的过程中寻找重要信息,由对方的言语表达可以判断其情感和思维模式以及对心理医生解释、指导的反应,及时调整自己的言行和咨询方案。会谈中的倾听技术还包括对人类非语言信息,如语音、语调的判断能力,要善于应用自己的"第三只耳朵"才能获得大量的信息。因此,以听为主并不是一个消极的技术,而是把握引导会谈主题的重要手段。

正确的倾听要求咨询师以机警和共情的态度深入到求助者的感受中去,细心地注意求助者的言行,注意对方如何表达问题,如何谈论自己与他人的关系,以及如何对所遇问题作出反应。还要注意在叙述时的犹豫停顿、语调变化以及伴随言语出现的各种表情、姿势、动作等,从而对言语作出更完整的判断。

比如,求助者说到在马路上骑车时与他人自行车无意相撞了,对此他可能有以下不同的表述方法:①自行车撞到一起了;②我撞了他的车;③他撞了我的车;④真晦气,自行车撞了。从这些不同的表述中,可以洞悉有关求助者的自我意识与人生观的线索。如第一句是对事件做客观陈述;第二句求助者作了自我批评,但同时这种求助者也可能凡事都自我归因,自责自卑,退缩;第三句表明是别人的过错,不是自己的责任,这种求助者可能常推诿,容易产生攻击性;第四句则有宿命论色彩,这种求助者凡事易认命,顺从性较高。所以,求助者描述人和事时所使用的词语或结构,有时往往会比事件本身更能反映一个人的特点。

善于倾听,不仅在于听,还要有参与,有适当的反应。

### 2.语言引导的方法

言语诱导要遵循循序渐进的原则。一开始,要和来访者像朋友聊天一样,可以先谈论些不涉及主题的中性问题,如天气好坏、电视节目等。建立起初步感情后,接着就要应用言语诱导的技巧转入实质性会谈。

用开放性问题进行提问是最常用的诱导方法,如"为什么你要这样想?""以后又发生了什么事?"等含有"什么"、"怎么"、"为什么"的句子,寻找问题的实质,时间发生的经过和原因等,可以帮助来访者获得更多的背景材料,弄清事情的来龙去脉。

有的来访者思维模式紊乱,叙述事情不能切合主题,离题万里,浪费了许多时间,或者心理医生需要在短时间内集中了解某些事情时,可以采取封闭式提问方式,让其按照所提问题作"是"或"否"的回答。封闭式提问方式使来访者经常处于被动的局面,情感得不到宣泄,非必要时不宜使用。

### 3.重复的技巧

在谈话中适当使用内容反应,重复来访者重要的语句,插入"嗯……嗯"、"是这样"、"还有吗"等词语,表明心理医生正在关注和认真倾听之意,可以鼓励来访者继续讲下去。会谈中还要及时对对方的感情进行反馈,可以用"我明白你的意思""可以想象出"等。这些方法看起来很简单,但起着非常重要的作用。

### 4.施加影响的方法

建立良好的咨访关系主要是从对方的思维模式上考虑给予同情和理解,但要获得咨询效果,就往往要改变来访者现存的思维模式,尤其是一些不合理的思维模式。应用心理咨询的理论、方法或根据来访者自身对生活的体验,从来访者的思维模式出发,通过辩论和面质等技术施加影响。

解释说明提供了从另一种角度看待问题的方法。如面部外伤的患者因为面容丑陋而丧失了生活信心,通过咨询师的解释,使他认识到外表美只是美感来源的一部分,阻断来访者的非理性信念,揭示出思维上以偏概全、完美论的倾向,可收到良好的效果。向来访者进行解释说明,依据咨询师的理论结构,可以有精神分析式的解释、认知理论的解释、行为主义的解释,只要能达到咨询目标,都是可行的。

合理的解释后,就要根据具体情况进行指导和建议,制定来访者所必须完成的任务和改变现存思维方式的方法。指导时要注意多采用"我希望你……"的温和语言代替"你必须……"的强硬态度,同时要注意来访者改变现存思维模式的勇气和承受能力。一次会谈最多只能提出两三个建议。

用逻辑推理导出可笑和荒谬的结论,也是一种很强有力的说服来访者改变现存观念的手段。

### (二)会谈中的非语言交流

### 1.非语言交流的作用

非语言信息指通过表情、身体语言以及语音、语调、语速等方面表达的信息。在咨询过程中始终离不开非语言交流,它传递着言语无法表达的感情因素,如同一句话用不同的语调,配合表情信息,可以表达不同的意思和情感。

非语言信息往往是感情的真实流露,常不以人的意志而转移,是观察来访者内心的窗口。非语言信息可以有以下几个方面:一是肯定加强言语信息,如咨询师的分析击中要害时,来访者常或低着头,或回避咨询师目光,声音缓慢,音调低沉,甚至沉默不语等;二是否定语言信息,虽然嘴上赞同咨询师的见解,却左顾右盼,显出不屑一顾的表情,说明咨询很有可能失败;三是调整和控制咨询过程,如当来访者的话题偏离主题时,可以不看对方或紧皱双眉,让来访者意识到,他就能接受到此信息而停止谈话。

 **案例 8 - 1**

一位被诊断为神经衰弱的女求助者,对咨询师言说自己总是入睡困难,总感到心神不定,怕这怕那,其实并没有什么危险。当了解她的人际环境时,她谈到了她的男朋友,谈到她对男朋友是如何爱慕、倾心,而男朋友亦是多么喜欢、疼爱她。讲到他们不久以后将结婚,她还说男朋友已在联系出国等等。她叙述时,脸上常常带着激动的神情,不时露出笑容。然而细心的咨询师发现有几次她的眉头紧皱了一下,尤其是谈到男朋友对她怎么好时。当她谈到不久以后就要结婚时,眉头快速的抖动了几下。这一不协调引起了咨询师的重视,觉得这皱眉背后可能有什么文章。

咨询师细细询问她与男朋友各自的情况,后来又了解了她的家庭背景,事情才逐渐明朗起来。她从小就和母亲相依为命,因为她在6岁的时候,她的父亲和另外一个女人去了国外。她母亲从小就给她灌输了一些男人不可信、不可靠的思想。当她认识男友不久后,两人进入了热恋阶段。可就在他们开始考虑结婚事宜时,她开始失眠,开始感到不安,她也说不清为什么。之后这种情况越演越烈,等到她男朋友开始联系出国,并且颇有进展时,她的一系列症状就表现得非常明显。

讨论:沟通中非语言交流的含义表达的重要性,可以举例说明。

#### 2.合理应用非语言功能

面部表情传递着最大量的非语言信息,特别是目光的交流。在来访者说话时,直接注视着对方的眼睛,不仅可以观察来访者的表情,而且来访者也能从中体会到咨询师的关注。在咨询师说话时,咨询师的目光不一定要经常集中在来访者的身上,以免对方感到压抑。手势、坐姿等身体语言也起着重要的作用。作为咨询师,应该将身体语言融入咨询中,尽量注意表现的舒适自如和身体微向前倾的关注姿势。对平常形成的一些不良习惯,如有的咨询师喜欢跷着二郎腿,有的喜欢不断地摆动双脚等,都要努力去克服,以免给人留下居高临下和轻浮、不稳重之感。音质、音量、音调和言语节奏的变化包含着多种感情。咨询过程中,心理医生要注意话语流畅,发音抑扬顿挫、变速和停顿,这样才使声音富有生气和感召力。

 ## 学习小结

医学心理咨询是通过医学会谈和讨论(必要时进行心理测验),查明患者心理障碍的性质和可能的原因,给予劝告、建议、教育、支持和各种形式帮助的过程,包括运用简短的心理治疗和医药治疗(即综合干预)。

医学心理咨询的对象主要是患者及其家属,包括正在恢复或已经恢复的患者,以及有心理问题要求医学帮助指导的人们。

心理咨询有多种不同的形式,以咨询的途径划分,医学心理咨询可分为门诊咨询、院内咨询、书信与专栏咨询、专题咨询、电话咨询与网络心理咨询等。

医学心理咨询的原则有真诚原则、支持原则、严谨性原则、中立原则、保密原则、解决问题的原则。

医学心理咨询一般程序有检查、测试、评估和治疗、咨询、指导。

心理咨询的基本过程可以分为:准备阶段、探讨反应阶段、行动阶段和发展阶段。

医学心理咨询中,强调会谈技巧,除了耐心倾听外,还应该注意态度、基本的会谈方法、集中注意、指导与解释。在会谈中要注意倾听、语言引导的方法、重复的技巧、施加影响的方法等,还要注意会谈中的非语言交流。

## 目标检测

**一、选择题**

　　1.心理咨询最有效、最常用的方式是(　　　)

　　　A.电话咨询　　　　　B.门诊咨询　　　　　C.专题咨询

　　　D.书信咨询　　　　　E.网络咨询

　　2.有的来访者思维模式紊乱,叙述事情不能切合主题,离题万里,浪费了许多时间,此时咨询师可使用的技巧是(　　　)

　　　A.开放式提问　　　　B.封闭式提问　　　　C.倾听

　　　D.重复　　　　　　　E.非语言交流

**二、简答题**

　　1.什么是医学心理咨询?

　　2.心理咨询的基本过程有哪些?

　　3.医学心理咨询的工作范围包括哪些?

**三、案例分析**

　　喻某,女性,24岁,未婚,公司职员,大学学历。近一年来,患者总担心自己的心脏有问题,多次去医院检查,结果均无异常,仍不放心。患者虽然知道自己的心脏没有问题,但仍不敢从事剧烈的运动,在家仍头晕、心慌、乏力、失眠等,无法正常工作和学习,十分痛苦,请求心理医生帮助。

　　分析:此案例医学心理咨询的基本程序及具体咨询过程。

# 第九章　心理治疗

## 学习目标

【掌握】心理治疗的概念、基本原则与基本过程。

【熟悉】心理治疗的基本理论与常用心理治疗的方法。

【了解】团体心理治疗法的特点及过程。

## 心理案例

某大一女生整天愁眉不展，心情非常压抑、焦虑，想退学，为此去找心理医生。当说到原因时，女孩泪如雨下。她说，高考成绩不理想，没有考上本科，心情本来就不好。最近又与宿舍同学关系紧张，大家都孤立她，自己每天独来独往，形影相吊，一进宿舍，她就感到非常窒息、压抑。她一想到自己要过三年这样的生活，实在受不了。现在自己兴趣丧失、精力不足、悲观失望、自卑、失眠，学习效率下降，感觉对不起父母。期间女孩不停地哭泣，不断地责备自己，认为自己是个无用的人、多余的人，还不如一死了之。

思考：如何看待这位同学的表现？可以运用哪种方法进行治疗？

心理治疗与临床上内科或精神科的药物治疗一样，都是常用的治疗手段，广泛地被应用于临床与心理的许多疾病与问题，甚至对一些其他治疗方法不能解决的问题，例如神经症、症状性高血压、儿童与成人的行为障碍、失眠症等，还能达到较为理想的治疗效果。随着医学心理学的发展，心理治疗技能与手段不断完善，心理治疗在维护人类身心健康中发挥着重要作用。

# 第一节　心理治疗概述

## 一、心理治疗的概念

心理治疗（psychotherapy）是以医学心理学理论为指导，以良好的医患关系为前提，运用心理学技术与手段，改善、矫正或消除患者不正确的认知活动、情绪障碍、异常行为等，或由此引起的各种躯体症状的一种治疗方法。临床工作中，通过心理治疗影响或改变患者的感受、认识、情绪及行为，调整个体与他人或环境之间的平衡，可以增强其他治疗方法的疗效，从而达到预期的治疗目的。

理解心理治疗概念的几个要素：①治疗者必须具备一定的心理学知识和技能；②以良好的医患关系为基础；③需要使用各种心理学的理论和技术；④治疗对象是有一定精神、躯体和行为问题的人；⑤治疗目的是消除或缓解各种身心症状，恢复健全的生理、心理和社会功能。

## 二、心理治疗的基本原则

实施心理治疗必须遵循一定的基本原则，熟悉和掌握这些原则是确保疗效的关键，也是取得治疗成功的必要条件。

### 1. 信赖性原则

良好的医患关系是心理治疗成功的关键。治疗者在治疗过程中要积极关注和通情，对患者保持尊重、同情、关心、支持的态度，才能使患者建立起对治疗者的信任感和权威感，才能心甘情愿地接受治疗者提供的各种信息，逐步建立起治疗动机，积极主动地配合治疗者实施各种治疗性计划，取得理想的治疗效果。

### 2. 针对性原则

根据患者存在的具体问题（如心理问题、心身问题、行为问题或社会适应性问题等）以及治疗者本人的实际工作能力、设备条件及客观环境因素，有针对性地选择一种或几种治疗方法，确保治疗的顺利进行。针对性是取得治疗效果的保证，但更来源于正确的病史采集、分析与诊断。

### 3. 整体性原则

患者的任何一种心理和行为问题都不是孤立的，总是和他整个身心活动联系在一起，因此治疗者要对患者的心理问题作全面的考察和系统的分析，对疾病治疗强调心身同时治疗，要综合运用各种治疗方法，包括各种生物方面的治疗及多种心理治疗方法的综合使用。

### 4. 保密性原则

心理治疗中往往涉及患者的隐私。为保证资料的客观真实，保证患者适时得到正确的治疗与指导，同时也为了维护心理治疗本身的声誉及权威性，在治疗过程中必须坚持为患者保密的原则。治疗者不得将患者的具体资料公开，在学术活动或教学等活动中若需要引用时，也应隐去其真实姓名或征得患者同意后方可施行。

### 5. 发展性原则

人的心理活动受多种因素的影响，不但人与人之间存在着很大的差异，即便是同一个人在不同阶段的心理变化规律也很难预测，尤其是患者更为突出。所以在整个治疗过程中，治疗者应密切观察患者的心身变化，随时准备根据新的情况灵活地变更治疗方案，即每个心理治疗方案都应具有他的特殊性。同时，也要考虑患者的各种社会文化和自然环境因素，例如文化传统、风俗习惯、受教育程度、有无个人信仰及经济地位等，对治疗的影响。

### 6. 中立性原则

每个人都有自己的人生经历和人生价值取向，因此在心理治疗过程中，要始终保持中性立场，让患者自己做抉择，不可代替患者作出决定。例如在帮助患者解决有关婚姻问题时，选择离婚还是重归于好，在心理治疗过程中治疗者要始终保持中性立场，让患者自己作出决定。

## 三、心理治疗的对象

### 1. 综合医院临床各科有心理问题的患者

疾病急性期,由于存在严重的心理反应,有时需要在给予临床上紧急处置的同时,接受一定的心理治疗,如支持疗法、松弛疗法等,以帮助患者认识疾病的性质,降低心理应激水平,调动患者的主观能动性来战胜疾病。慢性患者、手术患者、老年患者、儿童患者等均存在不同程度的心理问题,会使疾病症状复杂化,影响机体的康复过程。对这些患者的治疗,单用生物学方法效果不佳,必须结合心理治疗。

### 2. 神经症患者

焦虑症、恐惧症、强迫症、神经衰弱、癔症和某些抑郁症,常由心理因素引起,故心理治疗为其主要的治疗方法。

### 3. 精神分裂症恢复期患者

精神分裂症患者,经过一段时间的药物治疗后,兴奋躁动症状虽然得到了控制,但仍有幻听等幻觉的干扰,因此无法正常地工作和生活。对这类患者必须进行心理治疗,目的是帮助患者提高对疾病的认知,促进自知力的恢复,鼓励其加强自我克制能力,从而提高疗效,增强社会适应能力。此外,心理治疗还可帮助患者树立战胜疾病的信心,抵御来自社会的歧视和错误看法。

### 4. 心身疾病患者

心身疾病虽然是躯体疾病,但其病因与心理社会应激密切相关。此类疾病逐渐成为威胁人类健康的主要疾病,理解和掌握心理治疗技术尤为迫切。

### 5. 社会适应不良和各类行为问题患者

正常人在生活中有时会遇到难以应对的心理社会压力,出现自卑、自责、抑郁、焦虑、失眠、贪食和肥胖、酗酒、口吃等心理行为问题。此时可通过心理治疗帮助其改善人际关系,掌握应对技巧,从而改善情绪和躯体症状。

## 四、心理治疗的基本过程

心理治疗是一项专业性很强的技术,如同其他治疗方法一样,需要按照一定的程序进行。虽然各种心理治疗方法的原理、方式、目标等各不相同,但实际操作过程基本相同。

### (一)诊断初始阶段

该阶段的主要任务是收集患者的基本资料,认清存在的主要心理问题,建立良好的医患关系,制订治疗目标,有针对性地开展各种形式的心理治疗。具体步骤如下:

(1)建立良好的医患关系。

(2)收集必要的资料信息  治疗者掌握的信息越多,对获得正确的心理诊断越有利。

(3)初步诊断  通过对获得的信息资料进行分析、综合,确定存在的主要问题,确定初步的临床诊断。

(4)确定治疗方案  与患者一起共同制订治疗目标和计划,确定应采取的心理治疗方法,明确能解决的问题及何时能达到怎样的治疗效果。

### (二)解决心理问题阶段

问题解决阶段通常在心理治疗中占的时间最长。治疗者的主要任务是依据治疗方案,采取适宜的治疗措施,帮助患者解决心理问题,达到预期的治疗目标。所谓适宜的治疗措施,是指针对目标行为的、患者需要的并能接受的、治疗者能熟练使用的措施。不管患者的问题具体是什么,都与他的认知、情绪和行为有关。因此,经验情感、重组认知、矫正行为、学习积极的适应性行为,是患者在这个阶段的主要任务。治疗中为了达到良好的临床治疗效果,治疗者可根据实际情况,灵活掌握时机,采取不同类型的治疗方法综合进行治疗。

### (三)治疗结束阶段

治疗的最后阶段是处理结束治疗所产生的问题并帮助患者迁移和巩固治疗的效果。在这个阶段,治疗者应评估患者为完成治疗目标所负的责任,让他看到自己所做的努力和具备的能力。更重要的是,治疗者应确认患者已获得了一套行为改变策略并且能将它应用于未来的生活,同时要求患者定期复查,指导与鼓励患者参加社会实践。

 **知识链接**

#### 心理咨询与心理治疗的比较

**共同点**

◆ 人际关系 二者都注重帮助者与来访者之间的良好关系
◆ 心理性 二者进行工作的对象通常是相似的
◆ 目标 二者在强调帮助来访者成长和改变方面是相似的
◆ 方法 二者所采用的理论和方法常常是一致的

**异同点**

◆ 对象 心理咨询的对象是正常人,而心理治疗的对象是有心理障碍的人
◆ 适应范围 心理咨询是针对人的适应问题,而心理治疗是针对神经症、心理障碍、行为障碍、心身疾病等患者
◆ 疗程 心理咨询的疗程较短,而心理治疗的疗程较长
◆ 侧重点 心理咨询侧重于意识层次,而心理治疗侧重于无意识层次
◆ 目标 心理咨询的目标是症状改善,而心理治疗的目标是行为改变
◆ 专业训练 心理咨询需经过咨询培训,而心理治疗需经过心理治疗训练
◆ 工作机构 心理咨询属于非医疗机构,而心理治疗属于医疗机构

# 第二节　常用心理治疗方法

## 一、精神分析疗法

### (一)概况

精神分析疗法(psychoanalytic psychotherapy)也称心理分析疗法,其基本观点是:某些幼年时期的精神创伤所致的被压抑在"潜意识"中的情绪与心理冲突是导致人体功能失调以致产生疾病的原因,因而通过内省的方式,以自由联想、精神疏泄的方法,把压抑在潜意识里的矛盾症结,用内省的方法挖掘出来,使其回到意识的领域中,并对患者所提供的情况进行分析解释,启发和帮助患者领悟并重新认识,从而改变原有病理行为模式,重建自己的人格,达到治疗目的。在医学治疗史上,心理动力学派第一次不用躯体疗法而仅以心理疗法治愈一些顽固病症并提出相应的理论,因此,被公认为心理治疗发展史上的第一个里程碑。

### (二)方法

#### 1.自由联想

在进行自由联想之前,要求患者消除一切顾虑,启发患者畅所欲言,尽情地倾诉自己想说的一切,例如恋爱、婚姻、家庭、人际交往以及工作、学习与生活等。治疗者要对所有的谈话内容绝对保密,鼓励患者按原始的想法,按序讲出来,引导患者回忆从童年起所遭遇的一切重要经历或精神创伤与挫折,从中发现与病情有关的心理因素。自由联想的最终目的是挖掘患者压抑在潜意识中的致病情结或心理冲突,把它带到意识领域,使患者对此有所醒悟,并重建正常心理。

#### 2.梦的分析

弗洛伊德认为"梦乃是做梦者潜意识冲突欲望的象征",梦是有目的、有意义的,它代表着个人的愿望及所追求愿望的满足,但这种欲望在觉醒状态下受到压抑。通过梦的分析,有助于发现被压抑的症结。在患者叙述梦的内容后,要鼓励患者就梦的情境加以自由联想,以便治疗者能了解梦境内容所代表的潜在意识。例如,一女患者叙述她梦见一个蒙面的陌生男人闯入她二楼的卧室,偷走了放在抽屉中她心爱的首饰匣,被她发觉大喊一声"谁",那蒙面男人冲出阳台仓皇逃走,她追到阳台,往下一看,发现他已跌死在楼下,因而被吓醒。治疗者通过患者多次自由联想,了解了她的家庭生活和与丈夫的关系后就清楚这一显梦的象征意义。原来她的丈夫对她不忠实,隐瞒了有外遇的事实(蒙面的陌生男人),欺骗了她的感情(偷走了首饰匣),她很气愤,诅咒他没有好下场(他跌死在楼下),但又不愿他真的离她而去,所以又大喊一声(提醒他)。通过对隐梦的分析使患者清楚焦虑情感的根源,应该怎样正确地处理与丈夫的关系。

#### 3.移情

在治疗过程中,患者往往会把治疗者当做其心理倾诉对象或发泄的对象,即将治疗者看做是与早年心理冲突有关的某一人物,而将自己的情绪情不自禁地转移到治疗者的身上,从而重温自己在早年的情绪感受。治疗者作为移情的对象,可能被看做最热爱的人,对其表现为友好、亲切、依恋和温存,称之为正移情;也可能被看做最仇恨的人,把仇恨、愤怒、敌视等情绪统统发泄到治疗者的身上,称之为负移情。移情是患者治疗过程中出现的一种正常现象,有利于治疗者清楚地认识患者的心理症结,提示患者早期精神创伤的内容和性质,了解患者心理问题的本质。治疗者应该因势利导,正确运用移情,从而对患者进行更加有效的治疗。

**4.解释**

解释即要提示患者症状背后的潜意识动机,让患者能切身感受到自己身上存在的问题,帮助他们克服抗拒,使被压抑的心理症结得以源源不断地暴露出来。解释应逐步深入,应在患者自由联想与梦的分析基础上,帮助患者认识心理症结,并对此达到领悟。

（三）临床应用

精神分析疗法在临床上可用于神经症、人格障碍、心境障碍与心身疾病等。此疗法需要较长时间,一般 2～4 年,主要是因为患者潜意识抗拒作用阻碍了对其心理症结的挖掘。另外,此方法不适用于发病期的精神分裂症、躁郁症与偏执精神病等患者。癫症发作期间伴自我意识障碍者不适合精神分析治疗,对行为障碍（如性取向障碍、成瘾）及生活和社会角色持续受阻的疾病,该疗法也很难取得好的疗效。但随着精神分析性等其他新治疗方法如短期焦点治疗的不断发展,这种方法正在逐渐得到更加广泛的应用。

（四）精神分析性短期焦点治疗

精神分析性短期焦点治疗采用了传统或长期治疗的许多基本原理和技术,但重在突出患者的一个冲突,即问题的焦点。与传统方法致力于解决人格问题不同。

(1)短期焦点治疗的设置 主要包括治疗场所、治疗时间的安排及疗程等。一般来说,治疗开始之前就计划好治疗时间,即限定治疗次数或小时数。总的治疗时间多数为 10～50 小时,每次治疗约一个小时。治疗频率是每周一次,最多不超过两次。

(2)焦点的确定 主要问题或焦点在最初几小时内就要确定,要求治疗师采取相对主动的方式,在短时间内就要识别出对受治疗者影响、干扰最大的心理冲突。

(3)焦点问题的处理 短程焦点治疗比较重视现实问题对疾病的影响。治疗师在认清隐藏在症状背后的冲突后,用通俗的语言作出使患者能够理解和接受的精神动力学解释,弄清来龙去脉,解释症状或障碍是如何产生和发展的。

短程焦点治疗的适应证与传统方法大体一致,但是对治疗师的要求更高一些。

## 二、行为疗法

（一）概况

行为疗法(behavior therapy)又称行为矫正或学习疗法,20 世纪 50 年代开始得到广泛应用并迅速发展,至 70 年代,在整个心理治疗领域中,行为疗法被称为"第二种势力",是心理治疗发展史上第二个里程碑。

行为疗法源于巴甫洛夫的"经典条件反射"、桑代克的"操作性条件反射"和班杜拉的"社会学习理论"的实验研究。这些理论认为,既然人们的异常行为与正常行为一样都可以通过学习获得,那就可以通过学习和训练使其消退。行为疗法是根据行为学习及条件反射理论,消除或矫正不良行为并建立新的条件反射和行为的治疗方法。

(二)方法

### 1. 系统脱敏疗法

系统脱敏疗法(systematic desensitization)由精神病学家沃尔普创立,用于治疗焦虑与恐惧,其基本方法是让患者用放松取代焦虑或恐惧,主要包括以下三个步骤。

(1)放松训练　在系统脱敏中最常用的是渐进性放松技术,即让患者身体上的肌肉按照固定的顺序、先紧张后放松过程进行。通常由头部开始,逐渐放松。治疗者可应用催眠对患者进行放松,也可用录音让患者自己练习放松,掌握放松技巧。

(2)划分等级　把引起焦虑或恐惧的刺激情境划分等级,建立焦虑或恐惧等级表。要求患者按照引起焦虑或恐惧的程度,将引起焦虑或恐惧的刺激情境从小到大排序,一般以 6~12 个相关等级为宜。例如某一大公司的推销员经常乘飞机来往于国内外各大城市,由于近来飞机失事较多而对乘坐飞机产生了恐惧,患了乘机恐惧症,每逢要乘机外出就表现严重的焦虑。现将患者的焦虑从可以引起最轻的焦虑到引起最强烈的恐惧情景按层次顺序排列如下:①进入候机大厅;②办理去某地航班的登机手续;③进入安全检查口;④排队进入机场检票大门口;⑤登上飞机的楼梯;⑥进入飞机舱内;⑦坐上靠窗口的座位从窗口望见机翼与机场;⑧飞机开始启动进入跑道;⑨飞机升空,望见地面房屋逐渐变小远离自己;⑩飞机进入天空白云之中。将上述情景制成幻灯片,按顺序放在幻灯机内。

(3)脱敏训练　逐步按上述等级次序进行脱敏训练。系统脱敏疗法除实际接触情景外,也可使用图片、幻灯或进行情景想象。令患者坐在舒适的靠背椅子上,并使自己全身肌肉放松。对面墙上挂一银幕,患者手握幻灯机开关,先放映第一张幻灯片,令患者注视并进行放松训练。如果这一情景不再引起焦虑,也就是在肌肉处于松弛状态时,即转入注视第二张幻灯片,依次训练,循序渐进。当看到某一张幻灯片,例如第⑤张登上飞机楼梯时突然感到焦虑恐慌,肌肉紧张,则可退回到第④张幻灯片,重新进行肌肉放松。确信看到第④张入机场检票口大门的情景已无焦虑,再重放第⑤张,依次反复直至看到登上飞机楼梯时不再焦虑,肌肉放松,再注视下一层次的幻灯片。若患者通过了全部情景,不再出现焦虑,肌肉处于松弛状态,即可以从模拟情境向现实情境中转移,即陪伴患者乘车去机场,在现场中重复上述情景。一般说来,在模拟情景中能够做到全身处于松弛状态,不再出现焦虑情绪,则绝大多数患者也能成功地在现实情景中做到,这时治疗即告完成。

### 2. 满灌疗法

满灌疗法又称冲击疗法(flooding therapy),治疗开始即让患者处于其最怕的刺激情境中,如果并没有真正可怕的事情发生,紧张、焦虑不安便会明显减轻。一般情况下,患者只要在其所惧怕的情境中能坚持 2 小时,症状就会明显减轻,因此要尽力劝说患者坚持。为防止过度的心身强烈反应,在应用此方法前应做必要的辅助检查,且要征得患者同意。治疗时治疗者应在现场严密观察,适时终止。冲击疗法常用于治疗恐惧症、与焦虑有关的障碍、强迫性障碍、创伤后应激障碍等。

**案例 9 - 1**

患者,女性,23岁,自幼懂事听话,循规蹈矩,患社交恐惧症9年。治疗者在治疗前首先向患者解释社交恐惧症的原因及冲击疗法的治疗原理,并告诉患者在实施治疗的过程中必须付出痛苦的代价,患者同意解释治疗,做好了充分的思想准备,称"长痛不如短痛"。由其母亲督促其上班,患者被迫与同事们相处,精神十分紧张,汗流浃背,四肢发抖,因而差错频繁。单位领导指出差错并询问原因时,患者更觉得大家都在盯着自己,自己的脸色一定狼狈极了。几次想临阵退却,均被强行劝阻。第3日趁小便之机,不愿再返回工作,自称"实在受不了,人快要发疯了"。给予其地西泮(安定)10mg、普萘洛尔(心得安)30mg后,强行令其返回工作,持续数日后,患者称"很累,很疲倦",但恐惧、紧张减轻,与同事交往渐多,工作差错逐渐减少。2周后,自行上班,能与同事进行公事往来。1年后复查,其工作、生活及社交活动基本正常。

讨论:此疗法为满灌疗法,列举自己知道的相关事例给同学讲述一下。

### 3.厌恶疗法

厌恶疗法(aversive therapy)多将引起躯体痛苦反应的非条件刺激与形成不良行为的条件刺激结合,使患者发生不良行为的同时感到躯体的痛苦反应,例如恐惧、疼痛、呕吐等,从而对不良心理治疗行为产生厌恶而使其逐渐消退。常用的厌恶刺激有电刺激、药物刺激、想象刺激、其他刺激(如橡皮筋、氨水、憋气、羞辱、噪声等),常用于治疗酒瘾、烟瘾、贪食、吸毒等。最简单的方法是在手腕上放一根橡皮筋,每当患者出现不良行为时(如强迫洗手),就用另一只手不停地拉橡皮筋,一拉一松使之产生疼痛,直至不良行为消失为止。这对某些具有各种强迫性动作的患者较为有效。

### (三)临床应用

行为疗法广泛适用于各种存在行为异常的个体。在临床上被应用于神经症(恐惧症、强迫症及焦虑症)、心身疾病、性功能障碍、性行为偏离、脑发育不全的教育以及多种不良行为(如遗尿、药瘾、酒瘾等)的矫治,但对于边缘人格、人格障碍或抑郁症的患者治疗效果有限。

## 三、认知疗法

### (一)概况

认知疗法(cognitive therapy)是在20世纪70年代逐步发展起来的一种心理治疗技术,是根据认知过程影响情绪和行为的理论假设,是通过认知和行为技术来改变患者不良认知的一类心理治疗方法的总称。认知理论认为,人的认知过程决定人的情绪和行为,而情绪和行为的产生依赖于个体对现实世界的判断、评价和解释。这些评价受个体的信念、假设、思维方式等认知因素的影响。因此,认知治疗理论认为患者的心理痛苦大多是认知过程发生机能障碍的结果,治疗的着眼点应放在患者的认知上,通过矫正这些不合理的认知,从而改变或消除患者情绪障碍和非适应性行为。

(二)方法

认知治疗是各种认知疗法的总称,包含着不同的治疗观念、程序和方法,这里主要介绍埃利斯的理性情绪疗法。埃利斯采用与非理性信念辩论的方式,帮助受治疗者以理性的信念和思维方式取代非理性的信念,最大限度地减少非理性信念给他们情绪带来的不良影响。

**1.理性情绪疗法**

理性情绪疗法(RET)是由美国心理学家埃利斯于20世纪50年代创立的一种心理治疗方法。埃利斯认为"人不是被事情本身所困扰,而是被其对事情的看法所困扰"。其核心是ABC理论,其中,A(activating events)代表诱发事件,B(belief)代表个体对这一事件的看法、解释和评价,即信念,C(consequence)代表继事件后的个体情绪和行为反应的结果。通常认为情绪和行为后果的反应直接由激发事件所引起,即A引起C,而ABC理论则认为A只是C的间接原因,B即个体对A的认知和评价而产生的信念才是直接的原因,进而提出ABCDE的治疗模式,即诱发事件A(activating events)、信念B(belief)、后果C(consequence)、辩论D(dispute)、效应E(effect)。该疗法通过向患者讲解ABC理论,突出B对C的因果关系;采用积极的、指导性的语言,指出患者认知系统中的非理性成分,并对不合理的信念加以驳斥和辩论(D),使之转变为合理的观念;通过各种训练、练习和家庭作业,改变其不良认知,进而达到矫正不良情绪和行为的治疗效果(E)。

**2.理性情绪治疗技术**

理性情绪疗法强调人自身的认知、情绪和行为三个维度的功能统一性。理性情绪疗法主要的技术包括矫正认知、情绪和行为的方法。

(1)与不合理信念辩论技术  埃利斯认为患者从不把自己的症状与自己的思维、信念联系,因此治疗师要积极主动地、不断地向受治疗者发问,对其不合理信念提出挑战和质疑。

(2)合理情绪想象技术  该技术是帮助受治疗者停止非理性信念的传播。其步骤是:①让受治疗者在想象中进入他困扰的情境,体验在这种情境中的强烈情绪反应;②帮助受治疗者改变这种不适当的情绪反应并体会适度的情绪反应;③停止想象,让受治疗者讲述他怎么想就使自己的情绪发生了变化,此时治疗师要强化受治疗者新的信念和体验,以巩固他获得的新的情绪反应。

(3)认知家庭作业  让受治疗者自己与自己非理性信念进行辩论,它是正式会谈后的继续。主要有合理情绪自助表与合理自我分析报告两种形式。让受治疗者填写合理情绪自助表,在找出A和C后,然后继续再找B;自助表中列有十几种常见的不合理信念,让患者从中找到与自己情况相符的B或单独列出;受治疗者进而对不合理信念进行诘难(D),最后自己评价诘难的效应J(E)。这实际上就是受治疗者自己进行ABCDE分析的过程。

(三)临床应用

认知疗法一般在临床上的应用较为广泛,临床上凡是与不良认知有关的心理行为障碍、某些处于恢复期的精神疾病、心身疾病、药物依赖性疾病等,均可以适用,具体有抑郁性神经症、焦虑症、恐惧症、神经性厌食、睡眠障碍、性功能障碍、酒瘾等。

## 四、以人为中心疗法

### (一)概况

以人为中心疗法(person centered psychotherapy)是由美国心理学家罗杰斯于 20 世纪 40 年代创立的一种心理治疗方法。该疗法主要依靠动员患者自身的潜力来治愈疾病,是一种让患者处于治疗中心地位的治疗方法。在治疗的过程中,治疗者的主要任务不是教育、指导、训练患者,而是创造一种帮助患者了解自己及自身问题的心理氛围和环境,减轻自我概念与自我经验产生的矛盾与焦虑。罗杰斯认为,每个人都可以作出自己的决定,都有自我实现的倾向。如果给患者提供一个有利的特定心理氛围,患者就能以自我探索、自我理解的方式改变与调整自己的自我概念、基本态度和自身行为。

### (二)具体做法

(1)会谈时治疗者不是以一个权威专家的面貌来分析和解释来访者在言谈中所暴露的问题,而是以一个朋友的身份鼓励患者发泄内心的情感,即对来访者所说出来的事件不作任何评价和指引,而是对他所表达的情感作出反应。例如,某来访者在谈到她丈夫不让她出门自由行动而表现出不平的情感时,治疗者说:你有些发火了吧!来访者说:我当时简直是气疯了……也就是治疗者不断用反响(reflection)的方式来激发来访者的情感。一再重复来访者在言谈中所表现出来的最基本的情感,使来访者逐渐认识到自己在这一事件或问题中所克制的消极情感和自我评价。

(2)在治疗过程中治疗者不作解释,很少提问题,也不回答问题,而是无条件地正面关心来访者,使其感到温暖。不管他暴露什么情感,总是充分理解和信任,有如治疗者已进入来访者当时的情感中,让其看到治疗者是真诚的和表里一致的,对其谈话是感兴趣的。在这样的气氛下,来访者没有顾忌地畅所欲言,逐渐从消极被动的防御性的情感中解脱出来,不再依靠别人的评价来判断自己的价值。由于来访者具有自我实现的健康态度,所以一旦认识到自己的问题的实质,就能发挥出自我调节和适应环境的潜在能力,改善人际关系,达到治疗的目的。

(3)一般治疗时间和次数不固定,由来访者自行决定。这一疗法也可集体进行(10 人左右),每周 1~2 次。集体治疗时,治疗者只能作为集体的一个成员参加。

### (三)临床应用

以人为中心疗法适用于治疗各种心理问题、正常人或轻度心理障碍患者,如人际关系问题、个人成长发展问题、社会适应不良、某些神经症的患者,特别适用于人际关系障碍的患者。但是,在医学诊断方面,以人为中心疗法不主张对障碍进行分类,有排斥诊断和评估的倾向,这可能妨碍了其在临床实践中的应用。

## 五、其他心理治疗方法

### (一) 森田疗法

**1. 概述**

森田疗法(morita therapy)是由日本的森田正马教授创立的治疗神经症的一种心理治疗

方法。这种方法的中心理论是精神交互作用理论,即对某种感觉如注意力集中则感觉就会敏锐,感觉敏锐又把注意更加固化在那里,这种感觉和注意的结合,并且交互作用,就会越来越增大其感觉的精神过程,而疑病倾向和疑病素质是构成神经症的基础。

### 2.方法

森田疗法的重点在于陶冶疑病性素质,打破精神交互作用,消除思想矛盾。"顺其自然,为所当为"是森田疗法的精髓所在,其目的是:让患者尽快地摆脱自我中心观的思维;对不以个人的主观意志为转移的情绪不必予以理睬;重视符合我们心愿的行动。

"顺其自然"指的是对出现的情绪和症状不在乎,要着眼于自己的目的去做应该做的事情。森田疗法首先要求来访者对症状要承认现实,不必强求改变,要顺其自然。因此,对来访者的苦闷、烦恼情绪不加劝慰,任其发展到顶点,也就不再苦闷烦恼了。"为所当为"是要求来访者做自己应该做的事情,坚持日常的工作和学习,无论自己的心情如何,这是森田疗法最关键的措施。森田疗法要求神经症来访者通过治疗,学习顺其自然的态度,不去控制不可控制之事,如人的情感;但要注意为所当为,即控制那些可以控制之事,如人的行动。

森田疗法的治疗分为门诊治疗和住院治疗两种方式。一般患者可以采取门诊治疗,重症患者则应住院治疗。住院治疗被认为是治疗神经症的最佳方式。住院治疗的过程分为绝对卧床、工作治疗、生活训练三个阶段,森田把住院时间定为 40 天。

森田疗法的适应证包括强迫症、疑病性神经症、焦虑性神经症和自主神经功能紊乱。抑郁神经症最好合用药物治疗。目前在日本也用于治疗某些心身疾病,效果比较满意。

### (二)暗示和催眠疗法

### 1.暗示疗法

暗示疗法(suggestion therapy)是指治疗师有意识地使用暗示去影响或改变个体的行为,以消除或减轻疾病症状的方法。治疗师利用言语、动作或其他方式,使患者在不知不觉中受到积极暗示的影响,从而不加主观意志地接受治疗者的某种观点、信念、态度或指令,以解除其心理上的压力和负担,达到治疗的目的。暗示治疗是最古老的助人方法之一,宗教仪式、念咒语从某种意义上说也属于暗示治疗。暗示治疗的方法很多,临床常用的有言语暗示、药物暗示、手术暗示、情景暗示等。此外,治疗者对患者的鼓励、安慰、解释、保证等也都有暗示的成分。

暗示治疗对于癔症及其他神经症,疼痛、瘙痒、哮喘、心动过速、过度换气综合征等心身障碍,阳痿、口吃、厌食等性和行为习惯问题,均有不同程度的疗效。

### 2.催眠疗法

催眠疗法(hypnotherapy)是借助言语暗示或催眠术使患者进入一种特殊的意识状态(类似睡眠的状态),使其意识范围变得极度狭窄,以控制患者的心身活动,从而解除和治疗患者的心身问题的心理疗法。患者所具有的可暗示性,以及患者的合作态度及接受治疗的积极性,是催眠治疗成功的必要条件。

催眠治疗是一种经济而行之有效的心理疗法,主要用于治疗各种神经症、心身疾病、睡眠障碍、功能性疼痛、性功能障碍、心因性遗忘及嗜烟酒等不良行为。催眠疗法既可独立使用,也可与其他心理疗法联合使用,不但可以用于临床,也可以用于非临床,如改善个人的记忆力等。

### (三)松弛疗法

松弛疗法(relaxation therapy)是通过机体的主动放松使人体验到身心的舒适,以调节因紧张反应所造成的心理生理功能紊乱的一种行为疗法。利用放松来强身健体、治疗疾病,在人类已有很长的历史,例如我国的气功、印度的瑜伽、日本的坐禅等。实践证明,松弛疗法不仅对一般精神紧张、焦虑等症状有显著疗效,而且对于与心理应激密切相关的各科疾病同样有效。松弛疗法通常不是单一使用,而是在一系列的治疗措施中起着特殊的作用。

根据放松方法的不同,松弛疗法可以分为渐进性松弛训练、自主训练、冥想和瑜伽等经典松弛疗法。渐进性松弛疗法是最常用的一种行为疗法,患者在学会感受肌肉紧张和松弛的区别的前提下,随着肌张力的下降,患者将体验到深度的松弛。现在广泛使用的松弛训练涉及16 个肌群,一般需要 12 个治疗小时的学习(包括家庭作业),每次训练需要 20～30 分钟。

松弛疗法可适用于多种障碍,对于心理紧张性焦虑和各种伴有紧张和疼痛的躯体不适有肯定疗效,并广泛用于头痛、高血压和睡眠障碍的患者。事实表明,对患者进行个别训练并向患者提供训练的录音磁带,其疗效会更好。此外,接受松弛疗法治疗的次数越多,疗效越明显。但松弛疗法由于其需要长期的坚持,故有些患者难以持之以恒。

### (四)支持疗法

#### 1. 概述

支持疗法(supportive therapy)又称支持性心理疗法或一般性心理疗法,是一种以"支持"为主的特殊性心理治疗方法。支持疗法是心理医生应用心理学知识和方法,采取劝导、启发、鼓励、支持、同情、说服、消除疑虑、保证等方式,来帮助和指导患者分析认识当前所面临的问题,使其发挥自己最大的潜在能力和自身的优势,正确面对各种困难或心理压力,以度过心理危机,从而达到治疗目的的一种心理治疗方法。它主要运用心理治疗的基本原则来操作,支持患者应付情感上的困难或心理上的问题,是最广泛最常用的心理治疗方法。它既与各特殊的心理治疗理论和方法相区别,又是各种专门的心理治疗理论与方法的基础。

#### 2. 方法

实施支持疗法时,医生必须热情对待患者,对他(她)们的痛苦寄予同情,即使他(她)们的行为幼稚、冲动或不合情理,也要尊重他(她)们。采用的基本技术如下。

(1)倾听　医生在任何情况下都要善于倾听患者的诉说。这不仅是了解患者情况的需要,也是建立良好医患关系的需要。医生要专心倾听患者的叙述,让患者觉得医生真心关心他(她)们的疾苦,使患者消除顾虑,增进信任感,从而树立起勇气和信心。此外,患者尽情倾吐后会感到轻松。

(2)解释　在医患之间建立起信任关系,且医生对患者问题的来龙去脉及其实质、患者所具备的潜能和条件有了充分了解后,可向患者提出切合实际的真诚的解释和劝告。

(3)建议　医生在患者心目中一旦建立起权威,他(她)提出的建议是强有力的,但医生不能包办代替,要让患者自己作出决定。医生的作用在于帮助患者分析问题,让患者了解问题的症结。医生提出意见和劝告,让患者自己找出解决问题的办法,并鼓励患者实施。医生提出的建议要谨慎,要有限度、有余地,否则,如果患者按建议尝试失败了,不仅对自己失去信心,而且对医生也会失去信心。

（4）保证　在患者焦虑、苦恼时，尤其是处于危机时，给予适当的保证是很有益的。但在对患者尚不够了解的情况下过早地作保证，一旦无法实施，患者会认为受了欺骗，可致治疗前功尽弃。所以，医生在作出保证前，一定要有足够的根据和把握，使患者深信不疑。这种信任感是取得疗效的重要保证。如患者问及疾病的预后，医生有把握的话，应尽量向好的方向回答，同时附上几条希望，指导患者从哪些方面去努力才能实现其愿望。

（5）调整关系　医生多次为患者提供支持后，患者容易对其产生依赖，什么问题都要医生做主。这时，需调整医患之间的关系，引导患者要信赖组织、亲人，信赖自己。

支持疗法是临床上最基本的心理治疗模式，在临床各科应用日益广泛，多用于某些突然遭受严重的挫折或心理创伤，或在工作、生活环境中长期存在紧张、压力，或其他灾难，如患有严重的躯体疾病、难以抵御和补偿的病例。

（五）生物反馈疗法

**1. 概述**

生物反馈疗法（biofeedback therapy）是借助于现代电子仪器将人们体内不易被觉察到的生理活动信息（如血压、心率、胃肠蠕动、生物电活动等）进行动态监测，并及时将测到的信息或数据转变成为易于理解的信号（如声、光、数据或仪表指针等），显示给患者看（即信息反馈），让患者根据这一信息调节自己的心理活动和行为表现，以达到调整机体功能和防病治病的目的。由于这些过程都是经过生物加工的，所以称之为生物反馈。生物反馈是一种心理生理的自我调节技术，是学习理论、信息论、控制论与电子技术综合应用的成果，由美国人米勒根据动物实验结果创立，现已经得到广泛的应用。

**2. 方法**

（1）降低生理活动　主要用于预防和治疗由于应激所引起的病变，例如治疗心身疾病、情绪障碍、行为障碍等。在生物反馈的同时可结合应用放松训练、呼吸训练、自我暗示、想象技术等。

（2）增强生理活动　主要用于神经肌肉的训练与新行为的建立，例如治疗中风偏瘫、肢体再植、性功能障碍等。治疗时先结合放松训练，使情绪稳定，增强对自身内部信息的敏感性，再配合想象技术、作业疗法、物理治疗以及应激刺激等多种技术。

生物反馈是一种非药物治疗手段，对医患双方都是一种挑战。要求患者改变过去传统的被动接受治疗方法，而变为主动积极地学习矫治自己的疾病。在治疗中，反馈仪是学习的工具，治疗者则承担着教练的角色。治疗者不仅要娴熟地使用仪器技能，还要帮助患者学会自身调节，并且运用到现实生活中。

生物反馈疗法对临床许多疾病都有着显著的疗效，例如内科的原发性高血压、心率失常、哮喘病、反流性食管炎、过敏性结肠炎等，儿科多用于口吃、儿童多动症、磨牙、伤残康复等疾病的治疗，也可用于神经科的雷诺病、紧张性头痛、癫痫、焦虑症等疾病的治疗，对于外科骨骼功能康复训练、痉挛性斜颈或家族性斜颈、假肢功能的训练等都有较好的治疗效果。此外，还可用于应激和心理训练，例如对运动员、飞行员、考生进行心理训练，结合一些创设的环境，使受训者能正确应对，提高他们的心理素质、应变能力，消除或减少紧张情绪。

# 第三节 团体心理治疗

团体心理治疗(group psychotherapy)就是一群特定个体与治疗师通过互动达成治疗目标的一种心理治疗,如医生面对整个病房的患者。一般而言,团体治疗是由1~2名治疗师主持,根据团体成员问题的相似性组成团体,通过团体特有的治疗因素,如团体中所提供的支持、关心、感情宣泄等,改变心理治疗成员的人格结构,增强成员的自信心,使他们达到康复的功能。

## 一、团体治疗的特点

### 1.感染力强、影响广泛

对于团体内每一个成员来说,都存在多个影响源。参加团体治疗最有价值的地方是,不论交流信息、解决问题、探索个人价值,还是发现他们的共同情感,同一团体的人都可以提供更多观点和资源。每个成员不仅自己接受他人的帮助,同时学习模仿多个团体成员的适应行为,从多个角度洞察自己,也可以成为帮助其他成员的力量。当多个成员聚集在一起时,他们会发现自己的困扰并不是独一无二的,许多人有类似的担忧、想法、情感和体验,这种体验对克服困扰非常有帮助。在团体情境下,成员之间互相支持,集思广益,共同探寻解决问题的方法,减少了对领导者的依赖。

### 2.效率高

使多个为共同目标而来的成员聚在一起作为团体进行活动,可以节省大量的时间和精力,也可以满足人们对心理治疗不断增加的需要。团体治疗是一个领导者同时指导多个患者,节省咨询的时间和人力,符合经济的原则,提高了治疗的效率,同时也可以缓解治疗人员不足的矛盾。团体有间接学习的价值,成员有机会听到和自己类似的忧虑,通过观看他人怎样解决个人的问题,从而受到启发,学到许多东西。

### 3.治疗效果容易巩固

团体治疗创造了一个类似真实的社会生活情境,为参加者提供了社交的机会。团体是社会的缩影,成员在团体中的言行往往是他们日常生活行为的复制品。在充满安全、支持、信任的良好团体气氛中,成员通过示范、模仿、训练等方法,参加者可以尝试某些新技巧和行为,如应聘面试、交朋友、沟通、自我表达等。练习这些人际交往的技巧将促进成员更有效地生活。如果在团体中有所改变,这种改变会延伸到团体以外的生活中,容易迁移和扩展到他们的日常行为中去。

## 二、团体治疗的对象

团体治疗成功与否要视所选择患者的性质、情况而定,对象的选择有以下标准。

(1)有动机、想改变、完全是自愿参加,不受任何其他压力的影响。

(2)具有一些特定期望的、对团体有较高评价者。

(3)有足够的心理成熟度,虽然有时难以正确评估。

(4)患者在某种程度上要有使用语言或了解某些概念技巧的能力及做自我探索的能力。

临床上该法可用于具有共同心理障碍的患者的治疗,如支气管哮喘、消化性溃疡、糖尿病、心血管病等患者。不适合接受团体治疗者有:严重忧郁症者,急性精神分裂症者,偏执型人格者,极度类分裂型人格者,药瘾或酒瘾患者,反社会人格者,疑病型神经官能症者,自恋型人格者等。

## 三、团体治疗的过程

(1)团体创始阶段　促使成员尽快相识,建立信任感。这是团体进行下去的前提条件。

(2)团体过渡阶段　提供鼓励与挑战,使成员能面对并且有效地解决他们的冲突和消极情绪,以及因焦虑而产生的抗拒,使团体进步到彼此有效建立关系的阶段。

(3)团体成熟阶段　是团体的关键时期,也是工作阶段。在充满信任、理解、真诚的团体气氛下鼓励成员探索个人的态度、感受、价值与行为,深化对自我的认识。成员之间相互支持,坦诚相待,尝试新的行为。

(4)团体结束阶段　使成员能够面对即将分离的事实,并协助成员整理归纳在团体中学到的东西,鼓励信心,巩固团体成员的收获,并将所学应用于日常生活中,使改变与成长继续。

## 四、团体治疗的一般方法

### (一)团体讨论

(1)团体讨论是指团体成员对一个问题,根据资料和经验,互相做合作的深入探讨。在团体讨论过程中,发表自己的意见,听取别人的意见,修订自己的看法。

(2)团体讨论中指导者的任务是建立一个友善、接纳、容忍的气氛,鼓励成员参与、倾听,指导者自己也要把握问题的重心,善于引导,并作出反应。

(3)团体讨论的目的不在于讨论的结论,而在于成员是否能充分参与、沟通,体验自由发言,并学习尊重别人意见的态度和合作的方法。

(4)讨论的题目必须是团体成员的能力范围内能够处理的,又有一定的复杂程度。

### (二)角色扮演

角色扮演是指用表演方式来启发团体成员对人际关系及自我情况有所认识的一种方法,包括心理剧和社会剧两种表演方式。角色扮演由团体成员扮演日常生活的角色,使成员把平时压抑的情绪通过表演得以释放、解脱,学习人际关系的技巧,获得处理问题的灵感并加以训练。

### (三)行为训练

行为训练是指以行为学习理论为指导,通过特定程序,学习并强化适应的行为,纠正并消除不适应行为的一种心理咨询方法。行为训练的原则是由易到难、提供示范、及时强化。有代表意义的训练,如自信训练,其内容包括肯定拒绝、肯定请求、正确表达自己的感受等。

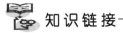 **知识链接**

## 积极心理学

积极心理学(positive psychology)是 20 世纪末西方心理学界兴起的一股新的研究思潮。这股思潮的创始人是美国当代著名的心理学家马丁·塞里格曼·谢尔顿和劳拉·金,他们的定义道出了积极心理学的本质特点:"积极心理学是致力于研究普通人的活力与美德的科学。"它是利用心理学目前已比较完善和有效的实验方法与测量手段,研究人类的力量和美德等积极方面的一个心理学思潮。

在对心理治疗上,积极心理治疗的特殊之处在于治疗过程中运用直觉与想象,运用故事作为治疗者与患者之间的媒介,强调激发患者的主观能动性,使患者最终成为环境的积极治疗者。积极心理学倡导探索人类的美德,如爱、宽恕、感激、智慧和乐观等,因此许多传统的心理学研究分支,如临床心理、咨询心理、社会心理、人格心理和健康心理学等,都可以在积极心理学的范式中将注意力转向对于人性积极面的研究。所有这些不同领域中的研究都表明,强调人性的积极面可以使心理学研究的各个分支领域更加注重于培养和调动人性中固有的力量,从而使得治疗、咨询、培训、教育、人际交往更为有效和顺畅。积极心理学是一种新的研究方向,从长远看,积极心理学的重要性,可能不在于其提出的任何特定的假设和规则,而在与为心理学乃至整个社会提供了一新的方法看待人类的生存和问题的解决,而新的方法、新的思维的出现则是一门学科向前发展的动力之一,它必将推动心理学向前发展。

 ## 学习小结

心理治疗是以医学心理学理论为指导,以良好的医患关系为前提,运用心理学技术与手段,改善、矫正或消除患者不正确的认知活动、情绪障碍、异常行为等,或由此引起的各种躯体症状的一种治疗方法。

心理治疗具有很广泛的适用性,治疗对象包括医院临床各科有心理问题的患者、神经症、精神分裂症恢复期患者、心身疾病、社会适应不良和各类行为问题等。

心理治疗的基本原则有:和谐性原则、计划性原则、针对性原则、综合性原则、保密性原则、灵活性原则、中立性原则。

常见心理治疗方法有:精神分析疗法、行为疗法、认知疗法、以人为中心疗法、森田疗法、暗示和催眠疗法、松弛疗法、支持疗法及生物反馈疗法等。

团体心理治疗是治疗者利用心理治疗的理论和技术,通过集体成员之间相互影响而进行的积极治疗,具有省时省力的特点。

**目标检测**

## 一、选择题

1. 精神分析治疗的常用技术是（　　）

A. 系统脱敏疗法　　　　B. 厌恶疗法　　　　　C. 个人中心疗法

D. 催眠疗法　　　　　　E. 自由联想

2. 某男生在参加高考前数月产生严重焦虑症,接受咨询后,该生讲述了其内心的恐惧与担忧,治疗者只是认真倾听,不做任何指令性指导。此心理治疗方法依据的理论是（　　）

A. 精神分析理论　　　　B. 认知理论　　　　　C. 人本主义理论

D. 心理生理理论　　　　E. 行为理论

## 二、简答题

1. 什么是心理治疗?

2. 心理治疗中应遵循的基本原则有哪些?

## 三、案例分析

徐某,女性,39岁,10年来因丈夫有外遇,夫妻感情不佳,一直想离婚,但又舍不得孩子,更怕丢面子,带着满腹的困扰,前来心理门诊,请求心理医生帮助。

分析:对此案例应该采用何种治疗方法? 列出此案例心理治疗的基本过程。

# 第十章　心理危机干预

## 学习目标

【掌握】心理干预、心理危机干预概念，心理干预的基本形式。

【熟悉】心理危机干预方法，常见心理危机的干预。

## 心理案例

患者张某，女性，30岁，因左侧乳房肿块去医院检查。当时她表现得比较乐观，认为手术切除后就没事了。后经病理检查确诊为乳腺癌，需住院进一步进行乳腺癌根治术。得知这一消息后，患者顿感大祸临头，表现出极度恐惧、泪流满面、情绪低落、表情痛苦，前后判若两人。术后整天忧心忡忡、焦虑不安、精神萎靡、少言寡语、不思饮食、失眠等。

思考：张某得知患上乳腺癌后的心理特征有哪些？作为一名医护人员，该如何对她进行干预？

# 第一节　概述

## 一、心理干预的概念及特征

（一）心理干预的概念

心理干预（psychological intervention）是指运用心理学的理论和方法，对需要心理帮助的个体或群体心理施加影响，使之发生指向预期目标变化的过程。

（二）心理干预的特征

### 1.专业性

心理干预要求干预者必须以一定的心理学理论、方法（或技术）为指导，在各种复杂情境中对其加以熟练运用，帮助干预对象形成健全人格和健康心理。因此，干预者必须经过正规的专业培训，即心理干预应是专业人员的活动。

### 2.规范性

在西方发达国家，心理干预已发展成为一种专门职业，已从过去个体的民间行为变为组织、机构乃至政府的行为。心理干预不仅要按照一定步骤和计划，目的明确且循序渐进地对个体或群体心理施加影响,而且应遵守自身的职业道德规范,以利于国民生命质量和生存环境质量的提高。

### 3.人本性

心理干预的宗旨是助人自助,坚持以干预对象为本的原则,努力帮助干预对象充分发挥自身心理潜能,自觉实现自身人格健全发展,提高自身的环境适应能力。

## 二、心理干预的基本形式

心理干预的基本形式包括四种,即心理教育、心理咨询、心理治疗和心理危机干预。

### (一)心理教育

心理教育即心理健康教育,亦称心理素质教育。心理素质是人介于自然素质与社会素质之间的一种素质,由先天因素与后天因素交互作用而成,是人的自然属性与社会属性和谐、自然的统一。心理教育就是有目的地培养人的良好心理品质,调节心理功能,开发心理潜能,促进人的整体素质提高和个性全面发展的教育。以预防为主的心理教育,是最积极的心理干预形式。

### (二)心理咨询

心理咨询亦称心理辅导,有广义和狭义之分。从广义上讲,"心理咨询是帮助人们解决学习、工作、生活、疾病和康复等各方面出现的心理问题,以维护和增进心理健康,促进潜能的充分开发和个性的全面发展。"从狭义上讲,"心理咨询是指专业人员帮助患者解决其心理障碍、精神疾病和心身疾病等方面的心理调节与治疗,以恢复和保持其心身健康。"心理咨询是最常用、最普遍的心理干预形式(详见第八章)。

### (三)心理治疗

心理治疗是相对于躯体治疗的一个概念,指应用心理学的有关理论和技术,帮助求助者消除或缓解心理问题或障碍,矫正不良行为,促进其人格向健康、协调的方向发展(详见第九章)。

### (四)心理危机干预

心理危机干预是指应用心理咨询与心理治疗方法,对因突发性生活事件刺激导致心理危机的求助者进行心理帮助,使其重新建立或恢复危机爆发前的心理平衡状态。

## 三、心理危机的概念

心理危机,简称危机,是指人的一种心理状态,即当人们遭遇突然或重大的生活目标挫折,运用个人常规处理问题的方法无法解决,而出现的解体和混乱的暂时心理失衡状态。

所有危机均由负性的生活事件引起,但是,并不是由负性生活事件所引起的人的心理改变都是危机。只有那些人们所感觉到的由负性生活事件所导致的心理压力超过了其可应对的范围的心理失衡状态,才称之为危机。

# 第二节　心理危机干预

## 一、心理危机干预概述

自 20 世纪后半期以来,心理危机干预在西方发达国家发展很快,已经成为一种专门的心理咨询与心理治疗职业。无疑,在案例处理上,危机干预同一般的心理咨询与治疗存在一定的相似之处,但在服务对象、工作内容、治疗原则、帮助模式、检查评估等方面又存在着差异。

危机干预工作者更多地强调尽可能快地和有效地稳定求助者的功能状态,而不是心理咨询与心理治疗所强调的人格功能重建。危机干预中的案例处理侧重关心求助者的安全,简单的评估、快速的干预、治疗的时间都是危机干预工作的特点。一旦求助者达到心理平衡,便结束干预或转诊。

### (一) 危机干预的基本模式

目前国外常用的危机干预模式有三种类型:平衡模式、认知模式、心理社会转变模式。这三种模式为许多不同的危机干预策略和方法提供了理论基础。

#### 1. 平衡模式

危机状态下的人通常处于一种心理或情绪失衡状态,因此危机干预的工作重点应该放在稳定受害者的情绪,使他们重新获得危机前的平衡状态上。

#### 2. 认知模式

危机源于个体对危机事件和围绕事件的境遇的错误思维,因而改变其思维方式,特别是那些认知中的非理性和自我否定成分,就能使个体获得对生活危机的控制。

#### 3. 心理社会转变模式

人是遗传和环境学习交互作用的产物,危机是由心理、社会或环境因素引起的,因此需要引导个体从心理、社会和环境三个范畴来系统性地寻找应对策略。

### (二) 危机干预的方法

危机干预是有时间限制的,通常最多持续 6～8 周。因此,危机干预的时间一般在危机发生后的数个小时、数天或数星期。

无论面对什么样的危机,危机干预工作者的一项必不可少的、贯穿干预过程始终的工作就是对危机各要素的评估,主要包括:①危机的严重程度;②求助者目前的情绪状态;③替代性的解决方法、应付机制、支持系统和其他资源;④求助者自杀的可能性和危险性。

在对危机进行全面评估后,危机干预工作者可按以下 6 个步骤对求助者进行干预:①确定求助者的问题;②保证求助者安全;③给予求助者支持;④向求助者提出并验证可变通的应对方式;⑤和求助者一起制定解决问题的计划;⑥得到求助者的承诺。

## 二、常见心理危机的干预

人类生活中常见的危机包括灾难性危机、自杀与凶杀性危机、虐待性危机、居丧危机等。在医学临床中,癌症患者、急危重患者、传染病患者等同样面临重大的心理创伤,应该采取相关措施进行及时干预,帮助临床治疗。

### (一) 灾难性危机干预

#### 1.灾难性危机的定义及行为界定

所谓灾难性危机,是指人们遭遇突然或重大灾难后所形成的心理创伤或心理障碍,如创伤后应激障碍(PTSD)。灾难有自然灾难和人为灾难之分,自然灾难有地震、海啸、洪水、泥石流等,而人为灾难中常见的有战争、经济衰退、空难、爆发流行性、烈性传染病等。因此,灾难性危机也可作类似划分,分为自然灾难性危机和人为灾难性危机两种。

这些灾难不仅破坏人们的家居、社区、私有财产,给日常工作造成极度混乱,更重要的是,它可能导致个体在生理和心理上产生一系列的变化。科斯基等人对存在灾难性危机的人群进行了如下的行为界定:

(1)肾上腺功能增高的搏斗或逃跑反应,如感觉过敏、心率加快和(或)过度换气。

(2)情感反应,如震惊、失去信心、困惑、无助、失控、易激惹、幸存者自罪、焦虑、绝望、恐惧和(或)悲伤。

(3)躯体反应,如睡眠和食欲障碍、疲乏、脱水和(或)排泄模式变化。

(4)儿童中出现依赖、假装或攻击行为以及退缩行为。

(5)以思维、梦境、错觉、闪回或反复出现的表象的形式再体验灾难。

(6)明显回避可唤起对灾难的回忆的刺激,诸如思维、情感、谈话、活动、地点之类。

#### 2.灾难性危机的干预

灾难性危机干预的首要任务是以关爱为本,保证求助者在经历灾难后能获得切实的人身安全保障,并满足他们基本的饮食、衣着、卫生、睡眠等需要。其次,要对求助者的应激状况进行评估,并提醒当事人这是对灾难的常见反应。再次,干预者要运用良好的倾听和反应技术,持真诚接纳的态度,慎重地、渐进地请求助者回忆他在灾难之前和之后不久的所见、所闻和感受,因为教育求助者分享灾难的情感和细节将有助于他们从情感创伤中恢复,使他们接受而不是拒绝现实。在他们试图接受整个事件时应给予充分的理解和帮助,以尽快稳定情绪。除此之外,还要探索导致求助者对灾难产生消极情感反应的歪曲认知,并帮助其进行负性情感宣泄和转化以及认知的转变。最后还应帮助求助者建立他的社会支持系统,如指导求助者与在灾难区域内及远离灾难发生地的家庭成员间保持开放的交流渠道,鼓励求助者接受来自爱人、邻居、社区成员、志愿者及陌生人的帮助和支持。另外,还要帮助他们学习应对灾难的策略,增强自己的应激能力,减轻无助感。

 **知识链接**

#### 急性应激的特殊干预模式和方法

关键事件应激报告(critical incident stress debriefing,CISD)是 1983 年米切尔(Mitchell)在吸取"及时、就近和期望"军事应激干预原则经验的基础上,提出的为维护受自然灾害、事故等重大应激的紧急救护工作者身心健康的干预措施,后被多次修改、完善并推广使用,现已用于干预遭受各种创伤的个人。CISD 分为正式援助和非正式援助两种类型。非正式援助指受过 CISD 训练的专业人员现场进行的急性应急干预,大概需要 1 小时。正式援助共分为 7 个阶段进行干预,通常在伤害事件 24 小时内进行,一般需要 2～3 小时,具体步骤是:

(1)介绍。介绍对建立援助的信任氛围至关重要。除介绍小组成员和 CISD 的过程、方法,还要寻求降低阻抗并激发当事人讨论敏感问题。

(2)发现事实阶段,要求参与的所有成员描述其各自在事件中的角色和任务,并从其观察角度出发,提供所发生事情的一些具体事实。

(3)想法阶段,小组指导者询问当事人有关事件发生最初和最痛苦的想法。将事实转向思维,开始将事件人格化,使之表露情绪。

(4)反应阶段,是当事人情绪最强烈的阶段,干预者依据现有信息,挖掘其最痛苦的一部分经历,鼓励其承认并表达各自的情感。

(5)症状阶段,要求小组谈论其各自在事件中的情感、行为、认知和躯体经历,使小组转而更深刻地认识事件。

(6)指导阶段,此阶段要强调某些反应属正常范围,非常符合严重压力下的症状,并为其提供如何促进整体健康的知识。

(7)再进入阶段,结束报告并总结修改计划。

CISD 模式对减轻各类事故引起的心灵创伤,保持内环境稳定,促进个体躯体健康恢复等,有重要意义。

---

### (二) 自杀和凶杀性危机干预

#### 1.自杀和凶杀的原因

自杀和凶杀是与精神障碍密切相关的病态行为,需要危机干预工作者及精神卫生工作者高度重视。

弗洛伊德认为,强大的心理刺激会激发一个人强烈的内部冲突,使这个人产生对他人或社会的敌意和攻击,即可能产生凶杀行为;如果这种敌意和攻击向内投射,就可能产生自杀行为,这是自杀和凶杀的个体原因。从个体所处的社会环境看,社会的压力和负性影响会使人的心理产生巨大的失落感,造成心理危机,如果此时无正当渠道宣泄且无他人帮助,在负向激情的刺激下就可能采取极端行为以求得解脱。

#### 2.对自杀或凶杀危机的干预

首先,依据上述自杀或凶杀者的行为特征,危机干预工作者应全面了解自杀或凶杀者个人背景(尤其是家庭环境)、自杀或凶杀目的、自杀史以及自杀或凶杀计划的程度,以及自杀或凶杀者在计划制定和执行过程中的情绪体验、精神状况、行为表现和物质滥用状况等问题。

其次,在准确掌握自杀或凶杀者的基本信息后,应通过观察、交谈或采用心理测验等方式评估自杀或凶杀者高危的情绪、行为和社会特征,发现其认知、思维及问题解决技巧上存在的缺陷,必要时需要将求助者安置于更具保护性和约束性的环境中。

再次,应确认当前引发自杀和凶杀者愿望的应激源,了解由这些应激源引起的情绪反应(如愤怒、绝望、无助、恐惧等)和症状。通过教给求助者正确的问题解决技巧,探讨可供选择的方案,列举每种解决方法的利弊等方式,纠正求助者过于僵化的认知,消除他们的无望感和无助感,提高其解决问题的能力。

### (三)虐待性危机干预

**1. 虐待性危机定义及类型**

虐待是指以打骂、体罚、禁闭、冻饿、性摧残、有病不给予治疗等方法迫害他人的暴力行为,主要包括身体虐待和精神虐待两种方式。身体虐待是指对他人的肉体摧残,而精神虐待则多发生在对老人、配偶和孩子身上,如过分冷漠、忽视,称为"隐形家庭暴力"。

**2. 受害者行为反应**

遭受虐待的受害者可能会有如下反应:

(1)害怕生活。

(2)没有情绪上的反应——似乎不受影响。

(3)感到羞耻、下贱、堕落。

(4)立即体验生理和精神创伤的痛苦,或长期饱受心灵的创伤。

(5)出现功能性的损伤。

(6)责备自己,并有犯罪感。

(7)出现与人交往的困难,不信任别人,特别是男人。

(8)出现怪异的动作和表情,经常走神,做噩梦,清晰地回闪与施暴者在一起或与施暴者以外的人遭遇的情形,或者出现想象的复仇情形。

(9)感到对施暴者的仇恨和气愤。

(10)随着时间的推移,尽管大多数受害者会找到应对应激事件和恢复的方法,继续他们的生活,但与从前绝不一样了。

(11)不愿意与家人、朋友以及其他人谈及施暴者,因为他们需要远离危险和窘迫。

### 案例 10-1

### 突然间惨遭劫难的弱女子

凌晨 3 点多,张女士正走在回家路上,突然被一个开着桑塔纳轿车的男子叫住,一阵私语后,被强拉上车。张女士没想到,这一上车竟险些走上不归路。车内,她惨遭强奸,并被威逼告诉家人自己遭绑架,必须用两万元赎人,否则撕票。最后,男子拖出一条约 2m 长的拴狗铁链将张反绑,再用 3 把铁锁牢牢锁在后排车门扶手上,长达 33 小时。张家接到电话后,随即向派出所报案。第二天中午,该男子再次打电话勒索威胁:再不把 2 万元钱汇到指定的账户,就杀人灭口。约 1 小时后,该男子被抓获。一打开车后门,大家看到张被铁链反绑、全身赤裸,已奄奄一息。张扑在女民警怀里全身抽搐:"他把我绑在车上,不给饭吃、水喝,不准抬头向窗外看……几十个小时,我连狗都不如。他简直是禽兽!"

讨论:张女士遭遇这次劫难后可能会有哪些心理应激反应?该如何对她进行心理干预?

### 3.虐待性危机的干预

对虐待性危机的干预仍是按危机干预模式进行。现以案例10-1为例来说明如何进行此类危机的干预。

(1)事发后应对受害者进行当即干预。对受害者的干预应该在事发后立即进行,这是受害者最需要帮助的时期。案例中,张女士经历了一场惊心动魄的磨难,她需要从失控中找回自己,得到别人的认可和信任对她来说非常重要,这有利于消除她的恐惧心理,重新找回生活的勇气。因此,危机干预工作者在这个时候的恰当做法是与受害者产生共鸣,给予受害者充分的同情与理解,肯定她到目前为止为生存所作的所有努力。

(2)为受害者找一个安全的地方休息和治疗,同时帮助受害者寻求社会支持系统的帮助,如让张女士找一个她可以信任和了解的人陪伴她。

(3)向受害者提供医学、心理治疗、家庭接纳等方面的支持,尤其要给予受害者更多的心理支持,例如,理解和接受她在情绪和行为上的变化及做出的决定;鼓励她重新恢复控制生活的能力,并尝试重新对男性建立信任,以一种容忍、理解和信任的态度与男性交往;尝试发现一些新方法去鼓励受害者的丈夫或男友、母亲、姐妹、朋友(甚至是孩子)去接纳她、相信她,不要给她任何压力,与她开诚布公地谈论那次性创伤的经历。

### (四) 居丧危机干预

#### 1.居丧危机的定义及类型

居丧危机是指由于丧失而导致的心理危机,重点是指由于对死亡(丧失生命)的强烈悲伤反应而导致的心理危机。居丧的类型包括配偶死亡、孩子死亡、自杀后的居丧、宠物死亡等,与死者关系越密切的人,产生的悲伤反应越严重。亲人如果是猝死或意外死亡,如突然死于交通意外或自然灾害,引起的悲伤反应最重。

#### 2.居丧反应

科斯基等人研究发现,处于居丧危机中的个体可能出现下面一些行为表现。

(1)以否认、混淆、注意力集中不良、丧失作决定的能力、发汗、颤抖或昏晕为迹象的休克反应。

(2)哭泣、歇斯底里、不信任或愤怒的情感反应。

(3)兴奋、侵略性行为、肌肉紧张、社会退缩或类胎儿蜷缩姿势的行为反应。

(4)虚弱、疲劳、气短、食欲丧失、头痛、恶心或头晕眼花。

#### 3.居丧危机干预

首先,应帮助求助者了解、回忆关于去世亲人(或朋友)的信息,如亲人(或朋友)死亡的原因,死者死亡前24小时的活动和健康情况,死者的生活方式和喜好等。

其次,在确保求助者能得到及时的医学治疗的同时,评估当事人对参与创伤事件的人员做出暴力反应的欲望水平,帮助求助者降低攻击欲望,阻止其暴力行为的发生。

再次,鼓励求助者进行情感的宣泄和表达,让求助者懂得并学会悲痛表达,即否认、愤怒、交涉、抑郁和接受。

帮助求助者建立并合理运用自己的社会支持系统,如在整个危机过程中获得亲人和朋友的支持,接受社区帮助等。

（五）临床上几种特殊患者心理危机干预

**1. 癌症患者心理干预**

（1）心理健康教育　患癌对个体而言是重大的心理应激源，会产生强烈的应激反应，导致焦虑、抑郁、愤怒、无助等不良情绪，引发或加重原有的不良行为。另外，治疗过程中所遭遇的许多事件也是不少患者过去未曾经历过的，患者对治疗过程充满不确定感。健康教育能帮助癌症患者应对与疾病相关的情绪，主要包括向患者解释疾病的性质、程度、可能的治疗方案的优缺点、治疗过程中的副作用以及不同的情绪反应和不同的社会支持可能对疾病产生的影响等。同时应注意纠正错误观念，如癌症不能治、患癌等于死亡、化疗难于耐受等等，上述种种不甚合理的关于癌症的信念会使众多的患者感到得了癌症就只能被动等待最后时刻的到来，丧失治疗的信心。事实上，近几十年来，癌症的临床诊断和治疗的水平有了很大的进展。

（2）认知行为干预治疗　认知行为干预的具体方法有许多，包括认知治疗、生物反馈、冥想、操作条件法、放松训练、暗示和催眠治疗等。不同的人对待应激事件的反应、处理的方式不同。不同的应对技巧在不同患者可获得不同的应对效果。研究表明，对癌症患者及其治疗较恰当的应对技巧是接受和积极生活，所以让患者学习健康行为方式对疾病的治疗和预后都是有益的，能不断提升患者的正性情绪和生活质量，使患者的应对能力提高。

（3）音乐治疗　聆听、欣赏乐曲，可引起人体心理生理状态改变，产生兴奋或抑制的情绪反应，从而达到治疗作用。音乐治疗对晚期癌症患者的疼痛及其他痛苦症状极有帮助，包括发音技术、倾听以及乐器表演等。研究表明，音乐疗法能调节肿瘤患者情绪，优化情感效应，改善躯体症状，增强免疫功能，提高机体的自我调解力。

（4）团体疗法　团体疗法包括健康教育、支持-表达式治疗、医患合作知识、患者之间及家庭间的交流等。如建立抗癌俱乐部之类的组织，实质是团体疗法的一种模式，可以通过患者之间及医患之间的交流达到减少不良情绪、改善不良行为的效果。

**2. 急危重症患者心理干预**

（1）心理健康教育　向患者及其家属讲解疾病的相关知识，以一对一形式进行心理干预，降低患者的应激水平。对疾病的治疗表现出信心，增加其安全感，细心观察了解其思想状况，及时发现情绪变化并耐心劝阻，用真诚的关心和爱护赢得患者的信任，同时取得家庭成员的支持。并根据患者的心理特点，尽量降低心理压力，帮助患者较好地应对疾病过程中出现的各种心理社会问题，增强其适应能力。

（2）及时进行心理疏导，提供有效的情感支持　患者在抢救和监护期间，医护人员要以和蔼的态度，热情主动的服务尽量满足患者的各种需求。根据不同的心理状况，采取及时的心理疏导。

①对紧张焦虑的患者，要运用语言和非语言的沟通形式和患者交流，关注的目光、微笑的表情都能够稳定患者的情绪，使其感到放心、踏实，这也是患者获得安全感的基础。

②外伤者多有因伤口出血、疼痛、突然惊吓等而产生紧张、恐惧的心理，医护人员应沉着冷静，有条不紊地处理各种复杂情况，不要惊慌失措，以免加重患者的恐惧心理，要用温和的语言安慰患者，让患者不要直视伤口，保持镇静，耐心配合治疗。

③对消极悲观的患者，耐心了解其原因，评估患者的心理问题，有针对性地进行心理疏导、

鼓励,增强其战胜疾病的信心。

(3)争取积极的社会支持 急危重患者发病原因复杂多样、发病又急,患者易处于恐惧、失助的心理应激状态,需要亲人的安慰和照顾,使患者得到心理上的安慰,减少其因无亲人陪伴而产生的分离性焦虑。有的患者在住院期间因各种原因会出现敌对,偏执等种种情绪反应。作为医护人员,要取得家属的信任和配合,了解患者除疾病引起的应激外,是否有其他引起情绪变化的原因,以便对其进行针对性的开导,使情绪恢复平稳,主动配合治疗。同样,患者家属的心理也同样充满恐惧,他们害怕失去亲人,因此往往表现为情绪高度紧张、表情急躁,对医务人员提出过高要求,有的还表现出惊慌失措、哭闹喊叫,甚至易怒、冲动,不但影响了正常的抢救秩序和抢救过程,而且还给患者情绪带来很坏的影响,使之过分担心自己的病情,加重心理负担。此时应向他们作好必要的病情介绍,讲明配合治疗的重要性,稳定情绪。患者亲属的积极配合会给患者增强治疗信心。

**3. 传染病患者心理干预**

(1)心理健康教育 医护人员应从疏导患者正确认识传染病的病原特性、预防传染的措施和基本病程着手,使患者树立必胜的信心,对其家属、亲人也要做同样的宣传工作,这将有助于消除患者的恐惧、自卑心理。让患者接受疾病存在的事实,不自怨自责,怨天尤人,只要按疗程治疗,就能全部或部分地回归社会,提高自身价值和生活质量。如果患者存在错误的观念或信念,则予以纠正。另外,向即将出院的患者宣传,向社会宣传,科学地讲解传染的概念。

(2)支持性心理治疗 倾听患者的陈述并帮助患者了解疾病的发展、治疗和康复的过程,进行解释、安慰、启发、说服,祛除患者的疑虑和焦虑心理。交谈时要讲究语言艺术,掌握沟通技巧,引导患者说话,谈话时要认真,让患者听明白,避免伤害性语言,尊重患者,满足其需要,使之增强生活的希望及战胜疾病的信心。

(3)自我调整疗法 包括松弛疗法、气功、瑜伽等技术,是以机体的一种反应去改变机体的另一种反应的方法,能缓解紧张、焦虑。

(4)生物反馈疗法 可降低紧张性头痛,对失眠、焦虑有一定的治疗作用。

 **学习小结**

心理干预是指运用心理学理论和方法,对需要心理帮助的个体或群体心理施加影响,使之发生指向预期目标变化的过程,具有专业性、规范性和人本性的特征。

心理干预的基本形式包括心理教育、心理咨询、心理治疗和心理危机干预。

目前国外常用的危机干预模式有三种类型,即平衡模式、认知模式、心理社会转变模式。这三种模式为灾难性危机、自杀与凶杀性危机等许多不同的危机干预策略的方法提供了理论基础。

在临床工作中,医护人员应充分了解各类患者的心理特点,采取相应的干预措施,帮助临床治疗,促进康复。

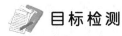目标检测

**一、选择题**

1. 心理干预的基本形式有哪些？（　　）

　　A. 心理教育　　B. 心理咨询　　C. 心理治疗　　D. 心理危机干预　　　E. 以上都是

**二、简答题**

1. 什么是心理危机干预？

2. 临床上针对癌症患者，应如何进行心理危机干预？

**三、案例分析**

易某，女性，20 岁，从上大学以来担任系里的学生会主席和班上的班长，这次系里有重大的文艺汇演，自感压力很大。近段时间，同寝室同学发现她会自言自语，神情恍惚，别人打招呼也没反应。一天深夜，突然咬舌自尽，被同学发现，送入医院救治。伤情稳定后，请求心理医生帮助。

分析：对此案例应该采用何种干预方法？易某产生心理危机的原因是什么？

# 附 录

## 附录1 90项症状自评量表(SCL-90)

指导语:下面是症状自评量表(SCL-90),表格中列出了有些人可能会有的问题,共有90个测试项目,请仔细阅读每一条,然后根据最近一星期内下述情况影响你的实际感觉,在5种情况中看哪一种符合,在符合的"□"内画一个"√"。其中,"没有"是指自觉并无该项症状(问题),记1分;"很轻"是指自觉有该项症状,但对你并无实际影响或影响轻微,记2分;"中等"是指自觉有该项症状,对你有一定的影响,记3分;"偏重"是指自觉常有该项症状,对你有相当程度的影响,记4分;"严重"是指自觉该症状的频度和强度都十分严重,对你的影响严重,记5分。

| 题 目 | 没有 | 很轻 | 中等 | 偏重 | 严重 |
|---|---|---|---|---|---|
| 1.头痛。 | □ | □ | □ | □ | □ |
| 2.神经过敏,心中不踏实。 | □ | □ | □ | □ | □ |
| 3.头脑中有不必要的想法或字句盘旋。 | □ | □ | □ | □ | □ |
| 4.头昏或昏倒。 | □ | □ | □ | □ | □ |
| 5.对异性的兴趣减退。 | □ | □ | □ | □ | □ |
| 6.对旁人责备求全。 | □ | □ | □ | □ | □ |
| 7.感到别人能控制您的思想。 | □ | □ | □ | □ | □ |
| 8.责怪别人制造麻烦。 | □ | □ | □ | □ | □ |
| 9.忘性大。 | □ | □ | □ | □ | □ |
| 10.担心自己的衣饰整齐及仪态的端正。 | □ | □ | □ | □ | □ |
| 11.容易烦恼和激动。 | □ | □ | □ | □ | □ |
| 12.胸痛。 | □ | □ | □ | □ | □ |
| 13.害怕空旷的场所或街道。 | □ | □ | □ | □ | □ |
| 14.感到自己的精力下降,活动减慢。 | □ | □ | □ | □ | □ |
| 15.想结束自己的生命。 | □ | □ | □ | □ | □ |
| 16.听到旁人听不到的声音。 | □ | □ | □ | □ | □ |
| 17.发抖。 | □ | □ | □ | □ | □ |
| 18.感到大多数人都不可信任。 | □ | □ | □ | □ | □ |
| 19.胃口不好。 | □ | □ | □ | □ | □ |
| 20.容易哭泣。 | □ | □ | □ | □ | □ |
| 21.同异性相处时感到害羞、不自在。 | □ | □ | □ | □ | □ |

| 题　目 | 没有 | 很轻 | 中等 | 偏重 | 严重 |
|---|---|---|---|---|---|
| 22. 感到受骗、中了圈套或有人想抓住您。 | ☐ | ☐ | ☐ | ☐ | ☐ |
| 23. 无缘无故地突然感到害怕。 | ☐ | ☐ | ☐ | ☐ | ☐ |
| 24. 自己不能控制地大发脾气。 | ☐ | ☐ | ☐ | ☐ | ☐ |
| 25. 怕单独出门。 | ☐ | ☐ | ☐ | ☐ | ☐ |
| 26. 经常责怪自己。 | ☐ | ☐ | ☐ | ☐ | ☐ |
| 27. 腰痛。 | ☐ | ☐ | ☐ | ☐ | ☐ |
| 28. 感到难以完成任务。 | ☐ | ☐ | ☐ | ☐ | ☐ |
| 29. 感到孤独。 | ☐ | ☐ | ☐ | ☐ | ☐ |
| 30. 感到苦闷。 | ☐ | ☐ | ☐ | ☐ | ☐ |
| 31. 过分担忧。 | ☐ | ☐ | ☐ | ☐ | ☐ |
| 32. 对事物不感兴趣。 | ☐ | ☐ | ☐ | ☐ | ☐ |
| 33. 感到害怕。 | ☐ | ☐ | ☐ | ☐ | ☐ |
| 34. 您的感情容易受到伤害。 | ☐ | ☐ | ☐ | ☐ | ☐ |
| 35. 旁人能知道您的私下想法。 | ☐ | ☐ | ☐ | ☐ | ☐ |
| 36. 感到别人不理解您、不同情您。 | ☐ | ☐ | ☐ | ☐ | ☐ |
| 37. 感到人们对您不友好,不喜欢您。 | ☐ | ☐ | ☐ | ☐ | ☐ |
| 38. 做事必须做得很慢以保证做得正确。 | ☐ | ☐ | ☐ | ☐ | ☐ |
| 39. 心跳得很厉害。 | ☐ | ☐ | ☐ | ☐ | ☐ |
| 40. 恶心或胃部不舒服。 | ☐ | ☐ | ☐ | ☐ | ☐ |
| 41. 感到比不上他人。 | ☐ | ☐ | ☐ | ☐ | ☐ |
| 42. 肌肉酸痛。 | ☐ | ☐ | ☐ | ☐ | ☐ |
| 43. 感到有人在监视您、谈论您。 | ☐ | ☐ | ☐ | ☐ | ☐ |
| 44. 难以入睡。 | ☐ | ☐ | ☐ | ☐ | ☐ |
| 45. 做事必须反复检查。 | ☐ | ☐ | ☐ | ☐ | ☐ |
| 46. 难以作出决定。 | ☐ | ☐ | ☐ | ☐ | ☐ |
| 47. 怕乘电车、公共汽车、地铁或火车。 | ☐ | ☐ | ☐ | ☐ | ☐ |
| 48. 呼吸有困难。 | ☐ | ☐ | ☐ | ☐ | ☐ |
| 49. 一阵阵发冷或发热。 | ☐ | ☐ | ☐ | ☐ | ☐ |
| 50. 因为感到害怕而避开某些东西、场合或活动。 | ☐ | ☐ | ☐ | ☐ | ☐ |
| 51. 脑子变空了。 | ☐ | ☐ | ☐ | ☐ | ☐ |
| 52. 身体发麻或刺痛。 | ☐ | ☐ | ☐ | ☐ | ☐ |
| 53. 喉咙有梗塞感。 | ☐ | ☐ | ☐ | ☐ | ☐ |
| 54. 感到前途没有希望。 | ☐ | ☐ | ☐ | ☐ | ☐ |
| 55. 不能集中注意。 | ☐ | ☐ | ☐ | ☐ | ☐ |
| 56. 感到身体的某一部分软弱无力。 | ☐ | ☐ | ☐ | ☐ | ☐ |
| 57. 感到紧张或容易紧张。 | ☐ | ☐ | ☐ | ☐ | ☐ |
| 58. 感到手或脚发重。 | ☐ | ☐ | ☐ | ☐ | ☐ |
| 59. 想到死亡的事。 | ☐ | ☐ | ☐ | ☐ | ☐ |

| 题　目 | 没有 | 很轻 | 中等 | 偏重 | 严重 |
|---|---|---|---|---|---|
| 60. 吃得太多。 | □ | □ | □ | □ | □ |
| 61. 当别人看着您或谈论您时感到不自在。 | □ | □ | □ | □ | □ |
| 62. 有一些不属于您自己的想法。 | □ | □ | □ | □ | □ |
| 63. 有想打人或伤害他人的冲动。 | □ | □ | □ | □ | □ |
| 64. 醒得太早。 | □ | □ | □ | □ | □ |
| 65. 必须反复洗手、点数目或触摸某些东西。 | □ | □ | □ | □ | □ |
| 66. 睡得不稳不深。 | □ | □ | □ | □ | □ |
| 67. 有想摔坏或破坏东西的冲动。 | □ | □ | □ | □ | □ |
| 68. 有一些别人没有的想法或念头。 | □ | □ | □ | □ | □ |
| 69. 感到对别人神经过敏。 | □ | □ | □ | □ | □ |
| 70. 在商店或电影院等人多的地方感到不自在。 | □ | □ | □ | □ | □ |
| 71. 感到任何事情都很困难。 | □ | □ | □ | □ | □ |
| 72. 一阵阵恐惧或惊恐。 | □ | □ | □ | □ | □ |
| 73. 感到在公共场合吃东西很不舒服。 | □ | □ | □ | □ | □ |
| 74. 经常与人争论。 | □ | □ | □ | □ | □ |
| 75. 单独一个人时神经很紧张。 | □ | □ | □ | □ | □ |
| 76. 别人对您的成绩没有作出恰当的评价。 | □ | □ | □ | □ | □ |
| 77. 即使和别人在一起也感到孤单。 | □ | □ | □ | □ | □ |
| 78. 感到坐立不安、心神不定。 | □ | □ | □ | □ | □ |
| 79. 感到自己没有什么价值。 | □ | □ | □ | □ | □ |
| 80. 感到熟悉的东西变成陌生或不像是真的。 | □ | □ | □ | □ | □ |
| 81. 大叫或摔东西。 | □ | □ | □ | □ | □ |
| 82. 害怕会在公共场合昏倒。 | □ | □ | □ | □ | □ |
| 83. 感到别人想占您的便宜。 | □ | □ | □ | □ | □ |
| 84. 为一些有关性的想法而很苦恼。 | □ | □ | □ | □ | □ |
| 85. 您认为应该因为自己的过错而受到惩罚。 | □ | □ | □ | □ | □ |
| 86. 感到要很快把事情做完。 | □ | □ | □ | □ | □ |
| 87. 感到自己的身体有严重问题。 | □ | □ | □ | □ | □ |
| 88. 从未感到和其他人很亲近。 | □ | □ | □ | □ | □ |
| 89. 感到自己有罪。 | □ | □ | □ | □ | □ |
| 90. 感到自己的脑子有毛病。 | □ | □ | □ | □ | □ |

# 附录 2　艾森克人格问卷(EPQ)(成人)

姓名_____　性别_____　年龄_____

指导语:以下一些问题要求你按自己的实际情况回答,不要去猜测怎样才是正确的回答,因为这里不存在正确或错误的问题,也没有捉弄人的问题,将问题的意思看懂了就尽快回答,不要花很多时间去想。现在开始吧!

1.你是否有许多不同的业余爱好?
　是　　　　否

2.你是否在做任何事情以前都要停下来仔细思考?
　是　　　　否

3.你的心境是否常有起伏?
　是　　　　否

4.你曾有过明知是别人的功劳而你去接受奖励的事吗?
　是　　　　否

5.你是否健谈?
　是　　　　否

6.欠债会使你不安吗?
　是　　　　否

7.你曾无缘无故觉得"真是难受"吗?
　是　　　　否

8.你曾经贪图过分外之物吗?
　是　　　　否

9.你是否在晚上小心翼翼地关好门窗?
　是　　　　否

10.你是否比较活跃?
　是　　　　否

11.你在见到一小孩或一动物受折磨时是否会感到非常难过?
　是　　　　否

12.你是否常常为自己不该做而做了的事、不该说而说了的话而紧张?
　是　　　　否

13.你喜欢跳降落伞吗?
　是　　　　否

14.通常你能在热闹联欢会中尽情地玩吗?
　是　　　　否

15.你容易激动吗?
　是　　　　否

16.你曾经将自己的过错推给别人吗?
　是　　　　否

17.你喜欢会见陌生人吗?
　是　　　　否

18.你是否相信保险制度是一种好办法?
　是　　　　否

19.你是一个容易伤感情的人吗?
　是　　　　否

20.你所有的习惯都是好的吗?
　是　　　　否

21.在社交场合你是否总不愿露头角?
　是　　　　否

22.你会服用有奇异或危险作用的药物吗?
　是　　　　否

23.你常有"厌倦"之感吗?
　是　　　　否

24.你曾拿过别人的东西(哪怕是一针一线)吗?
　是　　　　否

25.你是否常爱外出?
　是　　　　否

26.你是否从伤害你所宠爱的人而感到乐趣?
　是　　　　否

27.你常为有罪恶之感所苦恼吗?
　是　　　　否

28.你在谈论中是否有时不懂装懂?
　是　　　　否

29.你是否宁愿去看些书而不愿去多见人?
　是　　　　否

30. 你有要伤害你的仇人吗？

　　　是　　　　　否

31. 你觉得自己是一个神经过敏的人吗？

　　　是　　　　　否

32. 对人有所失礼时你是否经常要表示歉意？

　　　是　　　　　否

33. 你有许多朋友吗？

　　　是　　　　　否

34. 你是否喜爱讲些有时确能伤害人的笑话？

　　　是　　　　　否

35. 你是一个多忧多虑的人吗？

　　　是　　　　　否

36. 你在童年是否按照吩咐要做什么便做什么，毫无怨言？

　　　是　　　　　否

37. 你认为你是一个乐天派吗？

　　　是　　　　　否

38. 你很讲究礼貌和整洁吗？

　　　是　　　　　否

39. 你是否总在担心会发生可怕的事情？

　　　是　　　　　否

40. 你曾损坏或遗失过别人的东西吗？

　　　是　　　　　否

41. 交新朋友时一般是你采取主动吗？

　　　是　　　　　否

42. 当别人向你诉苦时，你是否容易理解他们的苦衷？

　　　是　　　　　否

43. 你认为自己很紧张，如同"拉紧的弦"一样吗？

　　　是　　　　　否

44. 在没有废纸篓时，你是否将废纸扔在地板上？

　　　是　　　　　否

45. 当你与别人在一起时，你是否言语很少？

　　　是　　　　　否

46. 你是否认为结婚制度是过时了，应该废止？

　　　是　　　　　否

47. 你是否有时感到自己可怜？

　　　是　　　　　否

48. 你是否有时有点自夸？

　　　是　　　　　否

49. 你是否很容易将一个沉寂的集会搞得活跃起来？

　　　是　　　　　否

50. 你是否讨厌那种小心翼翼地开车的人？

　　　是　　　　　否

51. 你为你的健康担忧吗？

　　　是　　　　　否

52. 你曾讲过什么人的坏话吗？

　　　是　　　　　否

53. 你是否喜欢对朋友讲笑话和有趣的故事？

　　　是　　　　　否

54. 你小时曾对父母粗暴无礼吗？

　　　是　　　　　否

55. 你是否喜欢与人混在一起？

　　　是　　　　　否

56. 你如知道自己工作有错误，这会使你感到难过吗？

　　　是　　　　　否

57. 你患失眠吗？

　　　是　　　　　否

58. 你吃饭前必定洗手吗？

　　　是　　　　　否

59. 你常无缘无故感到无精打采和倦怠吗？

　　　是　　　　　否

60. 和别人玩游戏时，你有过欺骗行为吗？

　　　是　　　　　否

61. 你是否喜欢从事一些动作迅速的工作？

　　　是　　　　　否

62. 你的母亲是一位善良的妇人吗？

　　　是　　　　　否

63. 你是否常常觉得人生非常无味？

　　　是　　　　　否

64. 你曾利用过某人为自己取得好处吗？

　　　是　　　　　否

65. 你是否常常参加许多活动，超过你的时间所允许？

　　　是　　　　　否

66. 是否有几个人总在躲避你？

　　　是　　　　　否

67. 你是否为你的容貌而非常烦恼？

是　　　否

68.你是否觉得人们为了未来有保障而办理储蓄和保险所花的时间太多?

是　　　否

69.你曾有过不如死了为好的愿望吗?

是　　　否

70.如果有把握永远不会被人发现,你会逃税吗?

是　　　否

71.你能使一个集会顺利进行吗?

是　　　否

72.你能克制自己不对人无礼吗?

是　　　否

73.遇到一次难堪的经历以后,你是否在一段长时间内还感到难受?

是　　　否

74.你患有"神经过敏"吗?

是　　　否

75.你曾经故意说些什么来伤害别人的感情吗?

是　　　否

76.你与别人的友谊是否容易破裂,虽然不是你的过错?

是　　　否

77.你常感到孤单吗?

是　　　否

78.当人家寻你的差错,找你工作中的缺点时,你是否容易在精神上受挫伤?

是　　　否

79.你赴约会或上班曾迟到过吗?

是　　　否

80.你喜欢忙忙碌碌和热热闹闹过日子吗?

是　　　否

81.你愿意别人怕你吗?

是　　　否

82.你是否觉得有时浑身是劲,而有时又是懒洋洋的吗?

是　　　否

83.你有时把今天应做的事拖到明天去做吗?

是　　　否

84.别人认为你是生气勃勃的吗?

是　　　否

85.别人是否对你说了许多谎话?

是　　　否

86.你是否对某些事物容易冒火?

是　　　否

87.当你犯了错误时,你是否常常愿意承认它?

是　　　否

88.你会为一动物落入圈套被捉拿而感到很难过吗?

是　　　否

# 附录 3　生活事件量表(LES)

指导语:下面是每个人都有可能遇到的一些日常生活事件,究竟是好事还是坏事,可根据个人情况自行判断。这些事件可能对个人有精神上的影响(体验为压力、兴奋或苦恼等),影响的轻重程度是各不相同的。影响持续的时间也不一样。一次性事件如失窃、流产要记录次数,长期性事件如夫妻分居等不到半年记一次,超过半年记 2 次。请您根据自己的情况,实事求是地回答下列问题,我们会为您完全保密,请您放心,请在最合适的答案上打钩。(没有的注明:未经历)

| 生活事件名称 | 事件发生时间 | | | | 性质 | | 精神影响程度 | | | | | 影响持续时间 | | | | 发生次数 |
|---|---|---|---|---|---|---|---|---|---|---|---|---|---|---|---|---|
| | 未发生 | 一年前 | 一年内 | 长期性 | 好事 | 坏事 | 无影响 | 轻度 | 中度 | 重度 | 极重度 | 三个月 | 六个月 | 一年 | 一年以上 | |
| 例:房屋拆迁 | | | ✓ | | | ✓ | ✓ | | | | | | ✓ | | | 1 |
| **家庭有关问题** | | | | | | | | | | | | | | | | |
| 1.恋爱或订婚 | | | | | | | | | | | | | | | | |
| 2.恋爱失败、破裂 | | | | | | | | | | | | | | | | |
| 3.结婚 | | | | | | | | | | | | | | | | |
| 4.自己怀孕 | | | | | | | | | | | | | | | | |
| 5.自己流产 | | | | | | | | | | | | | | | | |
| 6.家庭增添新成员 | | | | | | | | | | | | | | | | |
| 7.与爱人父母不和 | | | | | | | | | | | | | | | | |
| 8.夫妻感情不好 | | | | | | | | | | | | | | | | |
| 9.夫妻分居(因不和) | | | | | | | | | | | | | | | | |
| 10.夫妻两地分居(工作需要) | | | | | | | | | | | | | | | | |
| 11.性生活不满意或独身 | | | | | | | | | | | | | | | | |

续表

| | | | | | | | | | | | | |
|---|---|---|---|---|---|---|---|---|---|---|---|---|
| 12.配偶一方有外遇 | | | | | | | | | | | | |
| 13.夫妻重归于好 | | | | | | | | | | | | |
| 14.超指标生育 | | | | | | | | | | | | |
| 15.本人(爱人)做绝育手术 | | | | | | | | | | | | |
| 16.配偶死亡 | | | | | | | | | | | | |
| 17.离婚 | | | | | | | | | | | | |
| 18.子女升学(就业)失败 | | | | | | | | | | | | |
| 19.子女管教困难 | | | | | | | | | | | | |
| 20.子女长期离家 | | | | | | | | | | | | |
| 21.父母不和 | | | | | | | | | | | | |
| 22.家庭经济困难 | | | | | | | | | | | | |
| 23.欠债500元以上 | | | | | | | | | | | | |
| 24.经济情况显著改善 | | | | | | | | | | | | |
| 25.家庭成员重病、重伤 | | | | | | | | | | | | |
| 26.家庭成员死亡 | | | | | | | | | | | | |
| 27.本人重病或重伤 | | | | | | | | | | | | |
| 28.住房紧张 | | | | | | | | | | | | |

| 工作学习中的问题 | | | | | | | | | | | |
|---|---|---|---|---|---|---|---|---|---|---|---|
| 29.待业、无业 | | | | | | | | | | | |
| 30.开始就业 | | | | | | | | | | | |
| 31.高考失败 | | | | | | | | | | | |
| 32.扣发奖金或罚款 | | | | | | | | | | | |
| 33.突出的个人成就 | | | | | | | | | | | |
| 34.晋升、提级 | | | | | | | | | | | |
| 35.对现职工作不满意 | | | | | | | | | | | |
| 36.工作学习中压力大 | | | | | | | | | | | |
| 37.与上级关系紧张 | | | | | | | | | | | |
| 38.与同事邻居不和 | | | | | | | | | | | |
| 39.第一次远走他乡异国 | | | | | | | | | | | |
| 40.生活规律重大改变(饮食、睡眠) | | | | | | | | | | | |
| 41.本人退休、下岗未安排具体工作 | | | | | | | | | | | |
| 社交与其他问题 | | | | | | | | | | | |
| 42.好友重病或重伤 | | | | | | | | | | | |
| 43.好友死亡 | | | | | | | | | | | |
| 44.被人误会、错怪、诬告、议论 | | | | | | | | | | | |
| 45.介入民事法律纠纷 | | | | | | | | | | | |
| 46.被拘留、受审 | | | | | | | | | | | |

| | | | | | | | | | | | | |
|---|---|---|---|---|---|---|---|---|---|---|---|---|
| 47.失窃、财产损失 | | | | | | | | | | | | |
| 48.意外惊吓、发生<br> 事故、自然灾害 | | | | | | | | | | | | |
| **如果您还经历过其他的重大生活事件,请继续填写** | | | | | | | | | | | | |
| 49. | | | | | | | | | | | | |
| 50. | | | | | | | | | | | | |

# 附录 4　焦虑自评量表(SAS)

指导语:下面有 20 条文字,请仔细阅读每一条,把意思弄明白。然后根据您最近一星期的实际情况,进行选择。

| 题　　目 | 没有或很少时间有 | 少部分时间有 | 相当多时间有 | 绝大部分时间或全部时间有 |
|---|---|---|---|---|
| 1.我感到比往常更加神经过敏和焦虑 | ☐ | ☐ | ☐ | ☐ |
| 2.我无缘无故感到担心 | ☐ | ☐ | ☐ | ☐ |
| 3.我容易心烦意乱或感到恐慌 | ☐ | ☐ | ☐ | ☐ |
| 4.我感到我的身体好像被分成几块,支离破碎 | ☐ | ☐ | ☐ | ☐ |
| 5.我感到事事都很顺利,不会有倒霉的事情发生 | ☐ | ☐ | ☐ | ☐ |
| 6.我的四肢抖动和震颤 | ☐ | ☐ | ☐ | ☐ |
| 7.我因头痛、颈痛和背痛而烦恼 | ☐ | ☐ | ☐ | ☐ |
| 8.我感到无力且容易疲劳 | ☐ | ☐ | ☐ | ☐ |
| 9.我感到很平静,能安静坐下来 | ☐ | ☐ | ☐ | ☐ |
| 10.我感到我的心跳较快 | ☐ | ☐ | ☐ | ☐ |
| 11.我因阵阵的眩晕而不舒服 | ☐ | ☐ | ☐ | ☐ |
| 12.我有阵阵要昏倒的感觉 | ☐ | ☐ | ☐ | ☐ |
| 13.我呼吸时进气和出气都不费力 | ☐ | ☐ | ☐ | ☐ |
| 14.我的手指和脚趾感到麻木和刺痛 | ☐ | ☐ | ☐ | ☐ |
| 15.我因胃痛和消化不良而苦恼 | ☐ | ☐ | ☐ | ☐ |
| 16.我必须时常排尿 | ☐ | ☐ | ☐ | ☐ |
| 17.我的手总是温暖而干燥 | ☐ | ☐ | ☐ | ☐ |
| 18.我觉得脸发烧发红 | ☐ | ☐ | ☐ | ☐ |
| 19.我容易入睡,晚上休息很好 | ☐ | ☐ | ☐ | ☐ |
| 20.我做噩梦 | ☐ | ☐ | ☐ | ☐ |

# 附录5  抑郁自评量表(SDS)

指导语:下面有20条文字,请仔细阅读每一条,把意思弄明白。然后根据您最近一星期的实际情况,进行选择。

| 题　目 | 没有或很少时间 | 少部分时间 | 相当多时间 | 绝大部分时间或全部时间 |
|---|---|---|---|---|
| 1.我觉得闷闷不乐,情绪低沉 | ☐ | ☐ | ☐ | ☐ |
| 2.我觉得一天之中,早晨最好 | ☐ | ☐ | ☐ | ☐ |
| 3.我一阵阵哭出来或觉得想哭 | ☐ | ☐ | ☐ | ☐ |
| 4.我晚上睡眠不好 | ☐ | ☐ | ☐ | ☐ |
| 5.我吃的跟平常一样多 | ☐ | ☐ | ☐ | ☐ |
| 6.我与异性接触时和以往一样愉快 | ☐ | ☐ | ☐ | ☐ |
| 7.我发觉我的体重在下降 | ☐ | ☐ | ☐ | ☐ |
| 8.我有便秘的苦恼 | ☐ | ☐ | ☐ | ☐ |
| 9.我心跳比平常快 | ☐ | ☐ | ☐ | ☐ |
| 10.我无缘无故地感到疲乏 | ☐ | ☐ | ☐ | ☐ |
| 11.我的头脑跟平常一样清楚 | ☐ | ☐ | ☐ | ☐ |
| 12.我觉得经常做的事情并没有困难 | ☐ | ☐ | ☐ | ☐ |
| 13.我觉得不安而平静不下来 | ☐ | ☐ | ☐ | ☐ |
| 14.我对将来抱有希望 | ☐ | ☐ | ☐ | ☐ |
| 15.我比平常容易生气激动 | ☐ | ☐ | ☐ | ☐ |
| 16.我做出决定是容易的 | ☐ | ☐ | ☐ | ☐ |
| 17.我觉得自己是个有用的人,有人需要我 | ☐ | ☐ | ☐ | ☐ |
| 18.我的生活过得很有意思 | ☐ | ☐ | ☐ | ☐ |
| 19.我认为如果我死了,别人会生活得好些 | ☐ | ☐ | ☐ | ☐ |
| 20.平常感兴趣的事我仍然照样感兴趣 | ☐ | ☐ | ☐ | ☐ |

# 附录 6　A 型行为量表

指导语：请回答下列问题。凡是符合你的情况的就在"是"字上打钩；凡是不符合你的情况的就在"否"字上打钩。每个问题必须回答。答案无所谓对与不对，好与不好。请尽快回答，不要在每道题目上太多思考。回答时不要考虑"应该怎样"，只回答你平时"是怎样的"就行了。

1. 我常常力图说服别人同意我的观点。
　　是　　　　　否

2. 即使没有什么要紧事，我走路也很快。
　　是　　　　　否

3. 我经常感到应该做的事情很多，有压力。
　　是　　　　　否

4. 即使是已经决定了的事别人也很容易使我改变主意。
　　是　　　　　否

5. 我常常因为一些事大发脾气或和人争吵。
　　是　　　　　否

6. 遇到买东西排长队时，我宁愿不买。
　　是　　　　　否

7. 有些工作我根本安排不过来，只是临时挤时间去做。
　　是　　　　　否

8. 我上班或赴约会时，从来不迟到。
　　是　　　　　否

9. 当我正在做事，谁要是打扰我，不管有意无意，我都非常恼火。
　　是　　　　　否

10. 我总看不惯那些慢条斯理、不紧不慢的人。
　　是　　　　　否

11. 有时我简直忙得透不过气来，因为该做的事情太多了。
　　是　　　　　否

12. 即使跟别人合作，我也总想单独完成一些更重要的部分。
　　是　　　　　否

13. 有时我真想骂人。
　　是　　　　　否

14. 我做事喜欢慢慢来，而且总是思前想后。
　　是　　　　　否

15. 排队买东西，要是有人加塞，我就忍不住指责他或出来干涉。
　　是　　　　　否

16. 我觉得自己是一个无忧无虑、逍遥自在的人。
　　是　　　　　否

17. 有时连我自己都觉得，我所操心的事远远超过我应该操心的范围。
　　是　　　　　否

18. 无论做什么事，即使比别人差，我也无所谓。
　　是　　　　　否

19. 我总不能像有些人那样，做事不紧不慢。
　　是　　　　　否

20. 我从来没想过要按照自己的想法办事。
　　是　　　　　否

21. 每天的事情都使我的神经高度紧张。
　　是　　　　　否

22. 在公园里赏花、观鱼等，我总是先看完，等着同来的人。
　　是　　　　　否

23. 对别人的缺点和毛病，我常常不能宽容。
　　是　　　　　否

24. 在我所认识的人里，个个我都喜欢。
　　是　　　　　否

25. 听到别人发表不正确的见解，我总想立即就去纠正他。
　　是　　　　　否

26. 无论做什么事，我都比别人快一些。
　　是　　　　　否

27. 当别人对我无礼时，我会立即以牙还牙。
　　是　　　　　否

28. 我觉得我有能力把一切事情办好。
　　是　　　　　否

29. 聊天时，我也总是急于说出自己的想法，甚至打断别人的话。

是　　　　否

30.人们认为我是一个相当安静、沉着的人。

　是　　　　否

31.我觉得世界上值得我信任的人实在不多。

　是　　　　否

32.对未来我有许多想法,并总想一下子都能实现。

　是　　　　否

33.有时我也会说人家的闲话。

　是　　　　否

34.尽管时间很宽裕,我吃饭也快。

　是　　　　否

35.听人讲话或报告时我常替讲话人着急,我想还不如我来讲哩。

　是　　　　否

36.即使有人冤枉了我,我也能够忍受。

　是　　　　否

37.我有时会把今天该做的事拖到明天去做。

　是　　　　否

38.人们认为我是一个干脆、利落、高效率的人。

　是　　　　否

39.有人对我或我的工作吹毛求疵时,很容易挫伤我的积极性。

　是　　　　否

40.我常常感到时间晚了,可一看表还早呢。

　是　　　　否

41.我觉得我是一个非常敏感的人。

　是　　　　否

42.我做事总是匆匆忙忙的,力图用最少的时间办尽量多的事情。

　是　　　　否

43.如果犯有错误,我每次全都愿意承认。

　是　　　　否

44.坐公共汽车时,我总觉得司机开车太慢。

　是　　　　否

45.无论做什么事,即使看着别人做不好我也不想

拿来替他做。

　是　　　　否

46.我常常为工作没做完,一天又过去了而感到忧虑。

　是　　　　否

47.很多事情如果由我来负责,情况要比现在好

得多。

　是　　　　否

48.有时我会想到一些坏得说不出口的事。

　是　　　　否

49.即使让工作能力和水平很差的人当领导,我也无所谓。

　是　　　　否

50.必须等待什么的时候,我总是心急如焚,“像热锅上的蚂蚁”。

　是　　　　否

51.当事情不顺利时我就想放弃,因为我觉得自己能力不够。

　是　　　　否

52.假如我可以不买票白看电影,而且不会被发觉,我可能会这样做。

　是　　　　否

53.别人托我办的事,只要答应了,我从不拖延。

　是　　　　否

54.人们认为我做事很有耐性,干什么都不会着急。

　是　　　　否

55.约会或乘车、船,我从不迟到,如果对方耽误我,我就恼火。

　是　　　　否

56.我每天看电影,不然心里就不舒服。

　是　　　　否

57.许多事本来可以大家分担,可我喜欢一个人去干。

　是　　　　否

58.我觉得别人对我的话理解太慢,甚至理解不了我的意思似的。

　是　　　　否

59.人家说我是个厉害的暴性子的人。

　是　　　　否

60.我常常比较容易看到别人的缺点而不容易看到别人的优点。

　是　　　　否

# 附录 7　CONNERS 儿童行为量表（父母问卷）

指导语：以下有一些有关您的孩子平时或一贯表现情况的描述，请您仔细阅读，并对适合您小孩情况的答案进行选择。（1.无　2.稍有　3.相当多　4.很多）

1. 某种小动作（咬指甲、吸手指、拉头发、拉衣服上的布毛）

　　1　　　2　　　3　　　4

2. 对大人粗鲁无礼

　　1　　　2　　　3　　　4

3. 在交朋友或保持友谊上存在问题

　　1　　　2　　　3　　　4

4. 易兴奋、易冲动

　　1　　　2　　　3　　　4

5. 爱指手画脚

　　1　　　2　　　3　　　4

6. 吸吮或咬嚼（拇指、衣服、毯子）

　　1　　　2　　　3　　　4

7. 容易或经常哭叫

　　1　　　2　　　3　　　4

8. 脾气很大

　　1　　　2　　　3　　　4

9. 白日梦

　　1　　　2　　　3　　　4

10. 学习困难

　　1　　　2　　　3　　　4

11. 扭动不安

　　1　　　2　　　3　　　4

12. 惧怕（新环境、陌生人、陌生地方、上学）

　　1　　　2　　　3　　　4

13. 坐立不安、经常"忙碌"

　　1　　　2　　　3　　　4

14. 破坏性

　　1　　　2　　　3　　　4

15. 撒谎或捏造情节

　　1　　　2　　　3　　　4

16. 怕羞

　　1　　　2　　　3　　　4

17. 造成的麻烦比同龄孩子多

　　1　　　2　　　3　　　4

18. 说话与同龄儿童不同（像婴儿、口吃、别人不易听懂）

　　1　　　2　　　3　　　4

19. 抵赖错误或归罪他人

　　1　　　2　　　3　　　4

20. 好争吵

　　1　　　2　　　3　　　4

21. 撅嘴和生气

　　1　　　2　　　3　　　4

22. 偷窃

　　1　　　2　　　3　　　4

23. 不服从或勉强服从

　　1　　　2　　　3　　　4

24. 忧虑比别人多（忧虑孤独、疾病、死亡）

　　1　　　2　　　3　　　4

25. 做事有始无终

　　1　　　2　　　3　　　4

26. 感情易受损害

　　1　　　2　　　3　　　4

27. 欺凌别人

　　1　　　2　　　3　　　4

28. 不能停止重复性活动

　　1　　　2　　　3　　　4

29. 残忍

　　1　　　2　　　3　　　4

30. 稚气或不成熟（自己会的事要人帮忙，依缠别人，常需别人鼓励、支持）

　　1　　　2　　　3　　　4

31. 容易分心或注意力不集中

　　1　　　2　　　3　　　4

32. 头痛

　　1　　　2　　　3　　　4

33. 情绪变化迅速剧烈

　　1　　　2　　　3　　　4

34. 不喜欢或不遵从纪律或约束

1    2    3    4

35. 经常打架

1    2    3    4

36. 与兄弟姊妹不能很好相处

1    2    3    4

37. 在努力中容易泄气

1    2    3    4

38. 妨害其他儿童

1    2    3    4

39. 基本上是一个不愉快的小孩

1    2    3    4

40. 有饮食问题（食欲不佳、进食中常跑开）

1    2    3    4

41. 胃痛

1    2    3    4

42. 有睡眠问题（不能入睡、早醒或夜间起床）

1    2    3    4

43. 其他疼痛

1    2    3    4

44. 呕吐或恶心

1    2    3    4

45. 感到在家庭圈子中被欺骗

1    2    3    4

46. 自夸或吹牛

1    2    3    4

47. 让自己受别人欺骗

1    2    3    4

48. 有大便问题（腹泻、排便不规则、便秘）

1    2    3    4

# 附录 8　痴呆简易筛查量表(BSSD)

　　指导:老年人常有记忆和注意等方面的问题,下面有一些问题检查您的记忆和注意能力,都很简单,请听清楚再回答,现在开始吧！(1.正确　2.错误)

1. 现在是哪一年
　　1　　　　2

2. 现在是几月份
　　1　　　　2

3. 现在是几日
　　1　　　　2

4. 现在是星期几
　　1　　　　2

5. 这里是什么市(省)
　　1　　　　2

6. 这里是什么区(县)
　　1　　　　2

7. 这里是什么街道(乡、镇)
　　1　　　　2

8. 这里是什么路(村)
　　1　　　　2

9. 取出五分硬币,请说出其名称
　　1　　　　2

10. 取出钢笔套,请说出其名称
　　1　　　　2

11. 取出钥匙圈,请说出其名称
　　1　　　　2

12. 移去物品,问"刚才您看过哪些东西"(五分硬币)
　　1　　　　2

13. 移去物品,问"刚才您看过哪些东西"(钢笔套)
　　1　　　　2

14. 移去物品,问"刚才您看过哪些东西"(钥匙圈)
　　1　　　　2

15. 一元钱用去 7 分,还剩多少
　　1　　　　2

16. 再加 7 分,等于多少
　　1　　　　2

17. 再加 7 分,等于多少
　　1　　　　2

18. 请您用右手拿纸(取)
　　1　　　　2

19. 请将纸对折(折)
　　1　　　　2

20. 请把纸放在桌子上(放)
　　1　　　　2

21. 请再想一下,让您看过什么东西(五分硬币)
　　1　　　　2

22. 请再想一下,让您看过什么东西(钢笔套)
　　1　　　　2

23. 请再想一下,让您看过什么东西(钥匙圈)
　　1　　　　2

24. 取出图片(孙中山或其他名人),问"请看这是谁的像片?"
　　1　　　　2

25. 取出图片(毛泽东或其他名人),问"请看这是谁的像片?"
　　1　　　　2

26. 取出图片,让被试者说出图的主题(送伞)
　　1　　　　2

27. 取出图片,让被试者说出图的主题(买油)
　　1　　　　2

28. 我国的总理是谁
　　1　　　　2

29. 一年有多少天
　　1　　　　2

30. 新中国是哪一年成立的
　　1　　　　2

# 附录 9　中英文对照

16 personality factor questionnaire(16Pf)　16 项人格因素问卷

**A**

ability 能力

absolute threshold 绝对阈限

absolute sensitivity 绝对感受性

adaptation 适应

affection 情感

alternate-form reliability 复本信度

anxiety 焦虑

attending 倾听

attention 注意

aversive therapy 厌恶疗法

**B**

behaviorism 行为主义

behavior therapy 行为治疗

Binet-Simon Scale 比奈-西蒙智力量表

biofeedback therapy 生物反馈疗法

biopsychosocial medical model 生物心理社会医学模式

Brief Psychiatric Rating Scale（BPRS）简明精神病量表

**C**

case study 个案研究

cerebral dominance 大脑半球优势化

character 性格

classical conditioning 经典条件作用

cognition 认知

cognitive behavioral therapy 认知行为治疗

cognitive insight therapy 认知领悟疗法

cognitive process 认知过程

cognitive psychology 认知心理学

cognitive therapy 认知治疗

conditioned stimulus 条件刺激

conditioned reflex (CR) 条件反射

consciousness 意识

construct validity 结构效度

content validity 内容效度

coping strategy 应对策略

coping style 应对方式

counseling 咨询，心理咨询

counseling psychology 咨询心理学

cross-cultural research 跨文化研究

cross-sectional study 横断研究

**D**

defense mechanism 防御机制，心理防御机制

denial 否认

depression 抑郁

depressive neurosis 抑郁性神经症

differential sensitivity 差别感受性

differential threshold 差别阈限

doctor-patient relationship 医患关系

dream interpretation 释梦

drug addiction 药瘾

drug abuse 药物滥用

drug dependence 药物依赖

**E**

ego 自我

ego defense mechanism 自我防御机制

emotion 情绪

exhibitionism 露阴癖

experimental method 实验法

exposure therapy 暴露疗法

extinction 消退

Eysenck personality questionnaire (EPQ) 艾森克人格问卷

**F**

family therapy 家庭治疗

fast wave sleep (FWS) 快波睡眠

fetishism 恋物癖

flooding therapy 冲击疗法，满灌疗法

free association 自由联想

functional asymmetry of cerebral hemisphere 大脑半球功能不对称性

**G**

general ad-aptation syndrome（GAS）一般适应综合征

Gestalt therapy 格式塔治疗

group psychotherapy 团体心理治疗

**H**

hierarchical theory of needs 需要层次论

homosexuality 同性恋

humanistic psychology 人本主义

hypnotherapy 催眠疗法

hypochondriasis（Hs）疑病量表

hysteria（Hy）癔症量表

**I**

id 本我

illusion 错觉

individuality 个性

intelligence 智力

intelligence quotient（IQ）智力商数

intelligence test 智力测验

interview method 访谈法,会谈法,晤谈法

introspective method 内省法

introversion-extraversion 内–外向

**L**

libido 力比多

**M**

mania（Ma）躁狂症量表

medical psychology 医学心理学

memory 记忆

mental age（MA）心理年龄,智力年龄

mental health 心理健康

mental phenomenon 心理现象

mental disorder 心理障碍

Minnesota Multiphasic Personality Inventory（MMPI）明尼苏达多相人格调查表

mood 心境

Morita therapy 森田疗法

motivation 动机

**N**

need 需要

negative reinforcement 负强化

neuropsychological test 神经心理测验

neurosis 神经症

nonconscious 潜意识

nonrapid eye movement（NREM sleep）非快速眼动睡眠

norm 常模

**O**

observational learning 观察学习

observational method 观察法

operant conditioning 操作性条件作用

**P**

pain threshold 痛阈

paraphrase 释义

patient-role 病人角色

perception 知觉

personality 人格

person centered psychotherapy 以人为中心疗法

personality disorder 人格障碍

personality test 人格测验

phobia 恐惧症

positive reinforcement 正强化

preconscious 前意识

projection 投射

projective test 投射测验

psychasthenia（Pt）精神衰弱量表

psychoanalysis 精神分析

psychoanalytic psychotherapy 精神分析疗法

psychodiagnosis 心理诊断

psychodynamic theory 心理动力理论

psychodynamics 心理动力学

psychological assessment 心理评估

psychological counseling in medicine 医学心理咨询

psychological stress 心理应激

psychological test 心理测验

psychology 心理学

psychometrics 心理测量学

psychopathic deviation（Pd）精神病态量表

psychosexual disorder 性心理障碍

psychosis 精神病

psychosomatic disease 心身疾病

psychotherapy 心理治疗

psychoticism 精神质

**Q**

questionnaire 问卷法

**R**

rapid eye movement sleep (REMS) 快速眼动睡眠

rating scale 心理评定量表

rational-emotion therapy 合理情绪疗法

rationalization 合理化

recognition 再认

regression 退行

relaxation therapy 松弛疗法

reliability 信度

representation 表象

reproduction 再现

resistance 阻抗

role conflict 角色冲突

Rorschach test 洛夏测验

**S**

sample 样本

schizophrenia 精神分裂症

schizotypal personality disorder 分裂型人格障碍

self-actualization 自我实现

self-concept 自我概念

self-consciousness 自我意识

self control 自我控制

self-rating anxiety scale (SAS) 焦虑自评量表

self-rating depression scale (SDS) 抑郁自评量表

self-regulation 自我调节

self-suggestion 自我暗示

sensation 感觉

sensitivity 感受性

sensory deprivation 感觉剥夺

sensory threshold 感觉阈限

set theory 定势

slow wave sleep 慢波睡眠

socialization 社会化

split-half reliability 分半信度

standardized test 标准化测验

Stanford-Binet Scale 斯坦福—比奈量表

stress 应激

stress reaction 应激反应

sublimation 升华

suggestion therapy 暗示疗法

superego 超我

supportive psychotherapy 支持性心理治疗

survey method 调查法

symptom check list 90 (SCL-90) 90 项症状自评量表

synesthesia 联觉

systematic desensitization 系统脱敏疗法

**T**

temperament 气质

theory of functional localization on cortex 大脑皮层功能定位说

test method 测验法

test-retest reliability 重测信度

Thematic apperception test (TAT) 主题统觉测验

thinking 思维

trait 特质

transference 移情

Type A behavior pattern A 型行为类型

Type A behavior pattern scale (TABP) A 型行为类型评定量表

type B behavior pattern B 型行为类型

type C behavior pattern C 型行为类型

**U**

unconditioned reflex 非条件反射

unconsciousness 无意识

**V**

validity 效度

voyeurism 窥阴癖

**W**

Wechsler adult intelligence scale (WAIS) 韦克斯勒成人智力量表

Wechsler intelligence scale for children (WISC) 韦克斯勒儿童智力量表

will 意志

# 参考文献

[1] 姚树桥,孙学礼.医学心理学[M].5版.北京:人民卫生出版社,2008.

[2] 井西学,刘隆祺.医学心理学(案例版)[M].北京:科学出版社,2009.

[3] 姜乾金.医学心理学[M].2版.北京:人民卫生出版社,2010.

[4] 钱铭怡.心理咨询与心理治疗[M].北京:北京大学出版社,1994.

[5] 沈键.医学心理学[M].上海:同济大学出版社,2008.

[6] Jerry M. Burger.人格心理学[M].陈会昌,等,译.6版.北京:中国轻工业出版社,2007.

[7] 易法建,冯正直,倪泰一,等.心理医生[M].4版.重庆:重庆出版社,2006.

[8] 医师资格考试指导用书专家编写组.国家医师资格考试医学综合笔试应试指南——医学人文概要(2011修订版)[M].北京:人民卫生出版社,2010.

[9] 王江红,何成森.医学心理学[M].合肥:安徽科学技术出版社,2009.

[10] 侯再金.医学心理学[M].2版.北京:人民卫生出版社,2010.

[11] 尚鹤睿.医患关系的心理学研究[M].北京:中央编译出版社,2011.

[12] 王慧,刘志宏.医学心理学[M].上海:第二军医大学出版社,2001.

[13] 沈雪妹,汪敏.医学心理学[M].上海:上海交通大学出版社,2006.

[14] 敬义伦.大学生心理知识与心理健康教育[M].长春:吉林人民出版社,2009.

[15] 陈玉焕.大学生心理健康教育导论[M].郑州:河南人民出版社,2009.

[16] 马存根.大学生心理健康教育[M].北京:人民卫生出版社,2005.

[17] 周文生,唐磊.大学生心理健康教程[M].北京:化学工业出版社,2010.

[18] 许兰萍,郎森阳,姜凤英.心身疾病的诊断与治疗[M].北京:华夏出版社,2006.

[19] 姜乾金.心身医学[M].北京:人民卫生出版社,2007.

[20] 杨菊贤.心理行为因素与心血管疾病的发生发展[J].心血管病学进展,2001,22(5):297-299.

[21] 郝伟.精神病学[M].6版.北京:人民卫生出版社,2008.

[22] 吴均林.医学心理学[M].北京:高等教育出版社,2009.

[23] 郭念锋.国家职业资格培训教程:心理咨询师(习题与案例集)[M].北京:民族出版社,2011.

[24] 唐平.医学心理学[M].北京:人民卫生出版社,2009.

[25] 胡佩诚.医护心理学[M].2版.北京:北京大学医学出版社,2008.

[26] 李心天.医学心理学[M].北京:中国协和医科大学出版社,1998.

[27] 季建林.医学心理学[M].4版.上海:复旦大学出版社,2006.

[28] 金求宝,季建林.综合医院中的心理咨询——读者来信[J].临床精神医学杂志,2001,11(3):191-192.

[29] 吕秋云,胜利.综合医院心理问题案例集[M].北京:北京大学医学出版社,2007.

[30] 中国就业培训技术指导中心,中国心理卫生协会组织编写.国家职业资格培训教程:心理

咨询师(三级)[M].北京:民族出版社,2005.

[31] 杨娇丽,陈鹏.大学生心理健康教育及个案教程[M].北京:对外经济贸易大学出版社,2007.

[32] 王翠,王世强,于文谦.认知疗法治疗神经性贪食症一例[J].临床精神医学杂志,2005,15(2):67.

[33] 周郁秋.护理心理学[M].2版.北京:人民卫生出版社,2007.

[34] 梅锦荣.心理学基础[M].北京:中国人民大学出版社,2010.

[35] 郑日昌,江光荣,伍新春.当代心理咨询与治疗体系[M].北京:高等教育出版社,2007.

[36] 宋凤宁.大学生心理健康教育读本[M].桂林:广西师范大学出版社,2008.